Dr Baudouin Caironi

HOMÉOPATHIE DU NOURRISSON ET DE L'ENFANT

Grancher

ISBN : 978-2-7339-1308-6

ZI de Bogues – 31750 Escalquens
www.grancher.com
contact@grancher.com

Création originale de la couverture et de la maquette : www.crumbleshop.com

Dr Baudouin Caironi

HOMÉOPATHIE DU NOURRISSON ET DE L'ENFANT

Note importante :
les symboles suivants signifient :

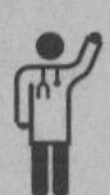 *« Avis médical impératif »*

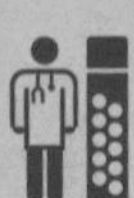 *« Consultation homéopathique conseillée »*

Je dédie cet ouvrage à :

Toutes les futures mamans
Tous les futurs papas
Toutes les mamans
Tous les papas
Tous les enfants, petits ou grands
Ann, Sarah, Sophie, et Marie qui m'ont tant appris
Matheo et Robin,
tombés dans la marmite homéopathique de mammy et papy !

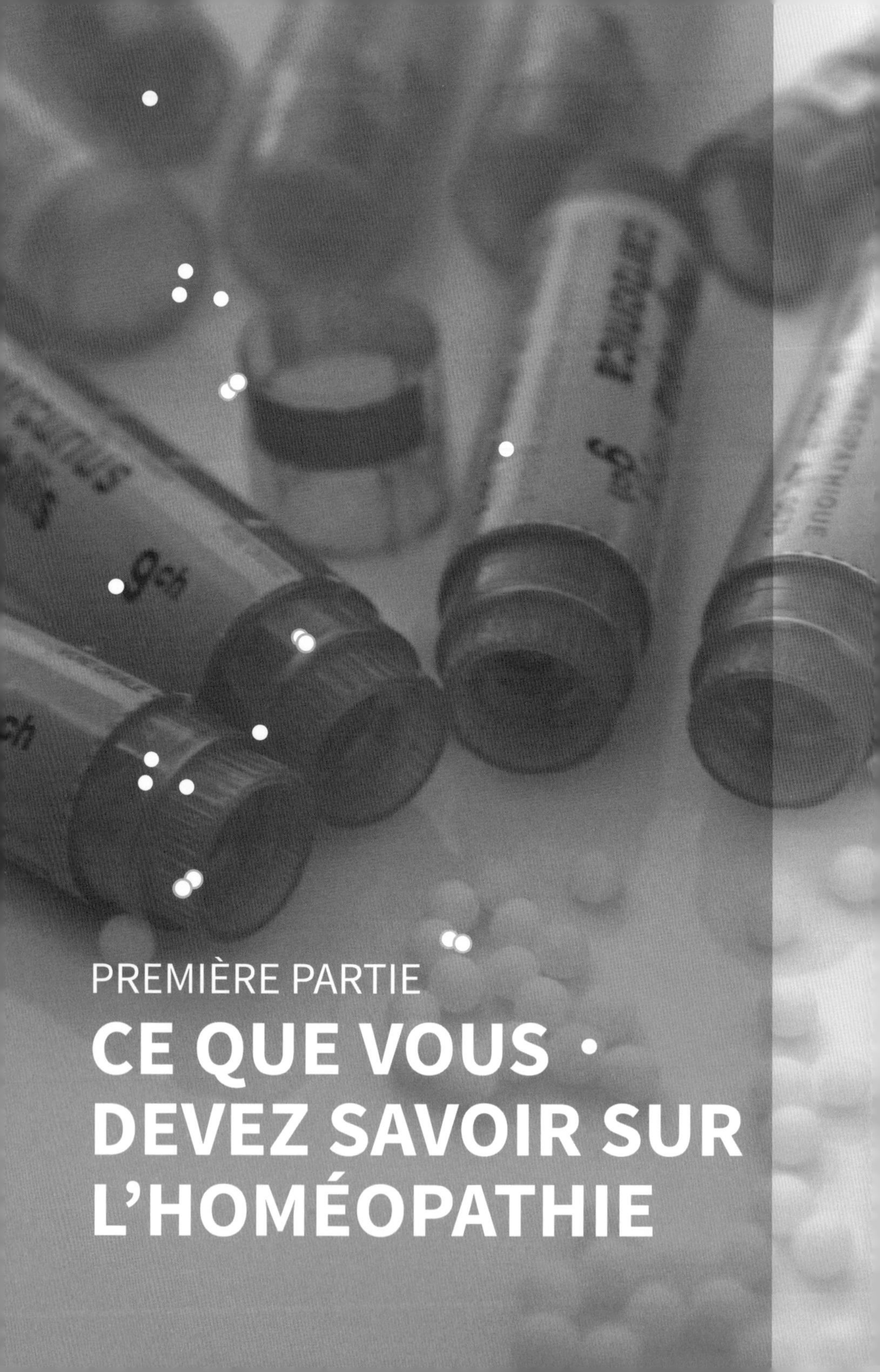

PREMIÈRE PARTIE

CE QUE VOUS DEVEZ SAVOIR SUR L'HOMÉOPATHIE

1.

L'homéopathie : un phénomène socio-économique

◊ Les faits

La médecine homéopathique, qui compte déjà plus de deux cents ans d'existence, est devenue un véritable phénomène socio-économique incontournable. En effet, des millions de personnes dans le monde consultent épisodiquement ou régulièrement un médecin homéopathe. Ces chiffres ne tombent pas du ciel et proviennent de sondages réguliers au sein de la population. Sous la pression de ce phénomène, les caisses d'assurance maladie remboursent entièrement ou partiellement les remèdes homéopathiques. La France est à la pointe du progrès : les médicaments homéopathiques sont remboursés par la Sécurité sociale et les facultés françaises dispensent un enseignement en homéopathie. Les laboratoires pharmaceutiques homéopathiques, français et allemands notamment, sont devenus de véritables multinationales, cotées en bourse.

Le public – et donc les médecins – sont confrontés quotidiennement au phénomène des médecines dites naturelles dont fait partie non seulement l'homéopathie, mais aussi l'acupuncture, la phytothérapie et la médecine manuelle. Quant aux pharmaciens, ils sont nombreux à afficher désormais la mention « homéopathie » derrière la vitrine de leur officine.

Terminons ce bref survol en rappelant qu'il existe depuis plus de deux cents ans sur le thème de l'homéopathie une abondante littérature publiée chez de grands éditeurs. Rappelons également les nombreux articles scientifiques sur l'homéopathie parus dans des revues prestigieuses telles que *The Lancet, The British Medical Journal,* et *Nature.*

◊ Pourquoi l'homéopathie est-elle populaire ?

La réponse à cette question est en fait très simple. Parce que l'homéopathie est efficace. Parce que l'homéopathie agit là où la médecine classique allopathique a échoué. Une grande partie du public et des médecins qui se sont convertis à l'homéopathie en sont bien conscients. Subsiste alors la question fondamentale : comment fonctionne l'homéopathie ? L'épigénétique, qui consiste à lire différemment le code génétique quasi-immuable de l'humain, les mutations exceptées, est sans doute une des clés du fonctionnement de l'homéopathie. Nous y reviendrons au dernier chapitre, *Le mot de la fin sur l'homéopathie.*

En attendant d'y voir plus clair, nous nous contenterons des données empiriques de l'homéopathie, en rappelant d'ailleurs que c'est bien l'empirisme qui a guidé les grandes trouvailles médicales du siècle passé : pensons à la découverte des rayons X et à la découverte (fortuite) de l'action de la pénicilline.

2.

Historique

◊ L'hypothèse de travail de Samuel Hahnemann

Samuel Hahnemann naît en 1755 à Meissen, en Allemagne. Il étudie d'abord la médecine mais s'en lasse très vite, découragé par son manque d'efficacité et sa toxicité. Il renonce à sa pratique médicale et entame alors des études de chimie. Afin de pouvoir entretenir une famille nombreuse, il entreprend de traduire en allemand des livres scientifiques anglais. En 1790, alors qu'il a 35 ans, il lit dans un ouvrage de Willem Cullen qu'il est en train de traduire que la quinine contenue dans l'écorce de quinquina (un arbre tropical), réputée en son temps pour son effet fébrifuge dans la malaria, agit également comme stomachique[1]. Hahnemann est étonné de cette prise de position, car son expérience personnelle lui fait dire que la quinine occasionne plutôt des désagréments gastro-intestinaux chez certains malades. Afin d'en avoir le cœur net, Hahnemann va, durant plusieurs jours, absorber des doses répétitives de quinine, mais au lieu de développer des troubles de l'estomac, il va présenter des signes de malaria, notamment de la fièvre accompagnée de frissons et de claquements de dents. Le fait surtout que la fièvre apparaît tous les deux jours (fièvre tierce) convainc Hahnemann qu'il s'agit bien d'une fièvre de type malarique. Cette évidence empirique pousse le fondateur de l'homéopathie à avancer l'hypothèse suivante : un médicament (dit antipaludique, dans le cas présent), administré à une personne saine mais

1. Stomachique : qui facilite la digestion.

sensible[2], occasionne des troubles toxiques lesquels sont analogues aux indications du médicament en question. Ces troubles toxiques sont en fait des signes expérimentaux ou dits pathogénétiques pour la substance testée. Tout malade présentant une série de symptômes analogues aux signes pathogénétiques d'une substance donnée, guérira par l'administration de cette substance. La Loi de Similitude ou d'Analogie est née : les semblables seront guéris par les semblables ou *similia similibus curantur*.

Un autre exemple est celui de la Belladone ou Morelle furieuse dont l'action sera étudiée en détail plus loin dans cet ouvrage. L'absorption répétitive de petites doses de ce remède par un individu sensible donne les signes pathogénétiques suivants :

- une fièvre élevée avec des douleurs battantes dans la tête, tandis que la face est rouge et congestionnée
- une transpiration profuse et chaude
- de la photophobie (sensibilité excessive des yeux à la lumière)

Il s'agit là d'un tableau dit pathogénétique fréquemment rencontré lors de nombreuses maladies infantiles, notamment dans la phase aiguë de la fièvre dite humide. La Belladone, prescrite homéopathiquement, accompagne ce type de fièvre mais également nombre d'autres petits problèmes inhérents à la médecine infantile.

◊ De l'expérimentation à la guérison

Tenter d'expliquer aujourd'hui le raisonnement d'Hahnemann depuis son hypothèse de travail jusqu'à ses premiers résultats thérapeutiques au moyen des remèdes homéopathiques, s'apparente à une gageure. En effet, cette histoire s'est déroulée il y a plus de 200 ans, alors on comprendra que ce qui va suivre ne peut qu'approcher la réalité vécue au jour le jour par le fondateur de l'homéopathie. Le parcours expérimental parmi les dilutions et les dynamisations (↘ voir plus loin) fut loin d'être facile, lorsque l'on tient compte des nombreux écrits, parfois contradictoires, que Samuel Hahnemann nous a laissés sur ce sujet.

2. En fait et si l'on tient compte des nouvelles données de la science en matière d'épigénétique (voir au chapitre *Le mot de la fin sur l'homéopathie*), Samuel Hahnemann, ayant souffert de malaria auparavant, était déjà imprégné de quinine endogène. Dans le jargon médical moderne, nous dirions que Hahnemann était allergique au quinquina. La sensibilité profonde d'un individu à des substances bioactives forme la base du travail expérimental en médecine homéopathique.

Hahnemann va étayer son hypothèse de travail au moyen de l'expérimentation : près de 100 substances d'origine végétale, animale et minérale seront, durant 10 ans, administrées régulièrement à des sujets sains, notamment la famille et les disciples d'Hahnemann. Les doses administrées lors des premières expérimentations sont pondérables, et non dénuées d'une toxicité certaine, ce qui force Hahnemann à réduire ces doses. Il s'assure également de la bonne marche des expérimentations en les codifiant : l'expérimentateur est censé vivre dans de bonnes conditions d'hygiène, sans tabac ni alcool, et sans trop de stress ; il absorbe journellement la dose prescrite et note soigneusement dans un carnet l'apparition de chaque symptôme par ordre chronologique[3]. L'ensemble de ces notes expérimentales est appelé la *pathogénésie de la substance testée.* C'est la compilation des notes pathogénétiques que l'on retrouve dans les ouvrages dits de *Matière médicale.* Le lecteur retiendra d'ores et déjà que les travaux d'Hahnemann s'appuient avant tout sur des faits expérimentaux, qu'il était pharmacologue et non pas idéologue, et bien plus chimiste qu'alchimiste... Tandis que se déroulent les expérimentations, Samuel Hahnemann entreprend de soigner homéopathiquement ses premiers malades. Là où existe une analogie entre des plaintes présentées par un malade et des signes expérimentaux (ou pathogénétiques) chez des sujets sains concernant une substance bien définie, il l'administre au malade. Lors de ses premiers essais, il fait des dosages du remède se situant juste en dessous de la dose utilisée pour les expérimentations, et obtient des guérisons mais au prix d'aggravations préalables non négligeables. Il décide alors de diminuer le dosage en diluant la substance en question.

Les notions de diminution du dosage et de dilution ne sont donc pas tombées du ciel, mais ont à l'époque répondu à un double besoin : d'une part éviter des effets toxiques et dangereux chez l'expérimentateur (pour rappel : Hahnemann a, entre autres, expérimenté des poisons violents tels que l'aconit, l'arsenic et le mercure), d'autre part réduire au maximum l'aggravation[4] préalable du malade lors de l'administration du *similimum.*

Hahnemann commence par utiliser des dilutions de « 1/100 », c'est-à-dire une partie de la substance active mélangée avec 99 parties de solvant (de l'alcool, en règle générale s'il s'agit de plantes, mais nous verrons plus loin que certaines

3. Ces notes expérimentales ou protocoles dont l'existence est niée par les fervents détracteurs de l'homéopathie forment pourtant la base de la recherche scientifique moderne sur les médicaments.
4. Cette aggravation dite homéopathique qui augure de l'efficacité du remède, est encore bien connue de nos jours en pratique journalière.

substances minérales nécessiteront une préparation particulière). Il va ensuite secouer fortement ce mélange (↘ voir plus loin) et produire ainsi ce que l'on va appeler une « 1CH » ou *première centésimale hahnemannienne*. Une partie de ce nouveau mélange, additionnée de 99 nouvelles parties de solvant, va résulter, après succussion[5], en une « 2CH » et ainsi de suite. Hahnemann va traiter ses malades au moyen de ces remèdes dilués et dynamisés (↘ voir plus loin) et constater des guérisons au prix d'aggravations médicamenteuses minimales cette fois.

À ce stade de l'historique, on peut supposer que la curiosité scientifique de Samuel Hahnemann a été aiguillonnée par l'effet empirique des dilutions et qu'il a voulu sans cesse aller plus loin, tant sur le plan de l'expérimentation que sur le plan thérapeutique. Aussi, traite-t-il ses malades au moyen de substances de plus en plus diluées et étudie l'effet de ces mêmes substances diluées sur des individus sains et sensibles.

L'apparition de signes pathogénétiques – et leur intensité – chez un individu sain va dépendre du dosage (en homéopathie, il faut plutôt parler de *potence*, du latin *potentia* ou puissance, qui est la résultante des dilutions et succussions) et de la fréquence des prises de la substance testée, mais surtout de la sensibilité de l'expérimentateur à ladite substance. Comme nous l'avons souligné précédemment, Hahnemann a développé des signes pathogénétiques de la quinine parce qu'il était devenu *sensible* à cette substance lors de précédents accès de paludisme.

L'introduction des succussions[6] dans la préparation homéopathique forme un chapitre à part et doit être interprétée dans le contexte historico-scientifique de l'époque. Hahnemann avait bénéficié d'une sérieuse formation en chimie et était soit dit en passant contemporain du célèbre savant et chimiste Lavoisier (1743-1795). À l'époque, *secouer* signifiait avant tout mélanger qui constituait la phase la plus importante de la préparation des produits chimiques. La succussion des remèdes homéopathiques était donc au départ une notion se rapportant à la *galénique*, laquelle est *la préparation de la substance de base en médicament prêt à l'emploi*. Lavoisier ne disait-il pas que pour synthétiser de l'éther

5. Succussion : jargon homéopathique désignant l'action de secouer fortement une dilution. Voir également au chapitre sur *La fabrication et présentation des remèdes homéopathiques*.
6. Au début de ses travaux, le fondateur de l'homéopathie secoue quelques fois ses remèdes. Plus tard, il va standardiser sa méthode et secouer 100 fois par étapes de dilution.

à partir d'alcool, il est recommandé de secouer énergiquement les substances réactives durant trois minutes ? On peut supposer que, les succès thérapeutiques aidant, Hahnemann devient petit à petit persuadé que secouer signifie plus que la simple action de mélanger. Ainsi s'exprime sur ce sujet le fondateur de l'homéopathie en 1827 : « Par la succussion de liquides et par la trituration[7] de poudres, se développe une grande action thérapeutique de substances qui, dans des circonstances normales, ne font montre d'aucune activité ». À partir de cette constatation, la succussion devient donc un concept (bio-)énergétique. Dilution et succussion (ou *dynamisation*), regroupées sous le vocable de *potence* sont des phases essentielles de la préparation homéopathique qui vont attribuer à une substance de base ses propriétés thérapeutiques définitives.

La phase expérimentale et thérapeutique

Expérimentation Une centaine de substances d'origine végétale, animale et minérale sont administrées, dans des conditions standard et à petites doses, à des expérimentateurs sains	**Malade**
Apparition de symptômes expérimentaux ou pathogénésie A	Malade présentant une série de symptômes A'
Similimum entre pathogénésie A	et symptômes A'
Administration au malade de la substance expérimentale (dosage légèrement plus bas que celui utilisé pour l'expérimentation)	Guérison au prix d'aggravations préalables
Dilution et succussion ou dynamisations (dans le but de mélanger) : potences	Attribution au remède de nouvelles propriétés thérapeutiques
Expérimentations chez des sujets sains au moyen de substances diluées et dynamisées	Administration aux malades du *similimum* dilué et dynamisé
	Guérison avec atténuation de l'aggravation préalable
Expérimentation au moyen de doses immatérielles au-delà du nombre d'Avogadro	Guérison au moyen de doses immatérielles (15CH, 18CH, et 30CH)

7. Trituration : broyage ou friction.

◊ Le nombre d'Avogadro

La pilule est amère pour les scientifiques modernes, lorsque l'on aborde l'action des hautes dilutions homéopathiques ou doses infinitésimales. En effet, à partir d'une « 12CH » soit 10^{23}, il n'y a plus de substance active dans le solvant. Cette assertion repose sur les travaux du comte Avogadro (1776-1856), chimiste italien et contemporain de Samuel Hahnemann. Selon Avogadro, il y a le même nombre de molécules dans des volumes égaux de gaz différents à la même température et à la même pression. Au départ de cette hypothèse, il y a la *mole* (« mol », symboliquement) : 1 mol représente une quantité d'atomes de carbone (isotope 12) à l'état gazeux dont le poids est exactement de 12 grammes. Avogadro a déterminé le nombre d'atomes de carbone dans cette quantité de gaz dans des conditions normales (température 0° C et pression de 760 mm de mercure) et a trouvé le nombre (N, symboliquement) suivant : N = 6,023. 10^{+23} (lire 6,023 fois 10 puissance 23), ou le nombre 6023 suivi de 19 zéros, soit 60 230 000 000 000 000 000 000. Par une interprétation élargie, on a commencé à utiliser le nombre d'Avogadro pour définir la quantité de particules contenues dans une mole de substance donnée. Par particules, il faut entendre au sens large : des atomes, des molécules, et même des parties d'un tout.

Afin, d'une part, d'obtenir une idée de grandeur du nombre d'Avogadro, d'autre part de saisir la difficulté que représente la détection d'une seule particule parmi ce nombre, nous allons nous représenter ce qui suit : restons dans la sphère d'activité homéopathique et considérons 1 mol de granules de lactose blancs[8]. Comprimés de manière maximale, ils occupent chacun un espace de 1 mm^3 (un petit cube de 1 mm de côté). Dans 1 mol, nous allons donc trouver 6,023. 10^{23} granules de lactose blancs, bons pour un volume de 602.300 km^3. La surface de la terre compte environ 510.000 km^2. Si l'on recouvrait la terre entière au moyen de granules de lactose blancs étalés d'une même manière, l'on obtiendrait une couche d'environ 118 cm d'épaisseur ! La détection de la présence, au sein de tous ces granules blancs, d'un seul granule rouge prescrit par un médecin homéopathe, est quasiment impossible, car cette présence équivaudrait à une concentration de 1 sur 6,023. 10^{23} ou une dilution d'environ 12CH. Et pourtant, ce granule rouge est censé avoir des propriétés thérapeutiques... Même des dilutions plus hautes, de l'ordre de 15CH et de 30CH, prouvent empiriquement leur action thérapeutique dans la pratique homéopathique quotidienne. Comment expliquer cela ?

8. Comme nous le verrons plus loin dans cet ouvrage, ces sphères contenant du sucre forment le substrat principal des préparations homéopathiques.

La réponse réside sans doute dans les techniques de préparation homéopathique du remède, notamment les succussions qui provoquent, lors des dilutions successives, le transfert énergétique de l'action de la substance à son solvant (eau, alcool), lequel relaye ainsi le message homéopathique. La preuve expérimentale de cette hypothèse a été livrée en 1982 par le Dr Benveniste, chercheur à l'INSERM (Institut National de la Santé Et de la Recherche Médicale) à Paris, qui a publié le fruit de ses résultats dans la prestigieuse revue *Nature* le 30 juin 1988[9]. L'article en question a suscité de vives réactions au sein du monde scientifique et signé le début d'une polémique violente autour de la *mémoire de l'eau*.

3.

Le médicament, le malade, le mal-être et la Matière médicale

◊ L'action pharmacodynamique et homéodynamique d'un médicament

Toute substance pharmaceutique est susceptible de développer son activité de différentes manières :

- *Telle quelle.* Il s'agit là de l'effet dit pondérable, lequel, pour de nombreuses substances, peut vite devenir toxique. L'effet pondérable et bénéfique pour le malade est considéré comme premier en pharmacologie classique, tandis que l'effet toxique devient secondaire. Un distinguo qui arrange pas mal de monde, et surtout l'industrie pharmaceutique… L'utilisation des médicaments à dose pondérable au sein de l'école officielle allopathique n'est pas sans risques et exige de la part du médecin prescripteur une connaissance (bio)chimique approfondie des effets premiers et des effets secondaires.
- *Diluée.* La substance est débarrassée de sa toxicité et peut acquérir une nouvelle action laquelle serait antagoniste à celle de la substance pondérable.

9. E. Davenas, F. Beauvais, J. Amara, M. Oberbaum, B. Robinson, A. Miadonna, A. Tedeschi, B. Pomeranz, P. Fortner, P. Belon, J. Sainte-Laudy, B. Poitevin, J. Benveniste, « *Human basophil degranulation triggered by very dilute antiserum against IgE* », *Nature*, 1988, 333 : 816-818.

Cette assertion qui mériterait d'être revisitée grâce aux nouveaux développements scientifiques en matière d'épigénétique[10], est basée sur la loi d'Arndt-Schultz, d'après les travaux de deux éminents pharmacologues allemands : Rudolf Arndt (1835-1900) et Hugo Schultz (1853-1932). Un exemple : des cœurs d'anguille isolés et perfusés par un liquide auquel on ajoute de l'aconitine (un poison violent), vont réagir différemment en fonction de la dose utilisée : aux doses pondérables par un ralentissement du rythme cardiaque (action directe et toxique) ; en dilutions basses par une accélération (action inversée) du rythme cardiaque. L'action pondérable et l'action diluée d'un médicament sont dites pharmacodynamiques[11].

- *Diluée et dynamisée*. La substance acquiert une action régulatrice et thérapeutique dite homéodynamique (Conan Meriadec), laquelle n'est présente que s'il existe analogie entre les plaintes exprimées par le malade et les données expérimentales ou pathogénétiques pour la substance concernée.

Un exemple de ce dualisme biologique est celui d'Atropa belladonna ou Morelle furieuse, ou *Belle-dame*, une baie sauvage qui ressemble à une petite cerise noire. Les dames romaines instillaient son suc dans les yeux afin de dilater la pupille et d'ajouter ainsi de l'éclat au regard, de là le surnom de *Belle-dame*. L'effet purement allopathique de la plante entière est surtout toxique. Elle renferme deux alcaloïdes principaux : l'atropine et l'hyosciamine. La dose mortelle chez l'homme commence à dix milligrammes, mais des doses de trois milligrammes ont déjà provoqué de graves incidents, notamment chez des enfants ayant confondu cette Morelle furieuse avec un fruit comestible. Les ouvrages de toxicologie nous renseignent sur les symptômes subjectifs et objectifs de l'intoxication à la Belladone :

- douleur battante de la tête avec soif
- accélération du pouls (par paralysie du nerf pneumogastrique lequel, dans des conditions normales, est frénateur du cœur)
- excitation cérébrale violente avec délire et hallucinations
- éruption cutanée scarlatiniforme, aussi appelée *rash* dans le jargon médical
- transpiration profuse
- dilatation des pupilles avec vue trouble et photophobie. L'effet toxique d'Atropa belladonna sur les fibres musculaires de l'iris, entourant la pupille, est largement utilisé en ophtalmologie. En effet, l'instillation d'atropine provoque une dilatation de la pupille ou *mydriase* par paralysie du sphincter irien,

10. Voir au chapitre *Le mot de la fin sur l'homéopathie*.
11. Conan-Mériadec M., *L'Homéopathie, conception médicale à la dimension de l'homme*, Boiron, 1990.

ce qui permet l'examen interne de l'œil. L'usage intempestif de collyres à base d'atropine risque de provoquer de la congestion locale ainsi qu'une augmentation brutale de la tension oculaire ou glaucome aigu.

- l'assèchement et la congestion des muqueuses de la bouche (avec soif), de l'estomac, des intestins et des voies respiratoires par paralysie du nerf pneumogastrique. Il est à noter que l'emploi en médecine classique d'extraits secs ou de teinture-mère à base de Belladone dans les états congestifs des intestins (avec spasmes) ou des voies respiratoires (avec toux sèche ou spastique) n'est autre que l'application de la loi de similitude, puisque la Belladone est un poison essentiellement congestif ! La dose pondérable préconisée ici par la pharmacologie classique est peu éloignée de la dose toxique voire létale, ce qui rend délicate la prescription de ce remède.

Voilà ce que mentionnent, à peu de choses près, la toxicologie et la thérapeutique classique. Lorsque la Belladone, diluée et dynamisée, est administrée suffisamment longtemps à des sujets sains et sensibles, l'on assiste à l'éclosion d'une symptomatologie expérimentale ou pathogénétique, laquelle va considérablement enrichir la connaissance pharmacologique du remède. Un sujet sensible expérimentant la Belladone à doses minimes, va présenter une soif qu'il va préciser de la manière suivante : *petite soif survenant régulièrement avec envie de boire de l'eau froide*, ceci par comparaison à la soif mentionnée sans plus par les toxicologues. Le délire de Belladonna, sommairement évoqué par les toxicologues, s'enrichit de précisions pathogénétiques intéressantes : *délire qui s'accompagne d'un désir de s'échapper du lit ; hallucinations visuelles d'animaux, de chiens en particulier*. Nous avons évoqué plus haut la Belladone homéopathique en tant que remède de la fièvre humide de l'enfant, lorsque son visage devient rouge et donne l'impression de dégager de la chaleur. Ce même enfant, aux pupilles dilatées, hallucinant de fièvre, à tel point qu'il *voit* des chiens et veut quitter son lit, réclamant sans cesse de l'eau qu'il boit par petites gorgées, va rassembler tous les symptômes subjectifs et objectifs permettant de le soigner selon la loi d'analogie par des doses homéopathiques de Morelle furieuse.

La finesse du tableau clinique est très importante en médecine homéopathique, car il existe plusieurs manières de *faire* une maladie. À côté de la fièvre humide de Belladonna, existent une fièvre sèche d'Aconitum, par analogie à l'intoxication par la plante Aconit napel ou Capuche de moine, ainsi qu'une fièvre rosée d'Apis ressemblant à l'intoxication de l'organisme par le venin d'abeille ou Apis mellifica. Les termes *d'analogie* et de *ressemblance* ne sont peut-être pas des plus adéquats. Dans la pratique quotidienne de l'homéopathie chez les enfants, l'on assiste souvent à un enchaînement des trois types de fièvres. Par ordre chronologique : Aconit, Belladonna, et Apis. Tout porte à croire qu'il s'agit là d'une production authentique[12], endogène, phylogénétique[13], mais non quantifiable par les moyens de la science actuelle, de substances régulatrices produites par le système neurovégétatif de *l'Homo sapiens enfant*, confronté aux aléas de son environnement, microbien principalement. À la rigueur et eu égard aux connaissances médicales modernes, on pourrait ici utiliser le terme *d'endorphines phylogénétiques* en évoquant *Aconit*, *Belladonna*, et *Apis* !

L'importance de l'effet non toxique, homéodynamique, d'un remède à doses infinitésimales est illustrée par la thérapeutique du glaucome. Cette affection de l'œil, caractérisée par l'augmentation de sa pression interne, va de pair avec les symptômes suivants : mal de tête battant, rougeur locale par congestion, mydriase et photophobie. Cette énumération est *semblable* au tableau clinique expérimental de la belladone. Là où de la belladone (atropine) administrée à des doses pondérables (en collyre) aurait manifestement aggravé le glaucome, cette même belladone, en revanche, administrée en dose infinitésimale cette fois, va soulager ce glaucome en loi de similitude. Avant l'existence des moyens techniques thérapeutiques modernes (collyres, laser, chirurgie), l'usage homéopathique de la belladone a longtemps été un traitement de choix du glaucome par les cliniciens hahnemanniens des siècles derniers.

◊ Le malade et le mal-être

Si l'on administre, plusieurs fois par jour et suffisamment longtemps, à un individu sain et sensible des doses subtoxiques d'*Arsenicum album*[14], il va développer sur le plan somatique des troubles qui s'apparentent plus ou moins à ceux causés par la prise de doses toxiques d'arsenic : une inflammation des muqueuses (de l'appareil digestif, notamment), un dessèchement de la peau avec formation de squames blancs, de l'oppression respiratoire et de l'amaigrissement. Ces symptômes vont progressivement disparaître dès l'arrêt de l'expéri-

12. Lire le *Postulat des Authentiques* au chapitre *Le mot de la fin sur l'homéopathie*.

13. Phylogenèse: histoire évolutive des espèces, des lignées et des groupes d'organismes (définition du Robert).

14. L'acide arsénieux ou « arsenic » est un poison violent. La solution d'arsénite de potasse ou Liqueur de Fowler est la forme sous laquelle la médecine allopathique a le plus souvent administré l'arsenic aux pauvres humains…

mentation. Ceci semble logique car l'on peut supposer que le poison dilué va, à la longue, enclencher un processus cumulatif et toxique au sein de l'organisme de l'expérimentateur sain. Mais il y a plus : chez un individu sensible, l'apparition des troubles physiques et objectifs, va être précédée et accompagnée d'un mode réactionnel et subjectif qui signe l'imprégnation subtile de l'organisme (sensible) par le poison dilué. Ce phénomène, individuel, dit pathogénétique, se retrouve chez un malade justiciable d'un traitement homéopathique au moyen d'Arsenicum album. Si le *similimum* n'est pas administré en temps utile, le mode réactionnel va marquer son empreinte sur l'évolution de la maladie et moduler l'histoire du mal-être du malade, depuis ses plaintes psychosomatiques – invisibles – jusqu'à l'apparition de la lésion – visible, elle.

Quels sont les paramètres ou les modalités susceptibles d'influencer, dans un sens ou dans l'autre, une maladie ou un mal-être ?

- *des émotions* telles que la colère ou le chagrin (modalités psychologiques)
- *le repos ou le mouvement* (modalités locomotrices)
- *l'apparition ou la disparition d'un écoulement*, les règles ou la sueur par exemple
- *l'horaire, le nycthémère* (le jour et la nuit), et *les saisons* (le printemps et l'automne, principalement)
- *la sensibilité :* au bruit, à la pression, aux secousses (modalités sensorielles) ; au chaud et au froid, à l'humidité, aux phases lunaires, à la mer ou à la montagne, à l'orage (modalités thermiques, baro-climatiques, et atmosphériques)

« Les homéopathes disposent ainsi d'une sémiologie extrêmement fine, précise et “modalisée” de la réactivité humaine dans toutes ses nuances exprimées par les malades et retrouvée dans les modèles pathogénétiques semblables, ce qui leur permet de trouver le médicament homéopathique exactement adapté à la réactivité de chaque organisme pendant toute la durée de sa maladie. »[15]

Revenons à l'exemple d'Arsenicum album : l'expérimentation chez des sujets sains donne les renseignements suivants : bon nombre de sujets se plaignent d'anxiété, d'agitation, et de faiblesse. Certains de ces troubles ont leur acmé après minuit, et tout particulièrement vers une heure du matin (modalité horaire). Sur le plan physique et comme décrit plus haut, on assiste chez certains expérimentateurs, à de l'inflammation de la peau et des muqueuses, digestive,

15. Conan-Mériadec M., *op. cit.*

respiratoire, urogénitale entre autres. Les brûlures d'estomac sont améliorées par de petites gorgées d'eau froide répétées fréquemment (modalité sensorielle). Il existe une certaine périodicité ainsi qu'une alternance dans l'expression des plaintes pathogénétiques : elles sont présentes (ou sont exacerbées) tous les deux jours ou tous les quinze jours par exemple ; les troubles de la peau peuvent alterner avec les troubles de l'appareil respiratoire et vice versa.

Il est intéressant, à partir de ces données pathogénétiques, d'esquisser le tableau réactionnel d'un enfant qui souffre d'asthme et qui entre en ligne de compte pour un traitement homéopathique au moyen d'*Arsenicum album*. Typiquement, l'enfant est amaigri, nerveux et peureux. Dans l'anamnèse (l'histoire de la maladie), on retrouve un eczéma sec et desquamant qui a été supprimé par des pommades à la cortisone et qui a fait place à de l'asthme nocturne. Ce dernier se manifeste par crises, après minuit. L'enfant devient alors extrêmement anxieux et a peur de mourir. Les crises se manifestent périodiquement : toutes les semaines, ou toutes les deux semaines.

Le diagnostic homéopathique de l'asthme comprend non seulement le constat physique, par auscultation, de la problématique respiratoire, mais également la modalité réactionnelle locale et générale du malade à son mal-être. D'où la dimension humaine de l'homéopathie qui soigne non pas des maladies, mais des malades !

La loi de pharmacologie de Arndt-Schultz stipulant que l'action d'un médicament pourrait être inversée selon la dose utilisée, est illustrée par l'étude toxique et homéopathique de l'acide arsénieux ou *Arsenicum album*. Un de ses effets toxiques est de la diarrhée avec parfois des selles sanguinolentes : l'effet pondérable (et toxique). Cette diarrhée s'apparente à celle du choléra, une maladie infectieuse des intestins. D'un point de vue général, l'arsenic dynamisé devient un remède complémentaire - par son effet inversé et homéodynamique - de diarrhées toxi-infectieuses traitées en première intention par antibiotiques et par hydratation. De hautes dynamisations d'*Arsenicum album* sont en effet susceptibles de soigner de nombreuses gastro-entérites chez l'enfant, telles que la salmonellose par exemple. L'enfant va devenir anxieux et agité, et réclamer de l'eau froide qu'il va boire à petites gorgées (modalité sensorielle d'*Arsenicum album*, issue de sa pathogénésie).

◊ La Matière médicale

La *Matière médicale* pure est principalement un ouvrage basé sur l'étude des pathogénésies, dont une centaine porte la griffe de Samuel Hahnemann. À partir de 1830, il a surtout expérimenté des potences à la 30CH, mais toutes sortes de préparations homéopathiques et même de la teinture-mère (de produits non toxiques, bien sûr) ont été expérimentées. Nombre de médecins ont poursuivi par la suite ce travail expérimental et colligé sous forme de protocoles les innombrables signes pathogénétiques. Aujourd'hui, la littérature homéopathique compte approximativement un millier de pathogénésies élaborées à partir de substances bioactives d'origine végétale, animale et minérale. Cette énorme compilation est en soi inutilisable lors d'une consultation homéopathique. C'est pourquoi des grands noms de la médecine homéopathique, tels les docteurs Boericke, Vannier, Voisin, et bien d'autres, ont, dans un but didactique et de simplification, systématisé et répertorié le travail expérimental et clinique de la médecine des semblables, depuis son avènement jusqu'à nos jours. La Matière médicale moderne devient ainsi l'ouvrage de référence du praticien homéopathe dans sa quête du *similimum* lors d'une consultation[16]. Certaines Matières médicales renseignent sur les facteurs déclenchants – les facteurs étiologiques – d'un syndrome réactionnel. Un exemple : l'administration répétitive d'antibiotiques à large spectre ou des polyvaccinations chez des enfants sensibles, déclenchent de la bronchite asthmatiforme dont les signes s'apparentent à ceux du syndrome pathogénétique de *Thuya* ou *Arbor vitae* (arbre de vie). « Médications allopathiques ou vaccinations répétées » seront par conséquent décrites comme facteurs étiologiques possibles à la rubrique *Thuya*.

Les Matières médicales mentionnent bien sûr les modalités de chaque remède. Revenons à Thuya : La bronchite asthmatiforme de l'enfant qui entre en ligne de compte pour un traitement au moyen de Thuya occidentalis*, sera exacerbée par temps humide et vers 5 heures du matin.*

Une autre notion développée dans la Matière médicale est celle de *latéralité*. Pour des raisons inconnues, certains syndromes réactionnels concernent un seul côté du corps, ou se développent d'un côté du corps pour ensuite gagner l'autre côté. C'est notamment le cas de *Sulfur* (le soufre), de *Lachesis* (venin du serpent Lachesis mutus), ou de *Lycopodium* (poudre de lycopode) et de bien d'autres. Une Matière médicale contient également des signes ou des modali-

16. Les mauvaises langues prétendent d'ailleurs qu'un médecin homéopathe *n'y connaît rien*, car il est toujours plongé dans ses livres…

tés qui ne sont pas apparus durant l'expérimentation mais qui étaient présents chez un malade et qui ont disparu grâce au traitement par un remède homéopathique prescrit sur base du syndrome réactionnel général.

Un bon exemple est celui de *Lycopodium.* Les expérimentateurs sensibles qui développent une pathogénésie de cette plante diluée et dynamisée, présentent une constipation accompagnée de ballonnement abdominal. Si ces mêmes troubles apparaissent chez un malade justiciable de *Lycopodium,* il va présenter une aggravation entre 16 et 20 heures. Il s'agit là d'une modalité horaire qui n'est pas reprise dans les pathogénésies mais qui est bien présente chez tout sujet *Lycopodium.* Cette modalité sera donc mentionnée dans la Matière médicale.

Plus de deux cents ans d'expérience de l'homéopathie ont conduit à l'élaboration d'une Matière médicale moderne dont les signes pathogénétiques et cliniques forment un ensemble empirique et cohérent, accessible à la pratique quotidienne. Ces Matières médicales sont dites systématisées : les remèdes homéopathiques y sont décrits par ordre alphabétique et selon les différents systèmes (ORL, digestifs, respiratoire, locomoteur, etc.), le tout précédé des symptômes psychiques. La plupart des Matières médicales ajoutent d'autres informations, notamment :

- les types sensibles
- les diathèses homéopathiques

Ces notions s'inspirent principalement de l'école homéopathique dite pluraliste (↘ voir page 30).

En complémentarité avec les matières médicales systématisées, existe le *Répertoire* tel que celui du docteur James Tyler Kent (1849-1916), homéopathe américain réputé. Cet ouvrage analytique est constitué de rubriques essentiellement topographiques (tête, abdomen, thorax, dos, membres, etc.) qui contiennent chacune des symptômes cardinaux repris par ordre alphabétique. Les symptômes psychiques font l'objet d'une rubrique particulière et importante, car elle permet de *valoriser* un remède. Chaque symptôme cardinal fait à son tour l'objet d'une rubrique détaillée contenant par exemple l'heure d'apparition du symptôme, sa latéralité, et les situations ou les facteurs favorisant son aggravation ou son amélioration (les modalités). En regard de ces différents indices figurent divers remèdes homéopathiques : en caractère gras (ou *troisième degré*), le ou les remèdes qui sont *un premier choix* et correspondent le plus fréquemment au problème présenté par le malade ; en italiques (ou *deuxième degré*), le ou les remèdes qui entrent moins fréquemment en ligne de compte ; enfin, en lettres cursives (ou *premier degré*), des remèdes qui ne sont que rarement utilisés dans le cadre de la symptomatologie présente. Cette technique dite de répertorisation, laquelle permet de préciser à l'extrême un ou plusieurs symptômes, conduit généralement à la prescription par le médecin homéopathe d'un seul remède qui est par excellence le remède homéopathique du malade ou le *similimum* (école uniciste, ↘ voir page 29).

Dans sa pratique quotidienne, le médecin homéopathe va, à partir d'un symptôme important, s'inspirer d'un Répertoire afin de réduire son choix thérapeutique à quelques remèdes qu'il va différencier à l'aide d'une ou plusieurs Matières médicales.

4. La fabrication et la présentation des remèdes homéopathiques

◊ La teinture-mère, Hahnemann et Korsakov

On nous demande souvent de préciser la signification des mentions « CH », « K », ou « D », figurant sur les préparations homéopathiques. Ces abréviations représentent chacune une méthode de préparation du remède.

S'il s'agit de substances végétales (des plantes), elles macèrent d'abord dans de l'alcool. Ce macérât est ensuite pressé et filtré. On obtient ainsi *la teinture-mère.* Certains produits chimiques, les métaux ou les minéraux par exemple, sont préalablement rendus solubles par des triturations : broyage ou friction dans du talc. Les produits d'origine animale, tels les insectes, sont également macérés dans de l'alcool, le tout étant pressé et filtré afin d'obtenir à nouveau une teinture-mère.

Si l'on veut procéder selon la méthode centésimale hahnemannienne, l'on prélève au moyen d'une pipette un millilitre (ml) de la solution-mère et l'on dilue celle-ci dans un flacon contenant 99 ml d'alcool. L'étape suivante est la succussion qui consiste à agiter cent fois fortement le flacon. Samuel Hahnemann, à ses débuts, provoquait chaque succussion en tapant le flacon contre la reliure en cuir d'un gros livre. On a ainsi une idée de la patience du fondateur de l'homéopathie ! Heureusement, les succussions sont devenues actuellement des pratiques industrielles et automatisées, grâce aux *secoueurs* mécaniques ou dynamiseurs des laboratoires pharmaceutiques homéopathiques. L'on obtient ainsi une « 1CH » ou *première centésimale hahnemannienne*. De ce mélange dynamisé, l'on prélève 1 ml que l'on dilue à nouveau dans un deuxième flacon contenant 99 ml de solvant. Après succussion, l'on obtient une « 2CH » ou une *deuxième centésimale hahnemannienne.* L'on peut procéder ainsi jusqu'à la « 30CH ». Dans la pratique, les potences centésimales les plus couramment utilisées sont les 4CH, 5CH, 7CH, 9CH, 15CH, et 30CH. On peut également diluer selon l'échelle décimale hahnemannienne : l'on prélève une partie de la solution-mère que l'on mélange avec neuf parties de solvant. Après succussion de ce mélange, l'on obtient une « D1 » ou *première décimale hahnemannienne.* En prélevant une partie de cette « D1 », et en la mélangeant avec 9 parties de solvant dans un deuxième flacon, l'on obtient, après succussion, une « D2 » ou *deuxième décimale hahnemannienne*. On peut procéder ainsi de suite jusqu'à la « D200 ». Les potences les plus couramment utilisées sont les D2, D3, D4, D6, D8, D10, D12, D30, et D200.

Les potences décimales se prêtent à merveille à des mélanges de différents produits dans un seul flacon. Ce sont les complexes, lesquels ont la faveur du public car facilement accessibles en pharmacie. Ce sont par exemple des complexes pour la toux, pour l'estomac, etc. Ils font montre d'une efficacité certaine, mais l'on peut difficilement parler ici d'homéopathie de haut vol, en ce sens qu'il n'y a pas eu, préalablement, une consultation chez un médecin permettant de cibler un *similimum*, ou différents *similia*. Ces complexes contiennent en effet des substances bioactives susceptibles de soulager un malade, mais également d'autres substances qui sont moins actives par rapport au problème présenté par ce même malade. En pratique journalière, les complexes sont utilisés en complémentarité d'un traitement de fond au moyen d'un ou de plusieurs remèdes *similia*. Certains complexes sont également de bons dépuratifs du foie, des reins, et de la peau. ↘ voir également au chapitre *Le complexisme et le drainage*, page 33.

En ce qui concerne la méthode selon Korsakov, l'on se sert d'un unique flacon, lequel va servir aux différentes étapes de dilution et de succussion. L'inventeur de cette technique, un homéopathe russe du début du XVIIIe siècle, est parti du principe que lorsque l'on vide un flacon rempli d'un liquide contenant une substance bioactive, il subsiste, par adhérence de ce dernier aux parois de verre, une quantité de solution suffisante pour réaliser de nouvelles dilutions et ainsi transmettre l'action thérapeutique. Partant d'une « 3CH » selon la méthode hahnemannienne, ce qui rend tous les produits solubles, on vide le flacon en question et, sans le nettoyer, on le remplit d'alcool et l'on procède à cent succussions. Le résultat de ces manipulations est une « 4K » ou *quatrième korsakovienne*. On vide ce flacon, on le remplit à nouveau de solvant et on secoue cent fois, après quoi on obtient une « 5K ». L'on peut procéder de cette manière jusqu'à la 10 000K ou « 10MK ». Les potences les plus couramment utilisées dans la gamme korsakovienne sont les 6K, 12K, 30K, 200K, MK, et 10MK.

Les cures sont un mode de traitement qui se prêtent bien à l'utilisation des potences korsakoviennes. Il est surtout réservé aux adultes, mais a sa place en médecine infantile dès le plus jeune âge. Une cure se présente sous la forme d'une longue boîte plate de 30 gélules numérotées de 1 à 30. Elles contiennent des globules imprégnés de potences korsakoviennes progressives, de 6K à 200K, ou de 6K à MK. L'intérêt de ces cures est double. Premièrement, elles permettent de vérifier l'effet d'un seul remède selon les principes de l'école uniciste. Qui plus est, une cure ne pose pas de problèmes pratiques particuliers. Il suffit de suivre la numérotation au jour le jour.

Dilutions et succussions

Teinture-mère d'origine végétale ou animale		
1 ml de prélevé	1 ml de prélevé	1 flacon de 3CH vidé
+ 99 ml de solvant 100 succussions	+ 9 ml de solvant 100 succussions	flacon rempli de solvant 100 succussions
1CH	D1	4K
1 ml de prélevé + 99 ml de solvant 100 succussions	1 ml de prélevé + 9 ml de solvant 100 succussions	Flacon vidé, et rempli de solvant 100 succussions
2CH	D2	5K
Jusqu'à 30CH Dans la pratique : 4CH, 5CH, 7CH, 9CH, 15CH, 30CH	Jusqu'à D200 Dans la pratique : D2, D3, D4, D6, D8, D10, D12, D12, D30, D200	Jusqu'à 10MK Dans la pratique : 6K, 30K, 200K, MK, XMK

Quelle est la différence entre une « CH » et une « K » ? Il s'agit là d'une question embarrassante *a priori*. La réponse classique consiste à dire qu'une 4CH ou une 5CH serait équivalente à une 30K, que des 7CH, 9CH, 12CH, et 15CH seraient équivalentes à une 200K, et qu'une 30CH serait équivalente à une MK, voire une XMK. En fait, si l'on tient compte du nombre respectif de succussions, il devient impossible d'établir des corrélations. Une « 5CH » a été diluée 5 fois au centième et a donc subi 5 x 100, soit 500 dynamisations. Une « 30K » a subi, à partir de la « 4K », 27 x 100 succussions dans un flacon unique, soit 2700 dynamisations. La « 30K » est donc beaucoup plus dynamisée qu'une « 5CH » ! En pratique, il est vrai que la « 5CH » et la « 30K » sont surtout utilisées lors d'états aigus qui nécessitent une action rapide et de courte durée. La « 7CH » (et plus) ou la « 200K » (et plus) en revanche, ont une action plus profonde et de longue durée. Ces dernières seront plutôt utilisées dans les états chroniques. Mais ceci est loin d'être une règle absolue ! Le choix d'une « K » ou d'une « CH » appartient en définitive au praticien qui agira non seulement en fonction de son expérience personnelle, mais aussi en fonction de ses affinités pour l'une ou l'autre école homéopathique (uniciste, pluraliste, ↘ voir pages 29 et 30). C'est donc plus par esprit pratique que par rigueur scientifique que nous indiquerons systématiquement dans cet ouvrage la potence hahnemannienne et, entre parenthèses, son (pseudo-)équivalent korsakovien selon le schéma suivant :

5CH (30K)

7CH, 9CH, 12 CH, 15CH (200K)

30 CH (MK, XMK)

◊ Les imprégnations et la présentation définitive des remèdes

Les solutions diluées et dynamisées peuvent être utilisées telles quelles. Il s'agit généralement de complexes homéopathiques en gouttes. Ces solutions peuvent être également mélangées à des sirops simples qui deviennent des sirops homéopathiques. Dilutions et succussions ne sont en fait que des étapes de la préparation homéopathique. L'opération centrale de la fabrication des remèdes homéopathiques est l'imprégnation. Elle consiste à pulvériser la solution diluée et dynamisée sur des grains de saccharose[17] : les granules et les globules. Cette imprégnation se fait mécaniquement, à l'échelle industrielle, dans les laboratoires pharmaceutiques. Après séchage, les granules sont introduits mécaniquement dans des tubes de 5 grammes, en verre ou en plastique. Les globules sont

17. Saccharose est le sucre courant alimentaire constitué de glucose et de fructose. Ce qui fait dire aux sceptiques que l'homéopathie n'est autre que des grains de sucre...

plus petits, sont contenus dans des tubes de 2 grammes, et servent à la préparation des doses-globules. On peut également, à partir d'une solution diluée et dynamisée, imprégner des comprimés ou des poudres. Les remèdes homéopathiques se présentent également sous la forme de suppositoires, préparés à base de glycérine ou de beurre de cacao, de collyres (les gouttes pour les yeux), de pommades ou de lotions.

◊ Les oligo-éléments

Ils forment un chapitre à part. Présents dans l'organisme en très faible quantité, ils participent à de nombreuses activités biochimiques et enzymatiques dont bon nombre ont trait au système immunitaire. Il en est ainsi du cuivre, dont l'abréviation chimique est « Cu », lequel est bien connu pour son rôle bénéfique dans la régulation immunitaire, mais d'autres métaux tels l'or ou « Au », l'argent ou « Ag », et le zinc ou « Zn », contribuent, sous la forme d'oligo-éléments, à réguler les réactions biochimiques humaines. Les oligo-éléments sont des médicaments indispensables en médecine infantile.

5. Quelques conseils pratiques

◊ L'utilisation des remèdes

Les remèdes homéopathiques doivent en principe être donnés en dehors des repas (ou des tétées). En ce qui concerne les tubes-granules, divers mécanismes ont été mis au point par les laboratoires pharmaceutiques afin de faire sortir les granules. Consultez pour cela votre pharmacien. Quel que soit le modèle du tube, le but est de faire tomber deux ou trois granules dans le creux du bouchon (ou du couvercle). Il suffit alors de faire tomber délicatement les granules, de préférence sans les toucher, dans la bouche grande ouverte de votre enfant.

Les globules sont contenus dans des tubes dont le format représente à peu près le quart de celui d'un tube-granules. Vous ouvrez ce petit tube et déposez tout son contenu dans la bouche de votre enfant. Cette dose-globules est un traitement de choix, lorsque le médecin souhaite éviter la prise trop fréquente d'un remède qui est très *similimum* du malade (aigu ou chronique). Cette approche est surtout revendiquée par l'école uniciste (↘ voir *Les écoles homéopathiques : unicisme, pluralisme, complexisme*, page 29).

Lorsqu'il s'agit d'un nourrisson, vous éviterez de déposer les granules (ou les globules) trop profondément dans sa bouche, afin d'éviter qu'il ne s'étrangle. Vous pouvez également le coucher sur le côté et glisser les granules ou les globules entre sa joue et sa gencive ce qui évite un passage éventuel vers l'arrière-gorge. Si tel est malencontreusement le cas, rassurez-vous ! Les granules (ou les globules) fondent très vite sous l'action de la salive et le réflexe tussigène[18] évite tout incident fâcheux. Votre bébé a ses premières dents vers l'âge de six mois, et va sans doute mordiller les granules ou les globules ce qui n'empêchera pas leur effet thérapeutique. Lorsqu'il s'agit d'un nouveau-né, il est courant de diluer préalablement les granules ou les globules dans un demi-verre d'eau minérale. De cette solution, vous donnerez régulièrement des cuillères à café. Il vous est également possible de soigner votre bébé au moyen du biberon dans lequel le remède homéopathique sera mélangé à de l'eau minérale. Attention ! En remplissant et en vidant régulièrement un biberon ayant servi à diluer un remède homéopathique, et même si vous le lavez soigneusement, vous risquez l'augmentation (non souhaitée) de l'action énergétique de ce dernier selon la méthode korsakovienne ! C'est pourquoi il est préférable de remplacer un biberon qui a été fréquemment utilisé à des fins thérapeutiques homéopathiques.

Les remèdes homéopathiques en solution, les complexes tout particulièrement, seront, en fonction de la prescription de votre médecin, versés goutte à goutte dans la bouche de votre enfant. Ces complexes contiennent une petite quantité d'alcool. Afin d'exclure une éventuelle toxicité chez le nourrisson, il est conseillé de les diluer dans un peu d'eau, par exemple 2 à 3 gouttes du remède homéopathique dans une cuillère à café d'eau minérale. Vous pouvez également mélanger la solution homéopathique dans un biberon d'eau minérale pour autant que vous songiez à remplacer ce biberon de temps en temps…

18. Réflexe qui, par irritation des muqueuses de la gorge ou de la trachée, fait tousser et expulser des sécrétions ou des corps étrangers.

◊ La conservation des remèdes

La date de péremption d'un remède homéopathique est difficile à évaluer. Les granules et les globules ont, à notre avis, une longévité de plusieurs mois voire de plusieurs années. Si un remède homéopathique n'a plus été utilisé depuis des mois, il est conseillé de l'agiter vigoureusement avant sa réutilisation afin de relancer son action énergétique. L'on veillera à conserver les remèdes à l'abri de fortes chaleurs sans pour autant utiliser le réfrigérateur. Trop d'humidité et de lumière sont à éviter. Enfin, il ne faut pas laisser les remèdes homéopathiques à la portée des enfants qui ne demandent pas mieux de faire de l'automédication au moyen *de ces (petites) boules de sucre…*

◊ Et la menthe, Docteur ?

C'est une question fréquente que posent les parents de ces bambins friands de bonbons. Certains médecins homéopathes prétendent que la menthe est un antidote des remèdes dynamisés. D'autres praticiens ont un avis plus mitigé en ce qui concerne l'usage de la menthe. Dans le doute, il est préférable de s'abstenir de la consommation de menthe pour la durée d'un traitement homéopathique. Ce qui exclut les bonbons, mais aussi certains dentifrices. Il existe d'ailleurs sur le marché des dentifrices sans menthe, à usage homéopathique. Demandez conseil à votre pharmacien.

6.

Les écoles homéopathiques : unicisme, pluralisme, et complexisme

Dès sa naissance, à la fin du XVIIIe siècle, l'homéopathie s'est propagée à travers l'Europe et même au-delà des mers, ce qui a favorisé l'éclosion de divers courants de pensée au sein de la médecine des semblables.

◊ Samuel Hahnemann, l'uniciste

Historiquement parlant, les premières prescriptions de Samuel Hahnemann étaient dites unicistes : à chaque situation pathologique correspond un seul traitement réactionnel, basé non seulement sur les signes étiologiques et locaux – avec leurs modalités – de la maladie, mais aussi sur la personnalité réactionnelle (à travers les signes généraux et les signes psychiques) du malade. Le remède est généralement très dilué (et dynamisé) et est censé agir en profondeur jusqu'à guérison complète du malade.

> *Un exemple : si votre enfant a pris froid après exposition au vent du nord-est, qu'il présente une forte fièvre sans transpiration, et qu'il devient anxieux et agité, le remède uniciste est :* Aconitum *que le praticien homéopathe prescrira en* 9CH (200K)*, une dose-globules.*

Cette technique de valorisation, laquelle, par définition, confère à un seul remède sa plus haute valeur thérapeutique – somatique et psychique – n'est pas sans danger. En effet, le risque est grand que l'homéopathe en vienne à oublier les signes locaux et lésionnels pour lesquels le malade consulte, au profit d'une démarche axée sur sa seule personnalité. Dans le cas de l'exemple précité, le but premier de la prescription d'Aconitum serait, selon la doctrine uniciste rigoureuse développée à l'extrême par des homéopathes anglo-saxons, non pas de soulager la fièvre mais de guérir la personnalité anxieuse de l'enfant, ce qui nous éloigne de la médecine. C'est au sein de l'école uniciste que se situe la tendance la plus forte à la recherche d'une *key-note* ou signe-clé du malade correspondant à un seul – et unique – remède recouvrant toute la problématique somato-psychique.

◊ Le pluralisme et la typologie à la française

Sous l'influence de l'école homéopathique française s'est développée une tendance, cautionnée par Samuel Hahnemann, à la prescription alternée de plusieurs remèdes dont la pathogénésie respective se rapproche le plus de la réaction du malade à sa maladie. Les remèdes sont prescrits en basses potences (5CH ou 30K par exemple) et sont dits complémentaires. Nous apprécions tout particulièrement ce mode de traitement dit pluraliste lorsqu'il s'agit d'accompagner une maladie infantile dont les phases réactionnelles se modifient rapidement.

> *Exemple : l'atteinte des voies respiratoires en début de rougeole : au stade aigu de cette maladie, nous assistons à une forte fièvre « sèche » et à des frissons (*similimum d'Aconitum*). Très vite, l'enfant se met à tousser. Cette toux sèche est douloureuse dans le thorax, à tel point que notre petit malade va inconsciemment se coucher sur le ventre afin de comprimer sa cage thoracique et d'atténuer les impulsions douloureuses provoquées par le réflexe tussigène (*similimum de Bryonia*). La prescription « pluraliste » est alors la suivante :* Aconitum 5CH (30K) *et* Bryonia 5CH (30K), *1 tube-granules de chaque remède : alterner les deux tubes, et prendre toutes les demi-heures trois granules du remède ; espacer les prises dès amélioration des plaintes.*

La description des types sensibles est l'apanage de la médecine pluraliste à la française dont le précurseur fut le Dr Léon Vannier. La typologie se définit comme *un ensemble de signes morphologiques, psychiques, et comportementaux correspondant idéalement aux possibilités réactionnelles et somato-psychiques d'un remède bien précis.* Les signes typologiques ne sont pas des signes homéopathiques de prescription lesquels sont basés exclusivement sur l'étude des pathogénésies et de la sémiologie clinique réactionnelle, mais des signes d'orientation ou de confirmation. Ce sont des portraits, sans plus.

> *Un portrait intéressant est celui de* Lycopodium *ou « Pied-de-loup ». Les enfants «* Lycopodium *» ont le thorax étroit par rapport à un ventre souvent proéminent. Ils sont hautement intelligents, mais aussi autoritaires et ont un caractère difficile.*

Il existe également des portraits de *Sépia*, de *Pulsatilla*, de *Calcarea carbonica*, etc., que nous rencontrerons tout au long de cet ouvrage. L'utilisation de la typologie afin d'orienter un traitement est également préconisée par l'école officielle. On se référera notamment au choix d'une médication antidiabétique en fonction du poids (en fait la morphologie) du malade. Certains patients souffrant d'affections pulmonaires chroniques présentent différentes typologies communément admises par la médecine officielle.

◊ La diathèse ou la prédisposition

Chez un malade chronique, le médecin homéopathe va tâcher de cerner les causes profondes de la maladie. À cet effet, l'école homéopathique française a introduit la notion de *diathèse* qui vient du grec *diathesis* et signifie prédisposition. La diathèse est une notion épidémiologique[19] qui traduit la prédisposition d'encourir une maladie selon un mode réactionnel de groupe(s), c'est-à-dire concernant de larges couches de la population. Une diathèse présente des indices réactionnels spécifiques que seul un homéopathe averti est à même de découvrir. Elle peut se comparer au dénominateur commun d'une fraction à plusieurs numérateurs. Le dénominateur est le comportement standardisé d'une population dans son ensemble, ou mode réactionnel collectif, face à *une* maladie. Le numérateur correspond à un mode réactionnel et strictement individuel d'un malade à *sa* maladie.

> *Illustrons cela à partir d'un exemple bien connu de l'école officielle. « L'allergie », qui est largement répandue dans les pays industrialisés et qui a tendance à devenir un phénomène inquiétant chez les enfants, n'est autre qu'un mode réactionnel de groupe. Les malades dits « allergiques » vont développer une réaction strictement individuelle à l'allergène, laquelle sera fonction de l'organe (ou du système) concerné : les yeux, le nez, les bronches, la peau, etc. Si nous reprenons l'exemple didactique de la fraction, cela donne schématiquement :*

Modes réactionnels individuels			
Conjonctivite	Rhinite	Asthme	Eczema, Urticaire
Allergie = mode réactionnel de groupe ou diathèse			

19. Epidémiologie : étude des rapports existant entre les maladies et divers facteurs susceptibles d'exercer une influence sur leur fréquence, leur distribution, leur évolution (Définition d'après le dictionnaire Le Robert).

La présence d'une diathèse se rapporte à la mémoire génétique collective. Elle a, à travers les siècles, façonné de manière standardisée le système immunitaire de l'organisme humain confronté aux dures réalités de la vie, et plus particulièrement les maladies endémiques, mais aussi les agressions climatiques et les bouleversements géographiques. Il en a résulté divers modes réactionnels de groupe. Une diathèse est en principe présente à l'état latent dès la naissance, mais peut faire surface sous l'influence de facteurs environnementaux : des infections virales ou bactériennes, des intoxications médicamenteuses, des traumatismes physiques ou psychiques, par exemple. Il existe, selon l'école homéopathique française, quatre diathèses principales : la psore, la sycose, le tuberculinisme, et le luétisme. Chacune de ces diathèses traduit une manière de réagir spécifiquement – mais collectivement – à une maladie. Leur terminologie a d'abord une connotation historique. L'homéopathie existe depuis plus de deux cents ans et la dénomination des diathèses au XVIIIe siècle a été calquée sur celle de maladies endémiques dont la cause exacte était alors ignorée mais au sein desquelles la réaction collective ou diathésique apparaissait nettement.

Le « tuberculinisme » par exemple ne réfère pas à la « tuberculose » en tant que telle, due au bacille de Koch, mais à un modèle collectif réactionnel bien représenté chez des malades souffrant de tuberculose. Citons dans ce contexte la maladie de Besnier-Boeck-Schaumann appelée aussi sarcoïdose. Le malade présente à hauteur des poumons et des ganglions lymphatiques des lésions qui ressemblent à s'y méprendre à celles rencontrées chez un malade tuberculeux. Pourtant, des investigations plus poussées ne permettent pas de mettre en évidence le moindre bacille de Koch ! L'école officielle qualifie la sarcoïdose d'état « hypo-ergique », ou « an-ergique » de tuberculose, traduisant une déficience immunitaire. Cette définition concorde bien avec celle du « tuberculinisme » homéopathique.

La diathèse est une véritable toile de fond immunitaire, laquelle présente potentiellement des failles qui permettent l'éclosion de certaines maladies selon un mode réactionnel de groupe. Des individus préservés de toute tendance diathésique, leur vie durant, ont en principe une santé de fer. En revanche, les médecins homéopathes bien au fait de la problématique diathésique, s'inquiètent à juste titre d'une recrudescence de cette dernière chez de jeunes enfants sous l'effet de l'hypermédication moderne (antibiotiques, polyvaccinations, corticoïdes, etc.). Une des diathèses les plus en vue actuellement est le tuberculinisme. Le diagnostic et le traitement des situations « hypo-ergiques » ou « an-ergiques » chez l'enfant sont l'apanage de la médecine homéopathique. Certains remèdes dynamisés, appelés nosodes ou biothérapiques, sont en mesure de réguler une réaction diathésique et de réduire celle-ci à un état potentiel. La faire disparaître complètement est impossible, car elle est intimement liée au matériel génétique de l'individu. Un nosode est une préparation diluée et dynamisée issue de produits pathologiques après avoir été stérilisés.

> *Exemple :* Tuberculinum 7CH (200K) *n'est autre qu'une préparation homéopathique de la « tuberculine » que l'on extrait de cultures de bacilles tuberculeux et qui est utilisée, en médecine classique, dans les cuti-réactions.* Tuberculinum 7CH (200K) *devient un « nosode » ou « biothérapique » qui agit comme un « résonateur-clé »[20] ou régulateur central du mode réactionnel diathésique tuberculinique, et qui est fréquemment prescrit chez des enfants au système immunitaire déficient.*

◊ Le complexisme et le drainage

C'est également au sein de l'école pluraliste française que s'est développée la notion de drainage visant à stimuler certains organes, le rein et le foie principalement, bien en droite ligne de la médecine populaire utilisant des plantes non toxiques destinées à être infusées. Ceci n'est autre que de la phytothérapie, et l'effet bénéfique de décoctions de Verge d'or (*Solidago*) ou de Pissenlit (*Taraxacum*) dans les dérangements du foie ou des reins est indéniable. Bon nombre de gens ignorent cependant que certaines plantes, travaillées en basses potences, non seulement conservent leur effet thérapeutique mais l'accentuent[21]. Ce sont les potences décimales qui se prêtent le mieux à la préparation des draineurs homéopathiques. Par exemple, *Taraxacum D3 ou Solidago D3.* Le grand avantage de ce type de préparation est qu'un effet toxique éventuel sur l'organisme humain, surtout s'il s'agit d'enfants, est totalement exclu. C'est dans ce contexte que le recours à des mélanges de remèdes homéopathiques en basses potences est pleinement justifié. Il constitue la base du complexisme qui a la faveur du public et qui est une bonne méthode de travail en médecine infantile, en complément des traitements de fond.

---

20. De *résonance* : phénomène par lequel un système physique en vibration peut atteindre une très grande amplitude, lorsque la vibration excitatrice se rapproche d'une *fréquence naturelle* de ce système (définition du dictionnaire *Le Robert*). Dans le contexte homéopathique, l'on peut supposer que l'énergie vibratoire du nosode entre en résonance avec l'énergie vibratoire du mode réactionnel de groupe, créant ainsi une nouvelle amplitude vibratoire nécessaire à la régulation de ce dernier.
21. Si l'on se réfère à la loi d'Arndt-Schultz, ce serait la zone d'action dite *para-allopathique* du remède homéopathique avant que celle-ci ne s'inverse éventuellement sous l'effet des hautes dilutions.

7.

En guise de conclusion du bon usage de l'homéopathie

◊ Votre homéopathe est docteur en médecine

L'homéopathe de votre enfant est un médecin à part entière. Il est donc logique qu'il utilise tous les moyens de diagnostic moderne, notamment l'anamnèse ou l'historique de la maladie, et l'examen clinique. Au moindre doute, il n'hésitera pas à recourir aux examens dits paracliniques : radiographies, prise de sang, etc. Votre médecin homéopathe a bénéficié d'une formation classique dans l'une ou l'autre université où le vocable *homéopathie* était encore tabou. Ce comportement intransigeant d'hommes de science censés penser universellement est déplorable, car un scepticisme basé sur des *a priori* n'a pas sa place dans les milieux scientifiques, surtout lorsqu'il s'agit de la politique de santé. Inversement, un médecin homéopathe qui rejetterait tout acquis de la médecine classique au seul profit du dogme, faillirait à son devoir déontologique de prodiguer à son malade les meilleurs soins possibles, de quelque sorte qu'ils soient.

Les bons médecins homéopathes sont en fait des *omnipathes*. Là où un produit allopathique s'impose, ils n'hésiteront pas à l'utiliser, souvent en complémentarité au remède homéopathique. Un exemple classique est celui de la pneumonie chez l'enfant pour laquelle une antibiothérapie est obligatoire. Simultanément, votre médecin homéopathe va prescrire le remède dilué et dynamisé qui se rapproche le plus du mode réactionnel de l'enfant. Ajoutons toutefois qu'un homéopathe va rarement avoir recours à une antibiothérapie dans les maladies infantiles. En revanche, il est hélas fréquemment confronté aux effets secondaires de ces médicaments lorsqu'ils ont été prescrits à mauvais escient : allergies, carence en sels minéraux, déficience du système immunitaire, etc.

◊ Toute automédication comporte des risques

Les remèdes homéopathiques décrits dans cet ouvrage ont trait à des malades, ou plutôt à des mal-être avec leur mode réactionnel. *Similia similibus curantur* : les modes réactionnels sont également ceux décrits dans la Matière médicale. Ils vont vous être utiles lors des premiers soins prodigués à votre enfant. Attention ! Vous allez faire de l'automédication…

Le signe d'une maladie est parfois la partie émergée de l'iceberg : la plus grosse partie de la glace se situe sous la surface de l'eau. Autrement dit, derrière une plainte d'apparence banale peut se cacher une maladie grave. D'autre part, il est indéniable que l'automédication est une pratique répandue. Qui n'a pas son cachet d'aspirine sous la main en cas de mal de tête ? Il existe d'autres exemples d'automédication, tels que la prise d'un anti-inflammatoire dans les poussées d'arthrose, ou la prise d'un Cédocard® dans les crises d'angor. Il est difficile d'approuver cette manière de faire, qui toutefois correspond à une réalité journalière et à une demande du public lequel, d'une part, est à la recherche d'un certain confort et, d'autre part, ne souhaite pas déranger le médecin pour des broutilles. En règle générale, toute maladie de l'enfant requiert l'avis du médecin. Les petits maux du nourrisson et de l'enfant et les maladies infantiles sont en théorie banals, mais loin d'être innocents ! Tout au long de cet ouvrage, l'attention du lecteur sera attirée sur les signaux d'alarme justifiant un avis médical d'urgence. Dans ce contexte, et en ce qui concerne les remèdes homéopathiques, il est fait état de *schémas d'accompagnement*. Seul votre médecin est à même d'entamer un traitement proprement dit ! S'il prescrit uniquement des produits allopathiques, vous serez en mesure grâce à cet ouvrage et grâce à votre pharmacie homéopathique, d'accompagner utilement sa prescription. S'il s'agit d'un traitement prescrit par votre homéopathe, il n'est pas exclu que le mode réactionnel de votre enfant se modifie et que vous ne puissiez pas joindre momentanément le médecin. Les schémas d'accompagnement préconisés dans cet ouvrage vous seront alors également utiles.

◊ Au sujet de votre médecin allopathe

Les vocables *allopathie* et *homéopathie* ne devraient pas susciter d'antagonisme, car ils peuvent être utilisés en parfaite complémentarité. Il n'en demeure pas moins vrai que l'immense majorité des médecins pratique exclusivement la médecine classique et que le vôtre risque de réagir de manière sceptique si vous abordez le sujet *homéopathique*. En effet, selon sa formation, chaque praticien suit sa propre déontologie et ses propres convictions, tout autant respectables car elles sont basées sur une sincère méconnaissance de la loi d'analogie.

Inversement, ce même médecin devra admettre que vous jouiez carte blanche et que vous souhaitiez un compromis entre son approche médicale et votre politique familiale de la santé. L'idéal pour le patient serait que les médecins allopathes reçoivent une formation complémentaire en homéopathie, ou encore qu'ils travaillent en symbiose avec des médecins homéopathes afin de se tenir mutuellement au courant des avancées et des traitements souvent complémentaires. Nous n'en sommes, hélas, pas encore là, et votre approche *omnipathique* de la santé ne sera pas toujours tolérée par la médecine classique.

> *En témoigne cette anecdote : je soignais, en catimini, l'épouse de mon confrère et ami M., ardent défenseur de la médecine allopathique. Cette dame, qui souffrait de maux de tête chroniques, avait déjà bénéficié de mes soins bien avant qu'elle ne connaisse le Dr M. et était une adepte convaincue de la médecine des semblables. Un beau jour, elle se fait prendre « la main dans le sac » lors de la prise de granules de* Belladonna 30K. *Le Dr M. lui arrache le tube des mains et, le regard noir, se met à avaler tout son contenu. « Tu vois, lui dit-il, j'ai tout avalé et il ne se passe rien, tout ceci n'est que de la foutaise ». Effectivement, rien ne pouvait se passer puisqu'une substance bioactive diluée et dynamisée ne peut agir que si elle est administrée à un malade dont le mode réactionnel présent est* similimum *du remède…*

◊ Au sujet de votre médecin homéopathe et de ses choix thérapeutiques

Dans cet ouvrage, vous allez succinctement faire connaissance avec les capacités de l'homéopathie à accompagner de petits problèmes de votre nourrisson ou de votre enfant. Les remèdes proposés sont des grands classiques de la médecine des semblables et leur choix est fonction de notre expérience quotidienne. Nous avons toujours tenté de respecter la loi d'analogie, compte tenu du mode réactionnel présent du nourrisson ou de l'enfant et des modes réactionnels décrits dans la Matière médicale. Cette approche n'exclut pas une certaine subjectivité de la part du médecin homéopathe, surtout lorsqu'il s'agit du choix de la potence (pour rappel : la somme des dilutions et des dynamisations). Bien que dans cet ouvrage la préférence soit accordée à la méthode pluraliste, il sera également fait état de remèdes dits unitaires ou unicistes. Les complexes seront fréquemment préconisés et même les cures entreront en ligne de compte.

◊ Il n'y a pas de médecine miracle

Les enfants qui ont subi de multiples antibiothérapies et polyvaccinations, réagissent parfois difficilement à un traitement homéopathique à ses débuts. L'on peut parfois assister à une légère recrudescence des plaintes lors des premiers jours suivant la prescription. Faut-il alors perdre confiance dans l'homéopathie ? Bien sûr que non ! La médecine homéopathique, tout comme sa consœur allopathique, est un art et non une science exacte, et on déplore également des échecs avec certains traitements allopathiques. Il serait vraiment dommage de dénigrer l'homéopathie parce que le miracle ne s'est pas accompli aussitôt après la consultation. En règle générale, et lors d'une consultation bien conduite en présence d'une maladie chronique, il est possible de cibler très vie un *similimum* ou plusieurs *similia* chez l'enfant, ce qui ne veut pas dire qu'il va guérir immédiatement, bien sûr. En revanche, l'on peut affirmer qu'une amélioration progressive, objectivée par les parents, va s'installer dans les semaines qui suivent.

DEUXIÈME PARTIE

LES PETITS MAUX DU NOURRISSON

1.

Après la naissance

◊ Préambule : pour un retour à l'accouchement naturel ?

Une femme sur le point d'accoucher est, hélas, de plus en plus considérée comme une *malade* en puissance et donc obligée d'accoucher alitée, en position horizontale et de préférence à l'hôpital. L'accouchement est ainsi devenu un concept médicalisé allant de pair avec les progrès technologiques dans ce domaine. La pratique obstétricale est aussi devenue *défensive*, et donc de plus en plus médicalisée, ce qui se traduit par un nombre impressionnant d'inductions[22], de péridurales, d'épisiotomies[23] et de césariennes. L'on est ainsi arrivé à considérer la grossesse comme une situation à haut risque, justiciable d'une gestion exclusive par des spécialistes officiant à l'hôpital. Cette vision tronquée de la médecine obstétricale a fait en sorte que l'accouchement naturel (à domicile) est considéré comme une véritable gageure par l'establishment et par les pouvoirs publics. Pourtant, il existe encore dans de nombreux pays des femmes qui, en conscience, optent pour un accouchement naturel à domicile. Le respect de ce choix constitue une des valeurs les plus fondamentales de notre société, d'autant plus que, selon une étude réalisée aux États-Unis[24], l'accouchement à domicile d'une eutocie[25] est tout aussi sûr qu'un accouchement à l'hôpital pour autant que certains critères soient respectés – exclusion par le médecin des accouchements à risques (diabète de la mère, malposition de l'enfant, grossesse gémellaire, etc.) qui nécessitent de facto un accouchement à l'hôpital, soins prénataux et équipements adéquats, personnel paramédical ou médical qualifié – sans pour autant aller jusqu'à la médicalisation complète. Il apparaît notamment dans cette étude que les femmes accouchant à domicile subissent nettement moins d'interventions médicales (péridurales, épisiotomies, utilisation de forceps ou de ventouses, césariennes) que les femmes qui avaient accouché à l'hôpital. Aux Pays-Bas, par exemple, 30 % des accouchements ont lieu à domicile sous la supervision de sages-femmes et de généralistes qui assument

22. Induction : provocation artificielle de l'accouchement, à partir de produits pharmaceutiques principalement.
23. Épisiotomie : section du périnée de la femme afin de faciliter le passage de la tête de l'enfant.
24. BMJ 2005 ; 330 : 1416.
25. Eutocie : évolution spontanément normale d'un accouchement (s'oppose à dystocie).

pleinement leurs responsabilités en la matière. Lors d'un accouchement naturel à domicile, les points suivants sont pris en considération :

- *l'accouchement se produit à terme,* eu égard au biorythme imposé par la nature à la future maman.
- *l'essentiel est le suivi en permanence,* 24 heures sur 24 par le médecin et la sage-femme qui se relayent.
- l'accouchement se déroule *selon le biorythme corporel de la future maman* (et de l'enfant) qui décide ainsi d'accoucher *quand elle veut, où elle veut, et dans la position qu'elle souhaite.*
- toutes les décisions obstétricales se font *en concertation avec la future maman* selon une procédure dite de *consentement informel*[26], bien codifiée en 15 points par l'Organisation Mondiale de la Santé.

Notre expérience des enfants nés paisiblement et naturellement, nous fait dire qu'ils sont moins exposés aux menus inconvénients décrits ci-après, notamment les ralentissements circulatoires, la jaunisse du nourrisson et les troubles digestifs en général. Il n'existe pas, à notre connaissance, de données scientifiques sur l'impact toxicologique d'un accouchement médicalisé sur l'enfant utérin à terme, ni sur le nouveau-né. Ceci est regrettable et l'adage que le mieux est parfois l'ennemi du bien doit nous faire réfléchir sur la possibilité de revenir aux *sources naturelles* du début de la vie ainsi que sur le grand principe de l'Art de Guérir qui est lié au Serment d'Hippocrate : *d'abord ne pas nuire.* N'hésitez pas à aborder ce sujet avec votre médecin ou votre sage-femme. En effet, une loi adoptée en novembre 2013 autorise l'expérimentation des maisons de naissance en France. Pour pouvoir bénéficier d'un accouchement dans ces lieux, certaines conditions sont requises. Pour en savoir plus, vous pouvez vous renseigner auprès de l'association CALM (« Comme A La Maison ») au 01 44 75 85 93 ou sur leur site internet : http://www.mdncalm.org.

26. Ce que les auteurs anglo-saxons appellent *informed consent mode*.

↘ LES ONGLES *BLEUS*

Une coloration légèrement bleutée des ongles d'un nouveau-né fait fréquemment l'objet de questions de la part de mamans inquiètes. Il s'agit en fait d'un ralentissement transitoire de la circulation sanguine à hauteur des extrémités des doigts.

On peut supposer qu'un accouchement difficile ou prolongé, voire médicalisé (↘ voir plus haut) est à même de perturber provisoirement les échanges gazeux au niveau des poumons. Une auscultation attentive de votre bébé par le médecin aura vite fait de rassurer tout le monde : cœur et poumons fonctionnent parfaitement. Tout rentre dans l'ordre après quelques semaines.

Entre-temps, vous serez en mesure d'accompagner les ongles *bleus* par les remèdes homéopathiques suivant :

→ **PULSATILLA 5CH (30K) granules et**
CARBO VEGETABILIS 5CH (30K) granules :
2 granules de chaque tube, trois fois par jour

Pulsatilla ou anémone des prés et *Carbo vegetabilis* ou le charbon de bois présentent tous deux une affinité particulière pour les alvéoles pulmonaires, là ou le sang veineux et riche en dioxyde de carbone est enrichi en oxygène. Ces deux remèdes ont, dans leur pathogénésie respective, un *ralentissement de la circulation veineuse*, accompagné d'une coloration bleue ou pourpre des extrémités (mains, pieds).

LA JAUNISSE DU NOUVEAU-NÉ

La jaunisse du nouveau-né (ou ictère néonatal) est très fréquente, surtout chez les bébés nés prématurément ou lors d'accouchements médicalisés. Elle repose sur une immaturité passagère des fonctions du foie lequel met du temps à transformer la bilirubine, un pigment qui circule normalement dans le sang et qui, en excès, colore la peau en jaune.

Dans l'immense majorité des cas, la jaunisse banale du nouveau-né rétrocède après quelques semaines, surtout si votre bébé naît en été et qu'il peut, tous les jours, profiter de quelques instants de soleil ce qui encourage la dégradation de la bilirubine. Nos grands-mères n'hésitaient pas, dans ce contexte, à placer le berceau près de la fenêtre ! Parfois, votre médecin préconisera une exposition à la lampe fluorescente, ou photothérapie, qui permet de transformer la bilirubine à hauteur de la peau en un métabolite qui permet son excrétion par la bile ou par l'urine.

Derrière ce symptôme d'apparence banale, peut se cacher une maladie grave, une incompatibilité sanguine fœto-maternelle par exemple. De quoi s'agit-il ? La maman a été sensibilisée, lors d'un premier accouchement, à un facteur sanguin dit *rhésus* que l'enfant a hérité de son père. Elle va alors fabriquer des anticorps anti-rhésus qui lutteront, à la grossesse suivante, contre les facteurs rhésus du fœtus ultérieur, provoquant la destruction des globules rouges qui contiennent des antigènes. Il s'ensuit la maladie hémolytique du nouveau-né. Une jaunisse du nouveau-né demande donc systématiquement un avis médical.

Il est important de traiter un nouveau-né présentant un ictère néonatal persistant, en raison d'une possible toxicité de la bilirubine à hauteur des cellules du système nerveux central. Les remèdes homéopathiques suivants vont agir comme dépuratifs et stimuler les fonctions du foie, favorisant ainsi l'élimination de la bilirubine chez votre bébé :

→ NUX VOMICA 7CH (200K), 1 dose-globules à administrer immédiatement

Le rôle dépuratif de cette noix vomique est décrit en détail au chapitre *Les ennuis digestifs* (↘ voir page 65). Faites suivre, une semaine après, par :

→ LYCOPODIUM 7CH (200K), 1 dose-globules

Le pied-de-loup active le métabolisme du foie et agit profondément sur la transformation et l'élimination de la bilirubine.

Faites aussi préparer par votre pharmacien le complexe suivant :

→ CYNARA,
TARAXACUM,
SOLIDAGO
ana[27] D6 dans un flacon de 30 ml

quelques gouttes dans une cuillère à café d'eau minérale, une fois par jour jusqu'à disparition de la jaunisse. L'artichaut, le pissenlit, et la verge d'or sont des plantes issues de la sagesse populaire. Leur réputation de dépuratifs du foie (et des reins) n'est plus à faire !

27. Ana : en quantité équivalente.

↘ LA SÉCHERESSE CUTANÉE

La peau du nourrisson est sensible à la déshydratation et aux infections, car la croissance de la couche cornée de l'épiderme n'est pas entièrement achevée. D'autre part, la sécrétion de sébum (sécrétion grasse protégeant la peau) diminue après la naissance. C'est surtout au niveau des plis de la peau que se développent des petites crevasses qui peuvent s'infecter.

Des badigeons réguliers au moyen d'une solution d'éosine à 2 % dans de l'eau, permettent de résoudre le problème en peu de temps. En plus de cela, vous accompagnerez cette sécheresse cutanée au moyen des remèdes suivants, à administrer ensemble : 2 granules de chaque, matin et soir. :

→ SEPIA 5CH (30K) granules

Cette préparation homéopathique de l'encre de la seiche est un moyen de drainage excellent du foie, de la vésicule biliaire, et du système porte qui, à partir des intestins, draine les aliments vers le foie, ce qui va contribuer à contrer les infections au niveau de la peau. Animal marin par excellence, Sépia, présente, dans sa pathogénésie, la sécheresse d'une peau irritée par le sel…

→ SARSAPARILLA 5CH (30K) granules

La salsepareille est connue pour son action médicinale sur la peau, dans l'eczéma notamment. La Matière médicale dit de Sarsaparilla : lorsque la peau prend une *apparence ridée et a tendance à se crevasser.*

↘ ALLAITEMENT MATERNEL, SEVRAGE ET DIVERSIFICATION

Tout débat sur les avantages de l'allaitement maternel semble superflu, car il est totalement adapté aux besoins du nourrisson. Le lait maternel contient des anticorps contre de nombreuses maladies et évite les allergies. Le lien affectif qui se crée entre le bébé et sa maman est essentiel au succès ultérieur de sa condition sociale et de sa vie d'adulte. Tous les moyens, psychologiques, matériels, et médico-sociaux, doivent être mis en œuvre afin de permettre un allaitement maternel de votre bébé dans des conditions optimales durant au moins six mois, avec un sevrage partiel (nourriture solide) à partir du troisième mois (ou plus tard en fonction des us et coutumes). Voici quelques conseils qui vont vous aider dans ce choix fondamental :

- **Votre bébé sera mis au sein tout de suite après l'accouchement,** ce qui va favoriser la montée du lait. Elle s'accompagne, sur le plan hormonal, de contractions (parfois douloureuses) de votre matrice lesquelles offrent l'avantage d'éviter les hémorragies du *post-partum.* Durant cette phase initiale de l'allaitement maternel, votre bébé va bénéficier du colostrum, à l'aspect sirupeux et jaunâtre, sécrété par les glandes mammaires tout de suite après l'accouchement. Le colostrum est un liquide très digeste, riche en protéines et en anticorps, lequel fait place après quelques jours à la sécrétion lactée véritable, riche en calories.

- **L'allaitement se déroulera dans des conditions optimales**, loin du bruit et de la lumière forte, dans une chambre suffisamment chauffée. Vous pouvez très bien nourrir votre enfant en restant couchée durant les premiers jours, après quoi, et si vous le désirez, vous poursuivrez l'allaitement en position assise. Il est important que les voies respiratoires, en particulier le nez de votre bébé, soient bien dégagées et que sa bouche vienne au contact de tout le mamelon. Dès que votre bébé commence à téter, il enclenche dans votre organisme, par le biais de l'hypophyse, une série de mécanismes hormonaux visant à augmenter et à entretenir la sécrétion lactée.

- **Votre bébé sera mis au sein « à la demande ».** En règle générale, il s'agira de six tétées par 24 heures. Un schéma classique est le suivant : 6 heures, 11 heures, 15 heures, 18 heures, 22 heures, et 3 heures, mais de nombreuses variations sont possibles. L'art d'un bon allaitement consiste à *vider* un sein, puis l'autre si nécessaire. Lors de la prochaine tétée, vous veillerez à donner le sein qui n'a pas été complètement *vidé* lors de la précédente tétée, afin d'éviter tout engorgement. Un rot, dû à l'air avalé par votre bébé durant la tétée, est souhaitable mais n'est pas indispensable à un bon allaitement maternel comme nous le verrons plus loin. Si votre bébé, repu et content, tombe endormi au sein : tout est dit ! S'il continue à suçoter, dégagez délicatement sa tête et déposez-le dans son berceau. Après chaque tétée, les mamelons seront protégés par un pansement sec protecteur afin d'éviter les crevasses du sein (↘ voir plus loin).

• **Le visage rayonnant de joie de votre bébé vaut plus que quelques grammes en plus ou en moins !** Il paraît superflu de vouloir peser un bébé avant et après chaque tétée. Si un bébé heureux aux joues bien rosées ne fait entendre sa présence que lorsqu'il a faim, et s'endort après chaque tétée, tout se passe bien. Des selles régulières et d'apparence normale signifient également que l'allaitement se déroule bien. Il s'agit en l'occurrence de trois à six selles de consistance molle, d'aspect jaunâtre et d'odeur aigrelette. Elles apparaissent en principe après la tétée. On peut généralement affirmer que le poids de votre bébé augmente de 20 à 40 grammes tous les jours jusqu'au troisième mois, pour ensuite augmenter de 20 grammes tous les jours. Votre bébé absorbe environ 150 ml de liquide par kilogramme de poids corporel par jour jusqu'au troisième mois.

◊ En cas de sécrétion de lait insuffisante

Lorsque vous allaitez votre enfant, veillez à boire au moins deux litres de liquide par jour. Il peut s'agir d'eau minérale, de bouillon de légumes, ou de chicorée. Le thé de fenouil est bien connu et apprécié pour son effet stimulant sur la sécrétion lactée. Si cela s'avère insuffisant, vous pourrez essayer le remède suivant :

→ CALCAREA CARBONICA 5CH (30K) granules

Ce carbonate de calcium, en provenance de l'écaille de l'huître, stimule la production de lait. Vous en prendrez 2 granules, 2 à 3 fois par jour, durant toute la période d'allaitement.

◊ En cas d'engorgement mammaire

Toute congestion mammaire doit être suivie par votre médecin, en raison de la possibilité d'apparition d'un abcès. Le sein devient douloureux, dégage de la chaleur, et se tuméfie. La peau recouvrant l'abcès en formation devient rouge. Les anciens médecins, latinistes de formation, résumaient le problème en trois mots : *rubor, calor, dolor*.

Une première mesure afin d'éviter cette complication, est de mettre votre bébé au sein le plus souvent possible. Si la situation l'exige, il vous faudra le réveiller afin de tenter de l'allaiter. L'alternative consiste à évacuer le lait du sein congestionné au moyen d'un tire-lait. Trois remèdes sont en mesure d'enrayer un abcès du sein :

→ **BELLADONNA 5CH (30K) granules**

Ce remède a dans sa pathogénésie des affections inflammatoires de la peau caractérisées par *rubor, calor, dolor*, ou *rougeur, chaleur, et douleur*. Ce sont des paramètres cliniques importants d'un abcès en formation.

→ **CONIUM 5CH (30K) granules et PHYTOLACCA 5CH (30K) granules**

Ces deux plantes présentent, dans leur zone d'action homéodynamique respective, une affinité pour le tissu glandulaire et vont contribuer à décongestionner le sein enflammé. L'induration de la zone enflammée est une indication pathogénétique supplémentaire de *Conium* ou de *Phytolacca*.

Ces trois remèdes devront être pris alternativement, 3 granules toutes les heures. Si les plaintes diminuent, vous espacerez les prises, par exemple 3 granules toutes les 2 heures. Parfois, le remède homéopathique suivant entre en ligne de compte :

→ **BRYONIA 5CH (30K) granules**

lorsque le sein enflammé devient *dur comme de la pierre* et lorsque la douleur s'aggrave *de manière lancinante dès le moindre mouvement*. Une autre modalité de cette bryone blanche est l'amélioration de la douleur lorsque le sein est bien soutenu par un soutien-gorge serré. Bryonia peut être ajouté aux remèdes précédents à raison de 3 granules toutes les heures.

En usage externe, ayez toujours sous la main **l'onguent Vita Fons II**[28] **d'Elizabeth Bellhouse.** Cette préparation se compose d'eau d'hamamélis, d'huile d'amande et de cire émulsifiante, le tout encodé avec de l'énergie dite *numineuse*, laquelle, selon ses concepteurs, rehausse le débit des chakras externes, véritables portes énergétiques qui relient l'homme avec le Ciel. Dans la pratique, l'application, plusieurs fois par jour de l'onguent Vita Fons II, sur un organe enflammé, en l'occurrence le sein congestionné et douloureux, contribue à une disparition rapide des symptômes. Nous ferons souvent état de ce remède bioénergétique tout au long de cet ouvrage ainsi que du savon du même nom.

Les crevasses du sein sont fréquentes au début de l'allaitement. La pommade au Calendula, le souci des jardins, est alors très efficace. Demandez conseil à votre médecin ou à votre pharmacien.

Le passage à l'alimentation solide se fera généralement à partir du troisième mois. Vous allez remplacer la tétée de 15 heures par des céréales précuites de préférence sans gluten (millet, riz, avoine) mélangées à un jus d'orange frais et à des bananes ou autres fruits cuits. Pensez à vous procurer des produits de saison et bio ! À partir du cinquième ou du sixième mois, vous introduirez le repas de midi : des purées de pommes de terre et légumes étuvés (carottes, potiron, épinards, brocolis, etc.). Le tout *sans* sel ! En effet, les reins d'un nourrisson n'ont pas la capacité suffisante pour éliminer ce sel. Si votre bébé digère bien le tout – il n'y a pas de régurgitations acides, et les selles sont normales –, vous y ajouterez, à partir du septième mois voire plus tard, du blanc de poulet ou du poisson étuvés, toujours *sans* sel. Si votre sécrétion de lait demeure suffisante, veillez à ce que votre bébé puisse bénéficier, après chaque alimentation solide, d'un petit dessert au sein !

Quand faire appel à l'alimentation lactée artificielle ? Il arrive un moment où vous devez vous résoudre à recourir au biberon, et ceci pour de multiples raisons. Outre les facteurs socio-économiques – l'obligation de quitter le foyer dans la journée pour aller au travail –, c'est en définitive, et malgré tous les efforts de la médecine homéopathique, la diminution ou l'arrêt de la sécrétion lactée qui vous fera *passer* au biberon. Quel lait choisir ? Il est impossible, dans le cadre de cet ouvrage, de décrire dans le détail les différents laits (entier, écrémé, battu) et

28. Vous pouvez vous procurer les produits Vita Fons via le site internet suivant : https://sites.google.com/site/fontvie/

autres préparations diététiques mis sur le marché par les laboratoires. La poudre de lait bio doit être bien sûr privilégiée. Il existe des laits dits *maternisés* qui, par des procédés techniques sophistiqués, se rapprochent de la composition biochimique (protéines, lipides, glucides, sels minéraux, vitamines) du lait maternel ce qui paraît relever quelque peu de l'utopie ! En définitive, ce qui va déterminer le contenu du biberon, notamment le rapport entre le volume de lait en poudre et le volume d'eau minérale bouillie, variera en fonction de la marque de lait que vous aurez choisie. N'hésitez pas à demander l'avis de votre médecin ou de votre pharmacien.

Ce qui vient d'être décrit ici n'est pas parole d'évangile ! Ce schéma standardisé, censé vous guider dans l'alimentation de votre bébé dès sa naissance, est susceptible de modifications voire d'améliorations compte tenu de notre biodiversité socio-culturelle, philosophique (pensons au végétarisme), confessionnelle, etc. Dans ce contexte, le médecin et le scientifique doivent demeurer humbles, et savoir s'incliner devant la sagesse populaire de nos grands-mères, garantes des us et coutumes alimentaires, qui pourront conseiller utilement leurs petites-filles devenues mamans à leur tour.

↘ LE RETARD DE CROISSANCE

Il n'est pas nécessaire de peser votre bébé tous les jours. En effet, la courbe de poids est intimement liée à celle de la taille. Ces ceux paramètres (poids et taille) vont déterminer la croissance. Il est d'usage d'évaluer la courbe de croissance par rapport à des courbes de référence.

Cette évaluation a son intérêt, mais ne remplacera jamais l'œil exercé du clinicien. Une consultation régulière à son cabinet est donc tout à fait recommandable. Parfois, vous irez spontanément le consulter parce que vous estimez que votre bébé est plutôt chétif, ce qui ne veut pas dire qu'il est malade. Votre médecin va d'abord s'enquérir d'erreurs diététiques possibles. Ensuite, il procédera à un examen clinique, éventuellement complété de mesures diagnostiques plus techniques. Quelques exemples : un examen de sang et d'urine, une coproculture (culture microbienne des matières fécales). Ces examens permettront d'exclure des maladies, telle une malabsorption ou absorption insuffisante des produits digestifs par les intestins. Si tout est rassurant, quelques remèdes homéopathiques pourront accompagner un ralentissement de la croissance de votre bébé. Les trois *grands* de la Matière médicale sont : *Silicea*, le silice pur issu du cristal de roche ; *Abrotanum* ou citronnelle ; *Lycopodium* ou pied-de-loup. La morphologie et les traits de caractère du nourrisson seront ici des paramètres intéressants susceptibles de vous guider dans le choix du remède typologique.

→ SILICEA 9CH (200K) dose-globules

un *bébé Silicea* a l'air chétif et souffreteux. Il prend un air apeuré, même si son regard dénote une vive intelligence. Il transpire beaucoup de la tête et des pieds. Cette transpiration est d'une odeur pénétrante. Malgré un bon appétit, la croissance ne suit pas. Parfois, elle s'est arrêtée après une vaccination. *Silicea*, tout comme *Thuya*, est l'un des meilleurs remèdes de complications vaccinales.

→ ABROTANUM 9CH (200K) dose-globules

Tout comme le type sensible de *Silicea*, le bébé justiciable d'*Abrotanum* maigrit, mais conserve son appétit. L'amaigrissement peut devenir considérable, surtout à hauteur des membres inférieurs. L'abdomen est proéminent. La Matière médicale dit d'un *bébé Abrotanum* que son visage présente *un aspect vieillot.*

→ LYCOPODIUM 9CH (200K) dose-globules

Ce pied-de-loup est l'un des plus grands remèdes de la médecine homéopathique. Il favorise la digestion et est un puissant dépuratif du sang. Lycopodium entre en ligne de compte lorsqu'il s'agit d'un bébé qui a *du caractère*. Sa maigreur concerne surtout son thorax par rapport à un ventre plutôt volumineux. Un *bébé Lycopodium*, bien que *criant sa faim* facilement, est vite rassasié.

Ces remèdes ne doivent pas être donnés trop fréquemment, par exemple 1 dose-globules toutes les 3 semaines, ceci sous contrôle médical.

LES COLIQUES DU PREMIER TRIMESTRE

Elles désignent un état spasmodique des intestins de votre bébé. Elles débutent à partir du dixième jour après sa naissance et peuvent perdurer jusqu'au troisième mois.

Les crises ont tendance à se développer le soir et ne doivent pas être sous-estimées. En effet, il s'agit d'un phénomène très douloureux comme en témoignent les réactions violentes de votre bébé qui se met à pousser des cris intenses accompagnés de pâleur ou de rougeur du visage, et de flatulences.

> Comme pour tant d'autres plaintes dites banales en médecine infantile, les coliques du premier semestre sont un diagnostic dit *par exclusion*. Cela signifie que votre médecin va examiner consciencieusement votre bébé afin d'exclure des causes plus graves d'un état spasmodique des intestins : une occlusion intestinale par exemple. En aucun cas, les coliques banales du premier semestre ne sont accompagnées de fièvre. Si tel est le cas, consultez votre médecin.

Gardez-vous également de ranger sous l'étiquette de *coliques* toute situation déclenchant des cris perçants chez votre enfant. Assurez-vous d'abord de l'existence éventuelle d'erreurs diététiques. Il est communément admis que le lait de vache bu par une maman qui allaite, est susceptible d'entraîner des coliques chez le nourrisson. D'autres aliments tels que les haricots, certaines variétés de chou, et des fruits (les prunes par exemple) sont également à proscrire de votre alimentation. N'oubliez pas non plus les excitants (thé et café forts, tabac) dont l'effet nocif pour vous et pour votre enfant est évident. Si votre bébé se met soudainement à crier, c'est peut-être parce qu'il a tout simplement faim, ou qu'il a les fesses sales et désire être changé. Peut-être a-t-il envie d'un câlin ? À vous de faire le tour de la question ! Si malgré toutes les vérifications d'usage, votre médecin conclut que votre bébé souffre de coliques du premier trimestre, voici quelques remèdes qui vont vous permettre d'accompagner utilement cet inconvénient :

→ **COLOCYNTHIS 5CH (30K) granules et MAGNESIA PHOSPHORICA 5CH (30K) granules**

Ces deux remèdes ont, en ce qui concerne les coliques intestinales, une pathogénésie pratiquement identique, à savoir de la douleur intense avec agitation. C'est comme si *le bébé hurle de colère*, tandis que son visage blêmit. Ses cuisses sont repliées sur son ventre. Flatulence et diarrhée sont des symptômes fréquents. *Colocynthis* et *Magnesia phosphorica* pourront être donnés simultanément : 2 granules de chaque tous les quarts d'heure jusqu'à disparition des plaintes. Une mesure utile consiste à masser doucement le ventre de votre bébé tandis que vous maintenez ses jambes surélevées. Cette manœuvre cadre bien avec les modalités majeures de ces deux remèdes : amélioration de la douleur abdominale par la pression et par la flexion des membres inférieurs sur le tronc.

N'oubliez pas d'utiliser l'**onguent Vita-Fons II** en application locale, qui régularise les chakras de l'abdomen (↘ voir *En cas d'engorgement mammaire* page 47).

→ CUPRUM 5CH (30K) granules

c'est une alternative intéressante aux deux précédents remèdes. Il a, dans sa pathogénésie, toutes sortes de crampes, donc également des coliques intestinales. Mais ici, les modalités sont inversées : la douleur abdominale s'aggrave à la pression et le ventre de votre bébé se durcit. Un bébé justiciable de *Cuprum* présente un caractère difficile, à tel point que la colère qui *bleuit* son visage est capable aussi de déclencher de la toux spasmodique et des vomissements lors de l'apparition des coliques abdominales. De *Cuprum*, vous donnerez 3 granules tous les quarts d'heure à votre bébé et vous espacerez ensuite les prises.

→ DIOSCOREA 5CH (30K) granules

présente les modalités inverses de *Colocynthis* et de *Magnesia phosphorica*. Les douleurs abdominales sont améliorées en penchant le corps vers l'arrière. Ainsi verrons-nous ce bébé, pour autant que sa maman le maintienne debout avec ses pieds au contact de la table d'examen, rejeter tout le corps en arrière, en extension, lors de ses coliques. Il s'agit là d'un bel exemple des possibilités diagnostiques de l'homéopathie à partir de la seule observation.

→ CHAMOMILLA 5CH (30K) granules

est un bon remède des coliques du premier trimestre si les douleurs de votre bébé se calment lorsqu'il est bercé, ou lorsque vous le portez dans vos bras. Un *bébé Chamomilla* est, en outre, très irritable.

↘ LE HOQUET

Il s'agit d'une contraction spasmodique et banale du diaphragme au contact de l'estomac dilaté. Elle produit un appel d'air assez fort pour faire vibrer les cordes vocales. Il en résulte le bruit typique, qualifié de *hoquet*. C'est un phénomène très fréquent chez le bébé, quelque soit son mode d'alimentation (allaitement maternel ou artificiel).

Deux remèdes homéopathiques vous permettront d'accompagner les petits inconvénients liés au hoquet :

→ CUPRUM 5CH (30K) granules
c'est un remède de la Matière médicale bien connu pour ses vertus antispasmodiques. Puisque le hoquet n'est autre qu'une contraction exagérée du diaphragme, un muscle large et mince qui sépare le thorax de l'abdomen, *Cuprum* est un remède de premier choix. Il sera donné dès que le hoquet apparaît : 3 granules à la demande.

→ IGNATIA 5CH (30K) granules
est indiqué lorsque le hoquet apparaît chez votre bébé qui bâille et soupire. Typiquement, les problèmes s'estompent lorsqu'on distrait le bébé (au moyen d'un hochet par exemple).

↘ LE ROT

Ce n'est rien d'autre qu'une libération bruyante d'air qui s'est accumulé dans l'estomac de votre nourrisson lors de l'allaitement ou de la prise du biberon.

Le rot fait partie d'un véritable rituel au sein de certaines familles. Tant que bébé n'a pas fait son rot, il est porté sur les bras de mamie et incité à faire ce que l'entourage au grand complet attend de lui. Le petit bruit caractéristique est alors salué d'un grand bravo. Il faut que vous sachiez qu'un rot n'est pas réellement indispensable à une bonne digestion. Les bébés nourris au sein sont parfois très discrets dans l'expression de leur rot, et même certains ne manifestent rien du tout. Vouloir à tout prix faire roter un bébé n'a donc aucun sens, et risque de provoquer du vomissement. Si votre bébé refuse de participer au rituel du rot après la tétée, il vous suffira de le laisser digérer tranquillement dans son transat. Vous devez savoir également que certains rots s'accompagnent d'un petit rejet de lait, et que ce n'est pas anormal.

Quand peut-on parler d'un rot incommodant ? Lorsqu'il devient fréquent et bruyant. Votre bébé devient nerveux et pleure après chaque rot, ce qui traduit une souffrance manifeste. Vous serez en mesure de soulager ce rot douloureux au moyen du remède suivant :

→ **ARGENTUM NITRICUM 5CH (30K) granules**
Ce remède présente dans sa pathogénésie des éructations fréquentes après le repas. Vous donnerez 3 granules à votre bébé après chaque rot douloureux, jusqu'à disparition des plaintes.

↘ LA CROÛTE DE LAIT

De quoi s'agit-il ? Ce sont de petites lésions écailleuses et croûteuses, de couleur blanche ou jaune principalement, qui recouvrent le cuir chevelu de votre bébé et qui sont dues à la sueur et à de la séborrhée. Certains auteurs parlent *d'eczéma séborrhéique* ou *constitutionnel.*

Gardez-vous de tout traitement intempestif local, comme des pommades à la cortisone par exemple qui, en faisant *rentrer* ces croûtes, risquent de provoquer des troubles neurologiques. Utiliser plutôt l'**onguent Vita Fons II** (↘ voir page 48). Sachez qu'il existe également, pour la toilette de votre bébé, du savon contenant les ingrédients de cet onguent et conçu pour dissoudre les secrétions grasses et les impuretés superficielles, sans éliminer le sébum naturel de la peau. Les croûtes de lait pourront donc bénéficier de deux traitements locaux : un lavage au savon Vita Fons, et l'application de l'onguent du même nom.

Deux remèdes homéopathiques présentent, dans leurs pathogénésie respective, une analogie certaine avec le tableau clinique de la croûte de lait :

→ GRAPHITES 5CH (30K) granules

est un minéral qui contient surtout du carbone et du fer, mais à l'état natif il contient également des traces d'aluminium et de silice, ce qui en fait un grand remède du ralentissement du métabolisme couplé à des problèmes de peau. La Matière médicale dit de *Graphites* : croûtes blanchâtres ou grisâtres avec suintement d'un liquide sirupeux et jaunâtre de forte odeur, ressemblant à du miel. L'eczéma est aussi localisé derrière les oreilles.

→ MEZEREUM 5CH (30K) granules

De cet arbrisseau, appelé bois-joli ou bois-gentil, la Matière médicale dit : écailles blanchâtres avec suintement d'un liquide purulent ; fortes démangeaisons, surtout la nuit.

Ces deux remèdes complémentaires pourront être donnés alternativement un jour sur deux. Par exemple 3 granules de *Mezereum* le lundi, mercredi, et vendredi matin, et 3 granules de *Graphites* le mardi, jeudi, et samedi matin.

Il est intéressant d'ajouter à cet accompagnement homéopathique, un complexe dont la formule est la suivante : ***Saponaria* (saponaire officinale), *Fumaria* (fumeterre), et *Viola tricolor* (pensée)** ana[29] D3. Ces trois plantes, préparées homéopathiquement en basses potences, développent une action dépurative sur la peau. D'un flacon de 30 ml contenant ces trois remèdes, vous donnerez 5 gouttes 3 fois par jour dans un peu d'eau minérale.

L'école classique accepte la prédisposition héréditaire de l'eczéma séborrhéique, et reconnaît notamment la présence fréquente de bronchites et d'otites chez des bébés souffrant de la croûte de lait. Ceci corrobore les données de la médecine homéopathique laquelle possède, en *Calcarea carbonica* un remède constitutionnel qui recouvre les différentes plaintes précitées (otite, bronchite, croûte de lait).

→ CALCAREA CARBONICA 9CH (200K),
1 dose-globules toutes les 3 semaines (le dimanche)

Il est complémentaire de *Graphites* et de *Mezereum*, et accélère la guérison d'un eczéma séborrhéique d'un bébé dit *carbonique* (↘ voir également *Les ennuis digestifs* et *La constipation*, pages 65 et 74).

29. Ana : en quantité équivalente.

L'ÉRYTHÈME FESSIER

La peau au niveau du siège de votre bébé est souvent irritée, inconvénient encore plus fréquent lors de l'alimentation artificielle.

La prévention repose d'abord sur un choix adéquat des couches. Veillez à acheter des couches en coton, en évitant au maximum les fibres synthétiques. Sachez qu'il existe également des couches écologiques jetables et biodégradables. Renseignez-vous ! Veillez ensuite à une hygiène correcte du siège de votre bébé qui sera changé 6 à 8 fois par jour, car la présence prolongée de l'urine ou des selles au contact de la peau provoque très vite de l'irritation. Les petites fesses de bébé seront lavées avec de l'eau tiède et du savon de Marseille. Le savon Vita Fons est bien sûr une alternative intéressante. L'accent doit être mis sur le rinçage, tandis que le séchage doit se faire délicatement sans friction excessive. Ensuite, enduisez la peau du siège de votre bébé au moyen d'une huile naturelle spécialement conçue à cette attention. Demandez conseil à votre pharmacien.

Si l'érythème fessier s'est malgré tout installé, consultez votre médecin. Il n'est pas impossible qu'une infection mycosique en provenance du tube digestif soit à la base de l'inflammation (voir *Le muguet*, page 84). Votre médecin va également, grâce à un examen de l'urine de votre bébé, exclure une infection de la vessie ou des reins, et même un diabète sucré.

Entre-temps, il n'est pas exclu que vous ayez à recourir momentanément à des langes en tissu que vous laverez en évitant l'emploi d'une poudre à laver agressive. Dans la mesure du possible, laissez les fesses de votre bébé à l'air libre. Si nous sommes en été, l'exposition de ses petites fesses nues au soleil durant quelques minutes lui fera le plus grand bien. Localement, de nombreux produits à usage local peuvent faire l'affaire. L'école officielle accorde la préférence à de l'éosine à 2 % dans de l'eau. La Médecine des Semblables lui préfère une pommade au Calendula. L'application de l'onguent Vita Fons II devrait mettre tout le monde d'accord ! Demandez conseil à votre médecin ou à votre pharmacien. En outre, les remèdes homéopathiques suivants, par ordre croissant de gravité, seront indiqués :

→ BELLADONNA 5CH (30K) granules

c'est un remède de base de l'érythème fessier. La peau du siège de votre bébé est rouge, parfois moite, et dégage de la chaleur.

→ RHUS TOXICODENDRON 5CH (30K) granules

Le *sumac vénéneux* est une plante qui contient un suc jaunâtre caustique qui détermine une rougeur brûlante et très prurigineuse de la peau avec tuméfaction, œdème, et formation de vésicules. *Rhus toxicodendron* entre donc en ligne de compte lorsque la peau enflammée du siège de votre bébé est recouverte de cloques qui contiennent un liquide clair. Cette éruption fait penser à celle de la varicelle. Le bébé est difficile, car les démangeaisons sont intenses.

→ CANTHARIS 5CH (30K)

ce venin de mouche espagnole provoque une irritation cutanée qui s'accompagne de la formation de larges vésicules. *Cantharis* devient le remède de choix lorsque la peau du siège de votre bébé se recouvre de grosses cloques ou ampoules remplies de sérosités, ressemblant à celles d'une brûlure au second degré.

→ KREOSOTUM 5CH (30K) granules

lorsque l'inflammation provoque la formation de crevasses avec suintement sanguinolent, surtout autour de l'anus (*périanite érosive*). La créosote est une résine issue du bois de hêtre. C'est un produit très irritant. En loi d'analogie, l'irritation de la peau est intense et risque d'entraîner un arrêt de la croissance de votre bébé. Il s'agit là d'une véritable complication de l'érythème fessier et un avis médical doit être systématiquement envisagé.

→ BENZOIC ACIDUM 5CH (30K) granules

lorsque, dans le contexte d'une inflammation chronique du siège de votre bébé, son urine dégage une odeur d'ammoniaque. Celle-ci serait due à de la fermentation urinaire induite par des germes intestinaux.

Belladonna sera le remède de base que vous donnerez 2 à 3 fois par jour, à raison de 3 granules par prise. En fonction des modes réactionnels décrits ci-dessus, vous ajouterez 2 granules matin et soir de *Rhus toxicodendron*, de *Cantharis*, de *Kreosotum*, ou de *Benzoïc acidum*.

La guérison définitive d'un érythème fessier récalcitrant nécessitera la prise du biothérapique suivant :

→ **MEDORRHINUM 9CH (200K), 1 dose-globules toutes les 3 semaines**
C'est le remède standard de l'érythème fessier, de quelque origine qu'il soit.

2.

Le nourrisson et sa fièvre

◊ À propos d'un important signal d'alarme

La fièvre peut être définie comme une augmentation de la température corporelle aux environs de 38 °C. Contrairement à l'accompagnement relativement facile de la fièvre d'un enfant en état d'exprimer son mal-être, l'accompagnement homéopathique de la fièvre du nourrisson va demander aux parents et au médecin une grande capacité d'observation.

Il s'agit en effet de cerner le mode réactionnel du nourrisson à *sa* fièvre à partir de détails subtils. Bien que son apparition soit un signal d'alarme fort utile ainsi qu'une première barrière de défense aux agressions microbiennes, la fièvre du nourrisson est synonyme de consultation au cabinet du médecin.

Votre bébé devra être examiné consciencieusement afin d'exclure toute maladie grave, comme la redoutable méningite. Celle-ci connaît un début brutal avec une fièvre importante, des vomissements explosifs, une raideur de la nuque, avec parfois un *purpura* (apparition sur la peau de taches rouges spontanées). Les fontanelles sont sous tension. Il s'agit là d'un tableau dramatique signifiant une hospitalisation d'urgence. Cette fièvre dite *maligne* est heureusement rare, mais toutes les fièvres sans autre symptôme doivent être suivies médicalement, car votre bébé *couve* quelque chose au niveau des bronches, des intestins ou de la vessie par exemple.

↘ LA FIÈVRE SÈCHE, HUMIDE OU ROSÉE

Dans l'attente de la consultation chez votre médecin, vous pourrez utilement accompagner la fièvre de votre bébé. Bon nombre de remèdes pourront être efficaces en théorie. Dans un esprit pratique et didactique, nous nous contenterons de décrire trois remèdes de la Matière médicale, ayant trait respectivement à la fièvre sèche, humide et rosée : *Aconitum, Belladonna* et *Apis*. En fait et comme nous l'avons déjà souligné, l'on assiste fréquemment à un enchaînement de ces trois types de fièvre, qui seraient inhérentes aux réactions du génome humain et de son système neurovégétatif face à son environnement microbien. Les notions d'épigénétique qui étayent cette hypothèse sont reprises en fin d'ouvrage, au chapitre *Le mot de la fin sur l'homéopathie* (↘ voir page 222).

→ ACONITUM 5CH (30K), granules

il est le remède par excellence de la fièvre dite sèche. La Matière médicale mentionne : *fièvre survenue subitement, mais sans transpiration.* La face du bébé est rouge, mais pâlit lorsqu'on le porte. Il est agité et boit goulûment. Ses pupilles sont contractées.

→ BELLADONNA 5CH (30K), granules

ici, la fièvre est *humide*, et ce mode réactionnel suit le stade d'*Aconitum* qui peut être très bref, à tel point qu'il devient imperceptible même pour des cliniciens chevronnés. Le mode réactionnel de *Belladonna* peut être défini comme tel : *rougeur de la face (qui pâlit lorsqu'on dépose le bébé dans son berceau) avec chaleur rayonnante et peau moite. Pupilles dilatées*. Votre bébé réagit à la moindre source de lumière et à la moindre secousse. Il boit fréquemment, mais en petites quantités.

Tableau synoptique : fièvre d'*Aconitum*/fièvre de *Belladonna*

ACONITUM = fièvre sèche	BELLADONNA = fièvre humide
Face rouge allongé, face pâle assis	Face pâle allongé, face rouge assis
Pupilles contractées	Pupilles dilatées
Peau sèche	Peau moite et chaleur rayonnante

→ APIS 5CH (30K), granules

c'est le remède de la fièvre rosée. Contrairement à la fièvre de *Belladonna* et d'*Aconitum*, qui est en dents de scie, la fièvre d'*Apis* est d'emblée brutale, pouvant atteindre les 40 °C. La peau de votre bébé semble sous tension, ce qui est effectivement le cas, car il existe une légère rétention d'eau. Retenez ce signe important du syndrome réactionnel de la fièvre d'*Apis* : les langes de votre bébé demeureront secs plus longtemps par diminution de la diurèse. La tension cutanée d'une part, la température élevée d'autre part, confèrent à la peau de votre bébé cet aspect rosé de la fièvre d'*Apis*. Laquelle est *une fièvre sans soif*. Ceci semble logique, puisque l'organisme est confronté à une légère rétention d'eau : votre nourrisson va téter et accepter quelques gorgées, puis se détourner du sein (ou du biberon, s'il est nourri avec du lait artificiel) d'un mouvement vif.

De l'un des trois remèdes précités, vous diluerez 10 granules dans un verre d'eau minérale que vous ferez boire à votre enfant au moyen de cuillères à café, administrées toutes les demi-heures jusqu'à ce que la fièvre baisse. Espacez ensuite les prises.

À cet accompagnement de base de la fièvre de votre bébé, vous ajouterez systématiquement :

→ ECHINACEA, RIBES NIGRUM, et l'oligo-élément CUIVRE (ou Cu qui est le symbole chimique du cuivre)

Echinacea purpurea est une plante qui est connue pour son effet stimulant des mécanismes immunitaires de l'organisme humain. On peut l'utiliser en teinture-mère, mais chez le bébé on préférera des basses potences, en D2 par exemple : 10 gouttes dans une cuillère à café d'eau minérale, 3 fois par jour. Les bourgeons de *Ribes nigrum* (ou cassis) possèdent une action stimulante sur les glandes surrénales lesquelles produisent la cortisone naturelle, indispensable dans la situation de stress que représente un accès de fièvre. De ces bourgeons de *Ribes nigrum*, préparés sous forme de *macérât glycériné* en D1 ou D2, vous donnerez une cuillère à café matin et soir à votre bébé. L'oligo-élément Cuivre est bien connu pour son effet anti-infectieux tant d'origine virale que bactérienne. Il agit très vite sur la fièvre. L'oligo-élément Cuivre se présente sous plusieurs formes en fonction du fabricant qui le met sur le marché : en liquide, en comprimés, en spray. Quelle que soit sa présentation, le principe est d'administrer 1 dose 3 fois par jour à votre bébé.

→ PYROGENIUM 5CH (30K) granules

10 granules toutes les 24 heures jusqu'à ce que la fièvre disparaisse. *Pyrogenium* est un biothérapique qui possède d'excellentes vertus immunorégulatrices.

Il est intéressant d'ajouter que des études[30] ont démontré l'effet antiviral de la fièvre à partir d'une température de 39 °C. Il est donc inutile voire néfaste d'essayer de faire baisser à tout prix une fièvre de 38 °C. En revanche, il est d'usage de ne pas faire monter cette dernière au-delà des 40 °C afin d'éviter les convulsions dites hyperpyrétiques. Comme elles sont habituellement sans conséquences (↘ voir *Les convulsions* page 122), le risque de leur apparition devra être comparé à celui des effets secondaires de l'aspirine ou de produits analogues, notamment le paracétamol, en tant que fébrifuges chez les tout petits enfants[31]. C'est un débat que vous devez oser aborder avec votre médecin.

Veillez à ce qu'il règne une bonne température dans la chambre, ce qui vous permettra de ne pas devoir trop emmitoufler votre bébé. Les bains à 35 °C sont à proscrire, car ils provoquent des changements trop brusques de la température corporelle. Ceux qui vantent les mérites du bain à 35 °C devraient essayer de se rendre compte de ce que cela signifie pour une maman paniquée, entourée sans doute d'autres bambins qui s'égaient dans la pièce, de plonger son bébé dans de l'eau en évitant qu'il ne boive la tasse ou qu'il ne se refroidisse. Cette situation de stress, potentiellement dangereuse, se déroule le plus souvent en soirée, lorsque le mari rentre de son travail, tandis que le téléphone sonne car belle-maman s'inquiète également… Il s'agit là d'un cas bien précis où le bon sens pratique doit se substituer au savoir académique !

Assurez-vous, en dehors des tétées, d'une bonne hydratation de l'organisme de votre bébé en lui faisant boire de temps en temps quelques gorgées d'un biberon d'eau minérale ou de jus de fruit frais bio (si la diversification alimentaire a déjà eu lieu). À l'exception de la *fièvre d'Apis*, votre bébé présentera une augmentation de la soif.

Un autre type fréquent de fièvre est celle *de* Chamomilla, liée aux poussées dentaires, et qui est reprise au chapitre suivant.

---

30. Lwoff A. et Lwoff M. : *L'inhibition du développement du virus poliomyélitique à 39° et le problème du rôle de l'hyperthermie dans l'évolution des infections virales* (Académie des sciences, *Comptes-rendus*, n° 246, p. 190-192 ; 6 janvier 1958).
31. Plusieurs études étayent l'hypothèse que l'administration d'acide acétylsalicylique en cas de maladie virale chez les enfants augmenterait le risque de syndrome de Reye (altération hépatique et encéphalopathie). Au Royaume-Uni, des avertissements ont été adressés aux professionnels de la santé ainsi qu'au public dans le but de les engager à ne pas donner de l'acide acétylsalicylique à des enfants de moins de 12 ans (*British Medical Journal* n° 307, p. 950-951 ; 1993).

.nuis digestifs

.S PREMIÈRES DENTS

Bie.. que superbement ignorées par l'école classique, les poussées dentaires sont à l'origine de bien des désagréments chez le nourrisson. On peut même parler d'une véritable *tempête neuro-végétative*, au sein de laquelle tout l'organisme est impliqué et particulièrement le système digestif.

Les premières dents s'annoncent dès le deuxième ou le troisième mois au cours desquels votre bébé va se mettre à baver et porter les objets à sa bouche. Entre le sixième et le douzième mois vont se développer les incisives, quatre en haut et quatre en bas, les premières à apparaître étant généralement les deux incisives médianes inférieures. Les troubles liés à la dentition de votre enfant ne doivent pas être sous-estimés, car ils peuvent revêtir les formes les plus diverses : fièvre, diarrhée avec inflammation du siège, pathologies ORL (surtout des otites) et respiratoires (pouvant aller jusqu'à la pneumonie), sommeil agité. Ces pathologies ont un *dénominateur réactionnel* commun, celui de *Chamomilla*. Cette matricaire camomille est avec *Arnica* et *Belladonna*, l'un des remèdes les plus utilisés en médecine homéopathique familiale. Matricaire réfère étymologiquement au latin *mater* ou *mère*. Dans ce contexte et eu égard au *Postulat des Authentiques* (↘ voir *Le mot de la fin sur l'homéopathie*, page 222), nous formulerons l'hypothèse que l'*essence* de la matricaire, grâce à la mise en branle du code épigénétique, *transparaît* chez le nourrisson lorsqu'il s'agit, à la manière d'une endorphine, de *lénifier* la blessure d'une âme à peine éclose – confrontée aux dures réalités de la vie *extra-utérine* lorsque la dent *perce...*, provoquant *l'ire* de notre nourrisson !

→ **CHAMOMILLA 5CH (30K) granules**
c'est le remède auquel il faut penser en tout premier lieu lors des poussées dentaires. La fièvre est importante et la transpiration est surtout localisée à la tête. Typiquement, *une joue de l'enfant est rouge et chaude tandis que l'autre est plutôt pâle.* L'enfant a soif et bave facilement. En cas d'otite, celle-ci se déclare du côté de la joue rouge. Des coliques abdominales apparaissent. Lors des crises,

votre enfant relève ses cuisses et donne l'impression de se plier en deux afin de diminuer la tension abdominale. Cette problématique digestive s'accompagne de régurgitations, et souvent d'une diarrhée, dont l'odeur fétide n'est pas sans rappeler celle d'œufs pourris. La Matière médicale mentionne au sujet de la diarrhée *de Chamomilla* : *jaune comme des œufs brouillés ou verte comme des épinards hachés.* La peau au niveau du siège de votre bébé devient rouge écarlate (↘ voir *L'érythème fessier*, page 58).

Certains enfants de type *Chamomilla* ont tendance à s'enrhumer lors de chaque poussée dentaire. Même une bronchite aiguë peut survenir et l'enfant se met à tousser la nuit sans se réveiller. À ce stade, un avis médical est vivement conseillé afin d'exclure une pneumonie. Tous ces symptômes se développent sur un fond d'irritabilité extrême et vous aurez réellement l'impression que votre bébé est continuellement en colère. Il n'existe qu'un moyen de le calmer : le porter dans vos bras ou le bercer. Un *bébé Chamomilla*, lorsqu'on le couche pour l'examiner, va d'ailleurs spontanément ouvrir les bras afin de bien montrer ce qu'il désire par-dessus tout : être porté. Au vu de ce syndrome réactionnel aigu de *Chamomilla*, l'on comprendra que les poussées dentaires sont loin d'êtres inoffensives et qu'elles nécessitent un avis médical.

Entre-temps, vous donnerez, CHAMOMILLA 5CH (30K), 3 granules plusieurs fois par jour durant au moins deux à trois jours. Lorsque votre bébé est *Chamomilla jusqu'aux dents*, et que chaque poussée dentaire se mue systématiquement en catastrophe, une haute potence de *Chamomilla* en dose-globules sera parfois nécessaire pour rompre ce cycle infernal : CHAMOMILLA 15CH (200K) ou 30CH (MK). Parlez-en à votre médecin homéopathe.

↘ LE REJET ALIMENTAIRE ET LES VOMISSEMENTS

On entend par rejet alimentaire, le fait que votre bébé régurgite – sans effort et spontanément – une partie du lait qu'il vient d'avaler.

C'est un inconvénient mineur qui apparaît chez des nourrissons gloutons. On le rencontre plus fréquemment lors de l'allaitement artificiel. Si votre bébé a bonne mine et qu'il prend régulièrement du poids, il n'y a pas lieu de s'inquiéter. Comme tout incident banal chez un bébé, un avis médical est conseillé afin d'exclure d'autres causes, plus sérieuses, du rejet alimentaire.

Dans la majorité des cas, votre médecin vous rassurera et préconisera les mesures suivantes : faire dormir votre bébé sur le ventre ou sur le côté, ce qui facilitera l'expulsion de la nourriture régurgitée vers l'extérieur et non pas vers la trachée ; aménager la literie de telle sorte que votre bébé puisse dormir sur un plan légèrement incliné, la tête surélevée d'environ 30° ; le laisser faire son rot, patiemment et gentiment… (↘ voir *Le rot*, page 55) ; si nécessaire et en cas d'allaitement artificiel, épaissir le lait au moyen de flocons de sarrasin précuits, une plante cultivée pour sa graine à composante farineuse. Ce sarrasin, malgré son surnom de *blé noir*, fait en fait partie de la même famille que l'oseille et la rhubarbe. Il a cette particularité de ne pas contenir de gluten[32]. En revanche, le sarrasin contient tous les acides aminés nécessaires à la croissance de votre bébé ainsi que du magnésium et du calcium.

Si le rejet est important en cours d'allaitement au sein, il sera parfois nécessaire de prélever une partie de votre lait au moyen d'un tire-lait puis de l'épaissir avec des flocons de sarrasin précuits avant de le donner à votre bébé.

32. Structures protéinées, contenues dans la farine des céréales les plus courantes (blé, seigle, orge), qui lui confèrent sa viscosité et sa plasticité lorsqu'elle est pétrie. Certains enfants développent de *l'intolérance au gluten*, laquelle se manifeste par des troubles gastro-intestinaux sévères et chroniques sur fond de perte de poids. Le maïs et le riz complet sont des céréales sans gluten.

Les remèdes suivants vont vous permettre d'accompagner le rejet alimentaire de votre bébé :

→ NUX VOMICA 5CH (30K) granules

la noix vomique est l'un des plus grands remèdes de la Matière médicale. Le célèbre homéopathe américain, le Dr Kent, disait de ce remède la chose suivante : *S'il m'était échu de séjourner sur une île déserte, avec la possibilité d'emporter un seul médicament, c'est* Nux vomica *que je choisirais !* La noix vomique, travaillée homéopathiquement, est en effet très utile dans les intoxications de quelque origine qu'elles soient. Elle désintoxique le sang et le foie et possède une affinité particulière pour le système digestif. Dans le contexte, elle peut donc être donnée en première intention, quand les symptômes ne sont pas nets (petits renvois, coliques abdominales, flatulence avec constipation). C'est le cas lorsque le médecin a examiné votre enfant et qu'il estime qu'il s'agit d'un dérangement gastro-intestinal banal, par absorption d'une nourriture trop abondante ou trop riche par exemple. Deux granules de Nux vomica 5CH (30K) permettront de résoudre le cas, ou de l'éclaircir dans l'attente de la suite des événements.

→ AETHUSA CYNAPIUM 5CH (30K) granules

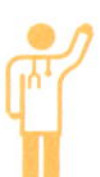

De cette petite ciguë, la Matière médicale dit que le rejet s'accompagne d'une certaine force, ce qui l'apparente presque à du vomissement (↘ voir plus loin). Il s'agit de gros caillots acides. Une diarrhée peut apparaître et votre bébé devient somnolent. Cette situation requiert un contrôle médical permanent.

→ ANTIMONIUM CRUDUM (5CH) 30K granules

nous avons affaire ici à un bébé d'humeur chagrine dont les rejets alimentaires s'accompagnent de rots bruyants. Selon la Matière médicale, la langue d'un bébé de ce type est recouverte d'un enduit blanc, *comme du lait.* Les *bébés Antimonium* présentent, très tôt dans la vie, de petits eczémas. Ils donnent l'impression de vouloir extérioriser leur caractère difficile vers la peau ! Ce mécanisme est propre au soufre contenu dans ce sulfure noir d'antimoine. Le soufre est un grand remède, en homéopathie, car il *ramène* de nombreuses maladies à la peau. Il est intéressant d'associer *Nux vomica* à *Antimonium crudum*, par exemple 2 granules de chaque. Ces deux remèdes sont en fait complémentaires, car la noix vomique aide à libérer l'organisme de ses toxines. C'est un remède qui convient parfaitement à des bébés gloutons et difficiles.

→ ARGENTUM NITRICUM 5CH (30K) granules
conformément aux données pathogénétiques et typologiques de ce nitrate d'argent, ce remède conviendra aux bébés nerveux et pressés qui boivent vite, mais régurgitent tout aussi vite… Le rejet est fréquemment associé à des selles molles de couleur verdâtre.

→ IGNATIA 5CH (30K) granules
ici, c'est le caractère paradoxal de la fève de Saint-Ignace qui domine le syndrome réactionnel du bébé. Bien qu'il régurgite régulièrement une bonne partie de son lait, il ne semble pas souffrir de cette situation. Il semble même s'y complaire ! Certains homéopathes qualifient ce bébé de *vomisseur heureux*…

Des remèdes ici décrits et en fonction de votre choix, vous donnerez préventivement 3 granules avant chaque tétée, tant que persistent les plaintes. Un contrôle régulier chez votre médecin est une bonne chose, afin de vérifier la courbe de croissance de votre enfant.

→ LYCOPODIUM 7CH (200K) dose-globules
c'est un remède auquel il faut penser chez un nouveau-né qui, selon le médecin, ne prend pas suffisamment de poids et régurgite une partie de son lait non seulement par la bouche mais aussi par le nez ! Jaunisse postnatale et constipation sont fréquemment présentes, et signent un fonctionnement insuffisant du foie justiciable de *Lycopodium*.

→ SILICEA 7CH (200K) dose-globules
Ce remède est indiqué lorsqu'il s'agit d'un nourrisson chétif et craintif qui vomit le lait de sa mère. En fait, l'allergie au lait maternel est purement théorique. Vu sous un angle bioénergétique, il se pourrait que mère et enfant ne soient pas encore au diapason de leur organisme respectif. Dans ce contexte, on peut avancer l'hypothèse que l'administration au nourrisson de silice dilué et dynamisé, qui constitue un des éléments principaux de la croûte terrestre, signifie *une mise à la terre* d'éventuelles perturbations métaboliques (et physio-électriques). C'est une hypothèse intéressante qui permet de comprendre l'action bénéfique des hautes potences de *Silicea* dans les perturbations post-vaccinales (↘ voir *Les vaccinations*, page 99).

Lycopodium et *Silicea* ne doivent pas être donnés à la légère, et un intervalle de trois semaines entre chaque prise doit être respecté.

Le vomissement vrai est lié une contraction spasmodique de l'estomac associée à celle des muscles abdominaux de l'enfant. Il en résulte que le contenu de l'estomac est rejeté avec une certaine vigueur par la bouche vers l'extérieur. C'est un véritable réflexe pathologique, lequel doit faire penser en tout premier lieu à une sténose du pylore. De quoi s'agit-il ? Le pylore constitue l'orifice inférieur de l'estomac, à sa jonction avec le duodénum. Il est formé d'un muscle circulaire volumineux qui peut être hypertrophié chez le nourrisson. Il s'ensuit un rétrécissement (ou sténose) du passage pylorique avec vomissement en jet après chaque tétée ; situation qui, si elle n'est pas traitée, peut entraîner rapidement la déshydratation. Une échographie abdominale objectivera la sténose, imposant une intervention chirurgicale d'urgence. Un autre signal d'alarme est la fièvre accompagnant des vomissements : il peut s'agir d'un début de méningite. Vomissements et diarrhée se produisant simultanément chez un nourrisson font craindre une infection de tout l'appareil digestif. Là encore, attention au risque de déshydratation.

↘ L'ALLERGIE AU LAIT DE VACHE

Ce qu'on appelle communément *allergie au lait*[33] chez le nourrisson nourri artificiellement est d'abord *une incapacité d'assimilation* par manque de maturité des organes digestifs concernés et tout particulièrement la muqueuse intestinale et le foie.

Cette *allergie* s'installe insidieusement et devient manifeste vers l'âge de six mois. Elle est surtout présente lors de la phase tardive de la digestion, une à deux heures après la tétée, lorsque le lait émulsifié par les sels biliaires franchit le duodénum, aborde son transit par l'intestin, et nécessite l'intervention de ses enzymes afin de séparer le *disaccharide* lactose en ses deux composantes : le glucose et le galactose. C'est à ce moment que le nourrisson *intolérant au lait* va régurgiter du lait suret en caillots. Souvent ce phénomène s'accompagne de débâcles diarrhéiques de selles jaunes voire orangées[34] dues à la fermentation microbienne dans le colon du disaccharide mal absorbé. L'enfant qui présente un aspect bouffi (ce qui dénote une diminution du métabolisme basal), peut être particulièrement agité et donner l'impression qu'il crie de douleur. Ceci pourrait signifier que des spasmes de la vésicule biliaire entrent en jeu. En effet, la participation hépatique au stade tardif de la digestion est évidente, car c'est à ce moment que les produits de la digestion sont drainés à partir des intestins vers le foie par la veine porte[35] afin de subir détoxication et assimilation. Si un manque de maturité de la fonction hépatique complique l'intolérance intestinale au lactose, le foie et sa circulation s'engorgent. Il s'ensuit une surproduction de bile qui se répand dans le duodénum où, tel un cercle vicieux, elle entretient les troubles digestifs, mais provoque aussi une congestion et une irritation veineuses des tissus au voisinage du foie et tout particulièrement les poumons. L'enfant se met à tousser ce qui peut l'encourager à régurgiter de plus belle ! En fait, tout le système veineux est susceptible de s'engorger à partir du foie et votre nourrisson va présenter, outre la toux, des symptômes de rhinite et de pharyngite chroniques liés à cette congestion veineuse.

33. L'allergie *vraie* aux protéines du lait de vache est rare, mais sa fréquence a tendance à augmenter sous l'effet des polyvaccinations intempestives.
34. La Matière médicale dit qu'il s'agit de matières jaunâtres contenant une substance ressemblant à de la pulpe d'orange.
35. Veine qui conduit le sang provenant des organes digestifs vers le foie.

Devant un tel tableau clinique, un grand remède de la Matière médicale s'impose :

→ NATRUM CARBONICUM 9CH (200K) dose-globules

ce (mono)carbonate de soude est très proche du (bi)carbonate de soude connu pour ses vertus digestives. L'école officielle en fait d'ailleurs un usage souvent intempestif chez les enfants. Il en résulte une intoxication au sodium que guériront des potences de *Natrum carbonicum* lequel se mue en véritable antidote de la chimie allopathique ! Le docteur Voisin[36] dit de *Natrum carbonicum* ce qui suit : « L'insuffisance hépatique de l'enfant se manifeste par une tendance herpétique et aphteuse à la bouche, des nausées, des flatuosités abdominales et gastriques et une intolérance au lait qui provoque des vomissements et de la diarrhée avec selles jaunâtres expulsées en jet, brusquement et bruyamment. L'enfant est faible, nerveux, hypersensible au bruit. Au point de vue digestif, il ne supporte aucune espèce de lait et assez mal les légumes et féculents, mais tolère parfaitement les céréales et profite bien si celles-ci sont la base du régime ». Notre conseil :

Une dose-globules de NATRUM CARBONICUM 9CH (200K), suivie, 10 jours après, par une dose-globules de SULFUR 9CH (200K), laquelle va réguler le métabolisme du soufre au niveau du foie. Le soufre est en effet un élément primordial de la biochimie et de la physiologie humaines. Ce soufre homéopathique va désengorger le foie et le système porte. Ce traitement devra être validé par votre médecin homéopathe et sera complété utilement par :

→ MAGNESIA CARBONICA 5CH (30K) granules

3 granules plusieurs fois par jour. Ce carbonate de magnésium régule le pH gastro-intestinal et est un oligo-métal important, participant au fonctionnement des enzymes digestives (↘ voir également ci-après *La diarhée*).

L'intolérance au lactose devra faire intervenir des alternatives au lait de vache pour votre bébé. Les laits le plus souvent préconisés dans ces circonstances sont le lait de jument, de chèvre, ou d'ânesse. À vous de faire le tour de la question

36. Dr Henri Voisin : *Homéopathie clinique, Matière médicale*, deux tomes. Annecy, 1950.

avec votre médecin ou un nutritionniste. Qu'en est-il des laits végétaux (blé, riz, amande, soja, châtaigne) ? Il ne s'agit pas de « laits » à proprement parler, mais de « jus », ce qui implique automatiquement une carence potentielle en nutriments. Leur utilisation courte (quelques semaines, par exemple) afin de mettre au repos le système digestif de l'enfant, nous semble toutefois pleinement justifiée pour autant qu'elle se fasse sous contrôle médical. Nous insisterons tout particulièrement sur le lait de châtaigne (bio !) qui est très digeste et qui est remarquable pour les bébés qui ont tendance à régurgiter. On peut le réaliser à partir de farine de châtaigne et même avec de la purée de châtaigne.

Pourquoi le lait de châtaigne ? Parce que la châtaigne est botaniquement proche du marron d'Inde ou *Aesculus* qui est un grand remède homéopathique de l'engorgement du foie et du système porte dans un contexte de pléthore veineuse qui affecte tout l'organisme et notamment l'appareil respiratoire. Dans ce contexte, le lait de châtaigne *devient* homéopathique[37] des troubles du foie du nourrisson intolérant au lait et souffrant de congestion veineuse de l'arbre respiratoire (rhinite, pharyngite, bronchite) ! Il est toutefois recommandé d'additionner ce lait de châtaigne d'un complément alimentaire, comme de la poudre de spiruline qui est une micro-algue contenant de nombreux minéraux, vitamines et oligo-éléments essentiels pour la santé de votre enfant.

Quelques gouttes d'une solution de vitamine D ajoutée au biberon parachèveront l'utilisation optimale de ce lait de châtaigne. Parlez-en à votre médecin.

37. Vu sous l'angle de l'épigénétique et du Postulat des Authentiques, le lait de châtaigne viendrait renforcer la production endogène de l'essence afin de soulager la congestion du foie. Voir p. 222 : *Le mot de la fin sur l'homéopathie.*

↘ LA DIARRHÉE

Elle définit une émission trop fréquente de selles liquides due à un défaut de réabsorption de l'eau par l'intestin.

Une diarrhée du nourrisson nécessite l'attention continue des parents et du médecin, car le risque d'une déshydratation rapide est manifeste.

Un important critère clinique de déshydratation retenu par votre médecin, est l'appréciation du pli cutané. Lorsque l'on pince légèrement entre le pouce et l'index la peau du ventre d'un bébé en bonne santé, l'on obtient un pli cutané qui s'efface immédiatement dès qu'on lâche la prise. En cas de déshydratation marquée, le pli cutané ne s'efface que très lentement et donne l'impression de rester en place verticalement. De nombreux facteurs peuvent provoquer une diarrhée chez un nourrisson. Ce sont principalement des erreurs diététiques, des intoxications alimentaires, et des infections virales et bactériennes.

Une diarrhée banale n'est en fait qu'une selle molle et occasionnelle, par exemple lors des coliques du premier trimestre, ou lors des premières dents (↘ voir ces sujets pages 52 et 65). Cette selle molle peut également survenir après l'ingestion d'une panade de fruits trop verts, à base de pommes ou de prunes par exemple, ce qui est parfois le cas vers la fin de l'été. Cette diarrhée dite estivale ne compromet pas réellement la santé de votre bébé qui continue à prendre du poids (à vérifier par votre médecin). Un bon remède susceptible d'accompagner une diarrhée estivale est le suivant :

→ RHEUM 5CH (30K) granules

cette rhubarbe est connue pour ses vertus dépuratives, surtout chez les enfants. Préparée homéopathiquement, cette plante devient un bon remède de diarrhée brunâtre d'odeur aigrelette, lorsque votre bébé est difficile et crie avant et après la selle. Ceci témoigne sans doute d'un état spasmodique des intestins. Quelques granules de RHEUM 5CH (30K), 3 fois par jour, suffisent généralement à résoudre le problème.

Une diarrhée maligne entraîne très vite de l'amaigrissement et de la déshydratation chez le bébé, surtout s'il fait de la fièvre et commence à vomir.

Confronté à ce type de diarrhée, votre médecin va presque systématiquement prélever un échantillon des selles de votre bébé. Le but est de réaliser au laboratoire une coproculture (culture microbienne des matières fécales) afin d'identifier le germe en cause (une Salmonelle ou un Rota-virus par exemple). Il n'est pas exclu que votre médecin prescrive une antibiothérapie (s'il s'agit d'une infection bactérienne), et qu'il envisage une hospitalisation de courte durée afin d'enrayer les troubles liés à la déshydratation de votre bébé. Si votre médecin estime, en revanche, que la situation n'est pas trop grave, il va immédiatement prendre les mesures diététiques qui s'imposent.

Dans ce contexte, l'eau de riz est connue pour son effet astringent[38] sur l'intestin. Comment faut-il préparer de l'eau de riz ? Mélangez 1 litre d'eau minérale et 1 cuillère à soupe de riz blanc et portez le tout à ébullition. Réduisez de moitié le jus de cuisson à feu doux. Séparez le jus de cuisson du riz au moyen d'un tamis. Allongez ce jus avec de l'eau minérale, jusqu'à obtention d'1 litre de liquide, et ajoutez 3 à 4 cuillères à café rases de glucose ou de tout autre sucre alimentaire disponible en pharmacie. En l'absence de celui-ci, vous pouvez tout simplement faire fondre dans cette solution quelques morceaux de sucre de canne. Répartissez ensuite la quantité disponible de la solution d'eau de riz sur les différents repas de votre bébé, durant au moins 6 à 12 heures. Si votre bébé a tendance à vomir, vous devrez lui donner cette eau de riz à la cuillère, par exemple 2 cuillères à café d'eau de riz toutes les demi-heures.

En accord avec votre médecin, vous devrez parfois recourir durant quelques jours à une préparation de glucose et de sels, composition idéale pour combattre la déshydratation en cas de diarrhée. Cette préparation se présente sous la forme d'une poudre que vous mélangerez à un demi-litre d'eau plate ou d'eau de riz selon les conseils de votre médecin ou de votre pharmacien.

Si votre bébé bénéficie déjà d'une alimentation diversifiée, lactée liquide d'une part, solide d'autre part, vous devrez instaurer un régime antidiarrhéique : lait coupé (c'est-à-dire additionné d'eau), crème de riz, purée de carottes (bio !),

38. Astringent : se dit d'une médication qui resserre les tissus et réduit les sécrétions.

pommes râpées légèrement brunies par l'exposition à l'air durant une demi-heure, purée de potiron, bananes mûres écrasées. Quels sont les remèdes homéopathiques susceptibles d'accompagner une diarrhée du nourrisson ?

→ **ARSENICUM ALBUM 7CH (200K) dose-globules**

considéré depuis l'Antiquité comme un poison violent, l'arsenic (symbole chimique *As*) est aussi un oligo-élément indispensable au bon fonctionnement de l'organisme humain ! Dans ce contexte, il n'est pas exclu qu'il joue un rôle important dans la régulation de la flore intestinale, ce qui le fait appeler en loi d'analogie lors de perturbations importantes à ce niveau. C'est le premier remède auquel il faut penser en cas de diarrhée après intoxication alimentaire. Cela signifie que ce remède conviendra d'abord au nourrisson de plus de 3 mois bénéficiant d'une alimentation solide partielle.

> Votre médecin pensera en premier lieu à une salmonellose, une infection bactérienne contractée par le biais d'ingestion de nourriture en conserve, ou de pâtisseries à base d'œufs. Dans ce cas, toute la famille peut être contaminée et présenter les signes d'une intoxication alimentaire. Toute diarrhée aiguë, compliquée par le passage des toxines intestinales vers le sang, bénéficiera d'une dose-globules d'ARSENICUM ALBUM 7CH (200K) donnée immédiatement. Cet anhydride arsénieux dilué et dynamisé se comporte comme un véritable contrepoison, ce qui, selon certains auteurs, ne serait autre que l'inversion de l'effet toxique et pondérable de l'arsenic !

Vous ferez suivre cette dose-globules d'*Arsenicum album* par les remèdes suivants :

→ **CHINA 5CH (30K) granules**

l'écorce de quinquina qui, rappelons-le, est à la base de la découverte de l'homéopathie par Hahnemann a, dans sa pathogénésie, de la *diarrhée épuisante par perte de liquides. China* agit en fait comme un fortifiant en stimulant la formation des globules rouges. Un contrôle médical permanent est indispensable.

→ **PODOPHYLLUM 5CH (30K) granules**

cette plante portant le même nom et originaire du Canada et des États-Unis, agit surtout sur l'inflammation du duodénum et sur celle de l'intestin grêle. Elle a également une action dépurative sur le foie qui est congestionné (à faire contrôler par votre médecin). Les selles ne sentent pas la rose (…), sont jaunes et jaillissantes, et précédées de gargouillements dans l'abdomen.

→ **VERATRUM ALBUM 5CH (30K) granules**

le vérâtre blanc, appelé anciennement hellébore blanc ou faux hellébore, est le remède le plus important lorsque la diarrhée du nourrisson est compliquée de vomissements fréquents. Dans certains cas, votre bébé présente des sueurs froides à la hauteur du front. Cet état dénote une intoxication du sang par les toxines microbiennes. Un avis médical est plus que jamais justifié.

Ces trois remèdes seront administrés à votre bébé de manière alternée, par exemple 3 granules toutes les demi-heures jusqu'à ce que la diarrhée et les vomissements s'améliorent. Vous espacerez ensuite les prises. Vu leur complémentarité, vous pouvez aussi donner les remèdes simultanément. Par exemple, 10 granules de chaque tube-granules à faire dissoudre dans un biberon de 320 ml d'eau minérale que vous ferez boire régulièrement à votre bébé, cela sous contrôle médical permanent.

Un dernier remède homéopathique de la gastro-entérite du nourrisson mérite d'être mentionné :

→ **MAGNESIA CARBONICA 5CH (30K) granules**

tout *sent l'aigre* lors d'un syndrome réactionnel du carbonate de magnésium : la transpiration, l'urine, et les selles. L'inflammation du tube digestif du nourrisson justiciable de ce remède, se caractérise par des rejets de *grumeaux de lait non digérés d'odeur sure (acide)*. La diarrhée est également acide et présente un aspect typique selon la Matière médicale : écumeuse et verte comme l'écume d'une mare à grenouilles. Le bébé a de petites transpirations d'odeur aigrelette, localisées au front ou à la nuque. La posologie de MAGNESIA CARBONICA 5CH (30K) est de 3 granules 3 à 4 fois par jour jusqu'à ce que les rejets alimentaires et la diarrhée disparaissent. Les mesures diététiques décrites plus haut seront également appliquées.

Le syndrome réactionnel de *Magnesia carbonica* se développe chez un bébé de constitution dite carbonique, ce qui fait intervenir le remède suivant en dose-globules : CALCAREA CARBONICA 15 CH (MK), une dose-globules tous les mois. Parlez-en à votre médecin homéopathe.

LA CONSTIPATION

Il faut éviter d'utiliser trop vite le terme de constipation, lorsqu'il s'agit en fait de selles moins fréquentes. Dans 20 % des cas de nourrissons bénéficiant d'un allaitement maternel, la fréquence des selles varie de 3 fois par jour à 1 fois par semaine, sans qu'il faille pour autant parler d'un phénomène anormal.

Ce qui ne veut pas dire qu'un avis médical est superflu. Il est en effet justifié d'exclure des maladies graves, telle une occlusion intestinale ou une maladie de Hirschprung ou mégacôlon congénital qui est dû à l'absence d'innervation d'un segment plus ou moins étendu du côlon. *Une constipation vraie* se définit par une évacuation sporadique de selles dures et morcelées, arrachant des cris de douleur au bébé. Des fissures anales ne sont pas rares en la circonstance et les selles peuvent se strier de sang. Il conviendra, dans un premier temps, de rectifier d'éventuels déséquilibres alimentaires et de proposer, en cas d'alimentation mixte, des compotes de fruit et des légumes verts, en supprimant le cas échéant certains féculents (les pommes de terre, par exemple).

Lorsque votre bébé donne l'impression de pousser péniblement afin d'évacuer ses selles, commencez par masser gentiment son ventre tandis que vous lui repliez ses cuisses. En cas d'échec, l'introduction d'un suppositoire de glycérine nourrissons pourra venir à bout d'une constipation occasionnelle. Les remèdes suivants vont permettre d'accompagner une constipation plus rebelle :

→ ALUMINA 5CH (30K) granules

c'est le remède standard de la constipation de l'adulte ou de l'enfant, ce qui suppose un rôle physiologique de l'aluminium (symbole chimique Al) en tant qu'oligo-élément dans la motricité intestinale. Votre bébé fait des efforts violents pour évacuer des selles *sèches et morcelées*. Cela se traduit par des cris perçants durant le passage des selles. La Matière médicale dit d'*Alumina* que les intestins sont tellement paresseux que *même l'expulsion d'une selle molle nécessite de violents efforts* de la part du nourrisson. Alternez, un jour sur deux, 3 granules d'ALUMINA 5CH (30K) avec 3 granules de :

→ BRYONIA (5CH) 30K granules

qui peut être appelé complémentaire au précédent. La bryone blanche a dans sa pathogénésie *des selles volumineuses (ou morcelées) qui sont évacuées avec beaucoup de difficulté.* Un *bébé Bryonia* boit abondamment car il présente une forte soif. Caractéristique de ce syndrome réactionnel est la souffrance hépatique. La région de l'abdomen, située sous le bord inférieur droit de la cage thoracique, est douloureuse lorsqu'elle est palpée par le médecin, ce qui traduit un état congestif du foie. Ce phénomène est de plus en plus fréquent en médecine infantile moderne confrontée aux polyvaccinations répétées et aux antibiothérapies à large spectre. Dans ce contexte, les remèdes suivants seront en mesure de lever le barrage toxique au niveau du foie et de faciliter la digestion :

→ NUX VOMICA 7CH (200K), 1 dose-globules

véritable contrepoison homéopathique, complétée, quelques jours après, par le complexe suivant déjà décrit au chapitre sur *La jaunisse du nouveau-né* (↘ voir page 42) : *Taraxacum* (pissenlit), *Solidago* (Verge d'or), et *Cynara* (artichaut), le tout préparé en D3 dans un même flacon de 30 ml (demandez conseil à votre pharmacien). Quelques gouttes de cette solution dans 1 cuillère à café d'eau minérale, plusieurs fois par jour, vous permettront de drainer le foie et la vésicule de votre bébé jusqu'à ce que le transit intestinal se normalise.

→ NITRIC ACIDUM 5CH (30K) granules

c'est le remède auquel il faut penser lorsque votre médecin a diagnostiqué la présence d'une fissure anale chez votre bébé qui s'est trop forcé à expulser des selles dures. Le bébé hurle lors du passage des selles. L'image clinique d'une fissure anale de cet acide nitrique est la présence d'un mince filet de sang très rouge sur la selle qui vient d'être évacuée dans la douleur. Vous donnerez 3 granules de ce remède matin et soir jusqu'à disparition des plaintes. Complétez cet accompagnement homéopathique par un traitement local à base d'une pommade qui contient 1 % de Calendula (souci du jardin) et 1 % de Condurango (une plante sud-américaine) au moyen de laquelle vous enduirez l'anus de votre bébé. Demandez conseil à votre pharmacien.

Pour terminer, deux remèdes de constipation d'un genre particulier méritent d'être mentionnés :

→ MEZEREUM 5CH (30K) granules

lorsque le bébé constipé arrive à produire des selles, elles sont d'un très gros calibre. À tel point que les parents en viennent à se demander comment leur bébé arrive à « sortir tout ça… » ! Selon la Matière médicale, le bois-joli ou bois-gentil intervient fréquemment dans le traitement des complications vaccinales. Il est donc intéressant d'en discuter avec le médecin vaccinateur, si la constipation est survenue dans ce contexte.

→ OPIUM 5CH (30K) granules

chez un bébé à l'air endormi : l'opium dilué et dynamisé est un remède qui permet de relancer le péristaltisme intestinal d'un bébé, lorsque la maman a subi une césarienne ou toute intervention à l'accouchement ayant nécessité l'administration d'anesthésiques ou celle d'autres médications allopathiques.

Ces remèdes seront donnés tous les jours, à raison de 3 granules par jour, jusqu'à ce que la fréquence des selles se normalise (dans le cas d'un syndrome réactionnel d'*Opium*), ou jusqu'à ce qu'elles retrouvent un calibre normal (dans le cas d'un syndrome réactionnel de *Mezereum*).

La constipation de fond est presque toujours un problème constitutionnel, lui-même indissociable de la morphologie et des traits de caractère du nourrisson. Savoir reconnaître cette typologie afin de cerner la prédisposition d'un enfant à *faire* certaines maladies, est une des tâches gratifiantes de la médecine homéopathique. Quelques grands remèdes de la Matière médicale sont en effet susceptibles de réduire cette prédisposition à un état potentiel.

Dans le contexte d'une *constipation constitutionnelle*, trois remèdes sont fréquemment prescrits par le médecin homéopathe : *Lycopodium* (le pied-de-loup), *Graphites* (le graphite), et *Calcarea carbonica* (le carbonate de calcium de l'écaille de l'huître).

→ Le *bébé Lycopodium*

a l'air plutôt malingre et son ventre est développé au détriment de sa cage thoracique. Ce qui frappe chez ce bébé, c'est son regard intelligent ainsi que son caractère hyperactif et difficile qui le fait pleurer bruyamment dès que se produit le moindre problème. Un *bébé Lycopodium* sollicite toute l'attention de son entourage : c'est un leader-né ! Ce trait de caractère annonce un tempérament bilieux, synonyme de troubles fonctionnels du foie et de la vésicule biliaire. Il n'est donc pas étonnant que la constipation soit présente dès les premiers mois de la vie d'un *bébé Lycopodium*. Le pied-de-loup dilué et dynamisé a un effet bénéfique sur le foie et la vésicule biliaire et pourra résoudre une constipation de ce type.

→ Le *bébé Graphites*

présente un aspect *gras et mou*, et souffre d'un ralentissement de son métabolisme. Tout se passe comme si les intestins n'arrivaient pas à éliminer par les selles les produits métaboliques en excès. Il en résulte une constipation opiniâtre. Le passage des selles est particulièrement difficile et s'accompagne de flatulences. Les selles sont extrêmement grosses, noueuses et glaireuses. La constipation est telle qu'elle peut provoquer des fissures anales lorsque le bébé fait des efforts violents pour pousser (↘ voir également à *Nitric acidum* page 79). Un *bébé Graphites* présente de l'excès de poids, car son système hormonal fonctionne au ralenti, ce qui se traduit par une hypertrophie du tissu graisseux. Ce bébé fait ce qui est appelé communément *de la mauvaise graisse*. Sa peau est pâle, froide et rugueuse, chargée de toxines, ce qui provoque de l'eczéma. Contrairement au *bébé Lycopodium*, un *bébé Graphites* manque de chaleur vitale.

→ Un *bébé Calcarea carbonica*

est facilement reconnaissable pour qui possède l'esprit d'observation. Sur le plan constitutionnel, ce bébé appartient au *type carbonique*. C'est un beau bébé joufflu, aux yeux bleus et aux cheveux blonds naturellement bouclés : le bébé Cadum ! Sous cette impression de santé resplendissante, se cache une faiblesse constitutionnelle certaine. Tout comme celui du *bébé Graphites*, le métabolisme d'un *bébé Calcarea* est déficient : le foie, les intestins, et le système hormonal fonctionnent au ralenti. Il en va de même du système lymphatique. Un des premiers problèmes chez le nouveau-né de ce type est la constipation, laquelle est paradoxalement bien tolérée. Le *bébé Calcarea* est *un bon gros pépère*, très peu enclin à se plaindre. Sa constipation alterne avec des épisodes de diarrhée après ingestion de lait, ce qui fait de *Calcarea carbonica* un grand remède d'intolérance aux protéines de lait de vache. La faiblesse du système immunitaire du nourrisson est responsable de toute une série de petites pathologies à l'approche de l'hiver : otites, rhino-pharyngites, bronchites. Elles s'accompagnent d'une augmentation du volume des ganglions du cou : les adénopathies. Heureusement pour ce bébé de constitution carbonique, il présente une propension à *ramener* tous ses maux à la peau, et l'on retrouvera en effet de tout à cet endroit : de l'eczéma suppurant ou non, de la croûte de lait, de l'érythème fessier. On notera, chez le sujet *Calcarea carbonica*, une transpiration abondante se produisant plutôt la nuit à tel point que *la sueur de la nuque mouille l'oreiller*, signe que les mamans nous décrivent spontanément !

Un traitement constitutionnel exige l'emploi de hautes potences qui ne seront pas répétées trop fréquemment. Par exemple : 1 dose-globules de LYCOPODIUM 15 CH (200K), ou de GRAPHITES 15 CH (200K), ou de CALCAREA CARBONICA 15 CH (200K) toutes les 3 semaines, ceci sous la supervision de votre médecin homéopathe, bien évidemment.

4.

Trois petits maux de la bouche

LA FISSURE DE LA COMMISSURE DES LÈVRES

Cette inflammation, communément appelée perlèche, s'associe fréquemment à une contamination de tout l'appareil digestif par une mycose.

Une forte propension de votre bébé à sucer son pouce et des antibiothérapies répétées sont des facteurs favorisants. Deux remèdes homéopathiques sont particulièrement efficaces :

→ **CONDURANGO 5CH (30K) granules**
cette liane du condor, originaire de la Cordillère des Andes est connue pour son effet bénéfique sur les ulcères du type digestif. Ce remède est indiqué lorsque la fissure est relativement bien tolérée (votre bébé ne crie pas lors de la tétée) et qu'elle ne saigne pas.

→ **NITRICUM ACIDUM ou acide nitrique, 5CH (30K) granules**
lorsque votre bébé crie lors de chaque tétée. Cela signifie que la fissure est étirée douloureusement. Ce type de fissure a d'ailleurs tendance à saigner comme celle de l'anus justiciable du même remède.

Donnez 3 granules du remède adéquat matin et soir jusqu'à ce que l'inflammation disparaisse. Localement, vous appliquerez l'**onguent Vita Fons II** (voir page 48) plusieurs fois par jour.

LE MUGUET

C'est une infection fréquente due à un champignon microscopique, le *Candida albicans*. Cette candidose, encore appelée moniliase, se développe dans la bouche du nourrisson où elle se manifeste par la présence d'un enduit blanchâtre comme du lait caillé qui adhère à la langue et à la muqueuse buccale, et qui, en se détachant, peut se mettre à saigner. L'on comprendra aisément que de telles lésions puissent entraver la succion lors de l'allaitement. Dans d'autres cas, la muqueuse buccale prend un aspect rouge carotte, voire rouge sang.

L'approche classique du muguet est de diminuer l'acidité du tube digestif au moyen de bicarbonate de soude, car il est communément admis qu'une candidose se développe surtout en milieu acide. Le bicarbonate de soude est un sel disponible en pharmacie. Une fois par jour, vous mettrez délicatement une pincée de ce sel dans la bouche de votre bébé jusqu'à disparition des lésions. Voici quelques bons remèdes d'accompagnement de muguet :

→ BORAX 5CH (30K) granules

la candidose justiciable du borate de soude provoque des *dépôts blanchâtres sur fond rouge* au niveau de la langue et de l'intérieur des joues. Le *bébé Borax* est très nerveux et sursaute vite. Pour des raisons inexpliquées, les mouvements de descente lui sont insupportables et il se met à pleurer dès qu'on le dépose dans son berceau ou sur la table d'examen !

→ NATRUM PHOSPHORICUM 5CH (30K) granules

lorsque les dépôts sur la langue et à l'intérieur de la joue prennent *un aspect jaunâtre, voire jaune doré.* Le phosphate disodique est un remède important du muguet, lorsque votre bébé ne digère pas bien le lait. *Natrum phosphoricum*, préparé homéopathiquement, diminue l'acidité de l'estomac provoquée par le métabolisme des sucres (formation d'acide lactique). Ce remède sera tout particulièrement indiqué lorsque, selon la Matière médicale, le nourrisson *régurgite des caillots acides de lait non digéré.* Les selles peuvent également contenir des restes acides de lait non digéré.

Diluez 10 granules du remède approprié dans un verre d'eau et donnez-en 3 fois par jour 1 cuillère à café à votre bébé, jusqu'à ce que disparaissent les plaintes liées au muguet. Les cas rebelles nécessitent la mise en route d'une isothérapie au moyen d'une solution de *Candida albicans* D10 (30 ml) : 5 gouttes dans 1 cuillère à café d'eau minérale 3 fois par jour. Une candidose peut contaminer tout l'appareil gastro-intestinal et provoquer des irritations de l'anus et des parties génitales (↘ voir également *L'érythème fessier*, page 58).

Une alimentation trop sucrée encourage la progression des mycoses. Il est donc nécessaire de demander un avis médical afin d'éviter des erreurs diététiques lors du passage de votre bébé à l'alimentation solide. Rappelons l'importance des mesures d'hygiène telles que la stérilisation du biberon en faisant bouillir celui-ci (avec la tétine) régulièrement.

L'APHTE

Petite érosion superficielle et douloureuse siégeant sur les gencives ou sur la muqueuse de la joue, l'aphte se développe à partir d'une petite cloque ressemblant à une varicelle. Son origine est vraisemblablement virale.

Un aphte demande un avis médical, car ce type de lésion perturbe considérablement l'alimentation du nourrisson qui refuse le sein ou qui hurle de douleur dès la tétée.

Vous donnerez les remèdes suivants en fonction de l'aspect de l'aphte et de la réaction générale de votre bébé à son *mal-être* :

→ **BORAX 5CH (30K) granules**
lorsque l'aphte présente un dépôt blanchâtre et saigne facilement.

→ **MERCURIUS SOLUBILIS ou mercure métallique 5CH (30K) granules**
l'aphte est recouvert d'un *enduit jaunâtre lequel est entouré d'une aréole inflammatoire rougeâtre*. L'enfant salive abondamment et, selon la Matière médicale, *la salive peut former des taches jaunâtres sur l'oreiller*. Parfois, le médecin constate le gonflement d'un ganglion lymphatique sous la mâchoire.

→ **SULFURICUM ACIDUM ou acide sulfurique, 5CH (30K) granules**
lorsque l'aphte, recouvert d'un enduit blanchâtre ou jaunâtre, s'accompagne de diarrhée ou de vomissement. L'enfant présente un aspect maladif. Un avis médical est plus que jamais justifié.

Faites fondre 10 granules du remède choisi dans un verre d'eau minérale et donnez de cette solution 1 cuillère à café toutes les heures à votre bébé. Vous pouvez tout aussi bien mélanger les 10 granules à un demi-biberon d'eau minérale que vous lui ferez boire à petites gorgées.

Quand la bouche est envahie par de nombreux aphtes, la maladie prend le nom de stomatite aphteuse.

Un tableau particulier, appelé syndrome mains-pieds-bouche, est réalisé lorsque les lésions de la bouche s'associent à une éruption vésiculeuse (comme des varicelles) des mains et des pieds. Cette affection bénigne d'origine virale (sans doute le virus Coxsackie A) bénéficiera de la formule suivante :

→ **RHUS TOXICODENDRON,**
SULFURIC ACIDUM, *et*
BORAX, *ana D8* dans un flacon de 30 ml,
10 gouttes dans 1 cuillère à café, 3 fois par jour

Borax et *Sulfuric acidum* accompagnent le syndrome réactionnel de la stomatite aphteuse, et *Rhus toxicodendron* est le remède des affections vésiculeuses de la peau (↘ voir *La varicelle*, page 206).

5.

Les yeux et le nez qui coulent

LES PAUPIÈRES COLLÉES

Rougeur et gonflement des paupières signifient, en règle générale, que la muqueuse tapissant la paroi externe de l'œil et l'intérieur des paupières est enflammée : c'est la conjonctivite. Les yeux de votre bébé se mettent à larmoyer et, lorsque l'écoulement devient purulent, il agglutine les cils. Les paupières de votre bébé sont alors collées ensemble par des croûtes verdâtres.

Tout œil rouge et gonflé n'est pas synonyme de conjonctivite ! Cela signifie qu'un œil rouge ou *un œil qui coule* sera systématiquement vu par un médecin afin d'exclure une pathologie grave. S'il s'agit effectivement d'une conjonctivite bactérienne banale, un médecin issu de l'école officielle prescrira vraisemblablement un collyre à base d'antibiotique.

Vous pourrez accompagner ce traitement par les remèdes homéopathiques suivants :

→ **BELLADONNA 5CH (30K) granules**
L'œil est rouge et le bébé présente de la photophobie : il détourne sa tête de la source de lumière.

→ **EUPHRASIA 5CH (30K) granules**
la Matière médicale dit de cette euphraise ou herbe aux myopes, préconisée depuis des siècles dans le traitement des affections oculaires : *l'œil est irrité et larmoie* ; *les paupières sont gonflées par l'inflammation.*

Ces deux remèdes sont complémentaires. Vous pourrez donc les donner alternativement : 3 granules toutes les heures. Espacez les prises dès amélioration. Une conjonctivite est parfois rebelle. Il faut donc s'armer de patience et poursuivre la prise des remèdes durant plusieurs semaines. Par exemple EUPHRA-

SIA 5CH (30K) et BELLADONNA 5CH (30K), donnés en alternance, 3 granules un jour sur deux.

Ces deux remèdes sont également très utiles sous forme de collyre ou gouttes à instiller dans les yeux. Demandez à votre pharmacien de vous délivrer la formule suivante : *Euphrasia D6 et Belladonna D6* en quantité équivalente dans un flacon de 20 ml. Spécifiez bien qu'il s'agit d'un collyre afin que toutes les garanties de stérilité soient requises. De cette solution, vous instillerez 1 goutte dans chaque œil de votre bébé, 2 à 3 fois par jour.

Lorsqu'il y a formation de pus qui forme des croûtes jaunâtres ou verdâtres, lesquelles agglutinent les cils des paupières, deux autres remèdes compléteront l'action de *Belladonna* et *d'Euphrasia* :

→ **HEPAR SULFUR 7CH (200K), 1 dose-globules**

→ **SILICEA 7CH (200K), 1 dose-globules, une semaine plus tard**

Ces deux remèdes ont des écoulements purulents dans leur pathogénésie (↘ voir également *L'otite*, page 133).

↘ LA STÉNOSE DU CANAL LACRYMAL

Les larmes s'écoulent à l'angle interne de l'œil par le sac lacrymal. Le canal lacrymal (ou lacrymo-nasal) met ce dernier en communication avec les fosses nasales. Certains bébés présentent une sténose ou rétrécissement de ce canal lacrymal, dont il résulte une accumulation du liquide lacrymal ainsi qu'une inflammation chronique du sac lacrymal ou dacryocystite.

La conjonctive de l'œil s'enflamme également, ce qui se traduit par de la conjonctivite chronique. Le fait, surtout, qu'une conjonctivite devienne réfractaire à tout traitement local, doit faire penser à une sténose du canal lacrymal jusqu'à preuve du contraire. Votre médecin confirmera le diagnostic de sténose en pressant du doigt sur l'angle interne de l'œil malade, ce qui fait sourdre une goutte de pus. Deux remèdes sont à conseiller, en plus de l'instillation régulière d'un collyre à base de *Belladonna* D6 et d'*Euphrasia* D6 (↘ voir plus haut) :

→ PULSATILLA ou anémone pulsatile 5CH (30K) granules, et ARGENTUM NITRICUM ou nitrate d'argent 5CH (30K)[39] granules

ces deux remèdes ont, dans leur pathogénésie respective, des écoulements chroniques purulents de l'œil. Ils sont donc complémentaires et seront donnés alternativement : 3 granules, 1 jour sur 2 tous les matins. Ajoutez le remède suivant :

→ KALI IODATUM 5CH (30K) granules

3 granules tous les soirs. L'iodure de potassium a dans sa pathogénésie *l'inflammation catarrhale profonde*, surtout lorsque l'écoulement devient épais et verdâtre.

Le pronostic d'une sténose du canal lacrymal est bon. Le traitement conservateur précité permet de juguler la dacryocystite et la conjonctivite, tandis que la désobstruction spontanée du canal s'opère généralement entre le sixième et le neuvième mois. L'alternative chirurgicale consiste en des sondages du canal afin de rétablir sa perméabilité, mais ce geste est exceptionnel.

---

39. Ce nitrate d'argent a été utilisé autrefois par l'école officielle sous forme de collyre à 1 % (méthode Credée), en prévention de la blennorragie oculaire du nouveau-né, une infection due aux gonocoques. Cette utilisation du nitrate d'argent est tombée en désuétude, car elle provoquait chez certains nourrissons des écoulements purulents de l'œil avec des risques de lésions graves à ce niveau. Sans le savoir, l'école officielle reproduisait ici une pathogénésie manifeste d'*Argentum nitricum* qui devient donc indiqué en loi d'analogie lorsque l'œil suppure.

↘ LE RHUME ET L'OBSTRUCTION NASALE

La congestion des muqueuses du nez provoque, dans un premier temps, un *catarrhe sec* accompagné d'éternuements. Le stade suivant est celui de l'écoulement, d'abord fluide et de couleur claire, muco-purulent ensuite avec formation de *chandelles*. Tout au long de ce parcours physiopathologique, le nez aura tendance à se boucher.

Ces petits ennuis dans les premiers mois de la vie forment l'essentiel des consultations de parents inquiets, surtout lorsque l'enfant entre prématurément en contact avec d'autres enfants d'une crèche. Ces rhumes ou rhinites, encore appelés coryzas, sont essentiels au vécu immunitaire du début de la vie, et la médecine homéopathique acquiert ici toutes ses lettres de noblesse. Les remèdes dilués et dynamisés évitent les instillations chroniques au moyen de divers solutés contenant du sel[40] ou des produits agressifs (vasoconstricteurs, cortisone). Les antibiotiques, si souvent prescrits, sont sans effet. Leur répétition entraînera des déficiences immunitaires qui hypothéqueront le capital-santé de l'enfant.

Si la rhinite est associée à une inflammation du larynx et des voies respiratoires supérieures, un avis médical est nécessaire.

Les remèdes suivants vont vous permettre d'accompagner les divers syndromes réactionnels liés au nez qui coule ou au nez bouché :

→ ALLIUM CEPA 5CH (30K) granules

lorsque l'écoulement nasal irrite la lèvre supérieure de l'enfant. Cet écoulement nasal est ponctué d'éternuements.

→ DULCAMARA 5CH (30K) granules

Le nez se bouche lorsque le temps est froid et humide. C'est donc en automne que les mamans viendront consulter pour leur bébé enrhumé. Les tiges de la douce-amère, plante de la famille des solanacées, étaient jadis utilisées comme remède sudorifique et servaient à fluidifier les sécrétions bronchiques. Dilué et dynamisé, *Dulcamara* va prolonger cette action et devient un remède par excel-

40. Des instillations nasales répétitives d'eau salée risquent de provoquer à la longue une pathogénésie locale ou générale de *Natrum muriaticum* (sel marin) avec dessèchement de la peau et des muqueuses !

lence de refroidissement automnal. Son utilisation sera fréquemment préconisée dans cet ouvrage.

→ **SAMBUCUS 5CH (30K granules)**
ici, c'est l'obstruction du nez qui prédomine et qui perturbe l'alimentation d'un bébé nourri au sein ou au biberon, à tel point que le nourrisson va renifler constamment par appel d'air. Les vieux cliniciens caractérisaient cette situation *d'enchifrènement* qui est l'embarras de la respiration nasale par suite du rhume. *Sambucus nigra* ou sureau est une plante diurétique et sudorifique qui, diluée et dynamisée, agit bien lorsque l'obstruction nasale se complique d'une respiration bruyante et que l'enfant se met à tousser.

L'inflammation concomitante du larynx peut provoquer chez le nourrisson un bruit aigu lors de l'inspiration : le stridor laryngé. Cette affection, bien que bénigne, demande un avis médical.

→ **PULSATILLA 5CH (30K) granules**
l'écoulement est purulent et de couleur jaunâtre. Il n'est pas irritant.

→ **KALI BICHROMICUM 5CH (30K) granules et HYDRASTIS 5CH (30K) granules**
lorsque l'écoulement nasal forme *de longues chandelles jaunâtres et verdâtres*. Il existe un contexte de sinusite chronique et, lors de l'examen de l'arrière-gorge de votre bébé, le médecin constatera un écoulement filant et purulent en provenance des sinus et des fosses nasales.

→ **Alterner ALLIUM CEPA 5CH (30K) et SAMBUCUS 5CH (30K), 3 granules le matin un jour sur deux ; ajouter DULCAMARA 5CH (30K), 3 granules tous les soirs**
ce schéma d'accompagnement d'une rhinite est intéressant lorsque l'écoulement est clair.

→ **Alterner KALI BICHROMICUM 5CH (30K) et HYDRASTIS 5CH (30K), 3 granules le matin un jour sur deux ; ajouter PULSATILLA 5CH (30K), 3 granules tous les soirs**
lorsque l'écoulement devient purulent.

Attention ! Un écoulement nasal purulent accompagné d'une forte fièvre fait suspecter la présence d'une pansinusite aiguë, ou inflammation bactérienne de tous les sinus. Les cavités des os de la face (sinus maxillaires, ethmoïdaux, frontaux et sphénoïdes) sont sous tension. C'est un phénomène extrêmement douloureux chez l'adulte, et votre bébé va exprimer cette souffrance en devenant difficile. Un avis médical est nécessaire, car la prescription d'un antibiotique entre en ligne de compte.

Une rhinite chronique chez un bébé, caractérisée par de *belles chandelles* jaunâtres ou verdâtres, fait intervenir en première intention le remède suivant surtout si une allopathie agressive est déjà passée par là :

→ **NATRUM SULFURICUM 9CH (200K), 1 dose-globules**
le sulfate de soude est un remède qui *nettoie* tout particulièrement les écoulements des muqueuses respiratoires lorsqu'ils deviennent jaunâtres ou verdâtres. *Natrum sulfuricum* est également un grand remède de la constitution dite hydrogénoïde, lorsque la maladie est aggravée par l'humidité sous toutes ses formes : le temps humide, le bord de l'eau, une alimentation aqueuse (fruits ou légumes trop verts). *Natrum sulfuricum* est, dans ses modalités, très proche de *Dulcamara*. Ces deux remèdes sont donc complémentaires.

Une rhinite chronique, traitée sans succès par l'allopathie, s'inscrit dans un contexte de surcharge médicamenteuse et toxique. Les remèdes suivants entrent en ligne de compte :

→ **THUYA ou arbre de la vie 9CH (200K)**
rhinite chronique après vaccination

→ **MEDORRHINUM (biothérapique) 9CH (200K)**
rhinite chronique avec éternuements et asthme

→ **SILICEA ou silice 9CH (200K)**
écoulements purulents chroniques avec déminéralisation après antibiothérapie prolongée ou vaccinations répétées.

Ces remèdes vont rééquilibrer le système immunitaire de l'enfant et ne doivent pas être prescrits trop souvent : par exemple, 1 dose-globules toutes les 3 semaines. L'avis d'un médecin homéopathe est ici indispensable.

→ **ECHINACEA D2**

10 gouttes dans une cuillère à café d'eau minérale, 3 fois par jour, et des oligoéléments (*Mn, Cu*, le lundi, mercredi, vendredi et *Cu, Au, Ag*, le mardi, jeudi, samedi) compléteront heureusement l'accompagnement homéopathique de la rhinite chronique du nourrisson.

6.

La toux du nourrisson

Une toux du nourrisson peut se produire dans différents contextes pathologiques que nous avons déjà évoqués : les premières dents (↘ voir page 65) ou le rhume (↘ voir page 91). Une toux peut également se développer après une vaccination et se compliquer de troubles respiratoires aigus : c'est la bronchiolite du nourrisson qui est décrite au chapitre suivant.

En fait, une toux du nourrisson demande presque toujours un avis médical, surtout si elle s'accompagne de fièvre, car une pneumonie, un *faux croup* (↘ voir page 139), ou une coqueluche (↘ voir page 217) peuvent être au rendez-vous. Les remèdes ci-après seront donc, plus que jamais, mentionnés *en accompagnement de*. On peut distinguer trois stades lors d'une atteinte des voies respiratoires :

↘ LE STADE DE LA FLUXION

C'est la congestion sèche de l'arbre respiratoire, voire des poumons.

Voici quelques remèdes intéressants dans ce contexte :

→ BRYONIA 5CH (30K)

la bryone blanche est le remède de toux sèche survenant l'hiver et suit la fièvre sèche d'*Aconitum* (↘ voir page 62). Le bébé a soif et boit goulûment. Il est généralement constipé. Bryonia est un remède de pleurésie (inflammation de l'enveloppe du poumon) et de pneumonie que votre médecin traitera prioritairement par antibiotiques. Bryonia sera généralement donné en alternance avec ACONITUM 5CH (30K) : 3 granules toutes les heures, jusqu'à ce que la toux *mûrisse* (↘ voirplus loin : stade de la coction).

L'avis d'un médecin homéopathe qui agira en synergie avec le traitement allopathique, est conseillé.

→ SAMBUCCUS NIGRA 5CH (30K)

ce sureau, déjà décrit au chapitre précédent sur les rhinites, convient lorsque l'enfant, au nez sec et obstrué, renifle, éternue, et toussote la nuit ce qui indique que le rhume est descendu sur les bronches. *Sambuccus* est, dans ce contexte, complémentaire d'AMMONIUM CARBONICUM ou carbonate d'ammonium 5CH (30K) qui présente de l'obstruction nasale et nocturne dans sa pathogénésie : 2 granules de SAMBUCCUS 5CH (30K) et d'AMMONIUM CARBONICUM 5CH (30K) à donner ensemble, tous les soirs au coucher.

→ SPONGIA TOSTA 5CH (30K)

cette éponge de mer est le remède de la congestion et des spasmes du larynx, lorsque *la toux est sèche, sifflante, comparable au bruit d'une scie dans du bois*, ou croupale, rauque, creuse et *aboyante. Spongia* est le remède du *faux croup* que nous retrouverons surtout chez l'enfant (↘ voir page 139) : 3 granules toutes les demi-heures, espacer les prises dès amélioration.

LE STADE HUMIDE

L'arbre respiratoire commence à sécréter des mucosités, lesquelles, dans un premier temps, sont visqueuses et difficiles à expectorer. Le bébé est littéralement encombré, ce qui se traduit par une respiration bruyante et sifflante.

C'est le stade où la médecine moderne (expectorants, antibiotiques, kinésithérapie respiratoire, entre autres) acquiert toutes ses lettres de noblesse.

Voici trois remèdes d'accompagnement du stade humide :

→ SENEGA 5CH (30K)

ce polygala de Virginie est un beau remède de toux, lorsque le nourrisson présente une *grande accumulation de mucosités dans les bronches* et que sa respiration devient bruyante et sifflante. Ce remède sera heureusement complété par :

→ ANTIMONIUM TARTARICUM ou tartre émétique 5CH (30K)

lorsque la respiration du nourrisson est difficile et sifflante : 2 granules de chaque remède à donner toutes les demi-heures ; espacez les prises dès amélioration.

L'administration de ces deux remèdes doit être placée impérativement sous l'autorité d'un médecin car une hospitalisation peut s'avérer nécessaire.

→ IPECA 5CH (30K)

la racine d'ipéca est le remède de la toux lorsque celle-ci fait vomir le nourrisson : 3 granules toutes les heures ; espacez les prises dès amélioration. *Ipeca* est très complémentaire de *Senega* et d'*Antimonium tartaricum*, à tel point que le complexe suivant est intéressant à faire préparer par votre pharmacien : *Ipeca, Senega* et *Antimonium tartaricum* ana D6, un flacon de 30 ml : 5 gouttes 3 fois par jour dans une cuillère à café d'eau minérale.

↘ LE STADE DE LA COCTION

La bronchite ou la pneumonie commencent à mûrir : la fièvre disparaît et la toux devient grasse et productive, c'est-à-dire que les mucosités s'évacuent facilement. Chez le nourrisson, ce sont surtout des chandelles colorées au niveau du nez qui annoncent ce stade, tandis que chez l'enfant en âge d'expectorer ce sont les glaires qui deviennent jaunes-verdâtres.

C'est le stade où la Médecine des Semblables prend le relais de l'école officielle, car celle-ci estime son devoir accompli après la prescription d'antibiotiques. Rien n'est moins vrai, hélas ! Malgré les antibiotiques, les muqueuses continuent à sécréter et la pathologie respiratoire devient chronique au grand désespoir des médecins et des parents. Les deux remèdes suivants permettent de *finir en beauté* un stade de coction :

→ **PULSATILLA ou anémone pulsatile 5CH (30K) et SULFUR IODATUM ou soufre iodé 5CH (30K)**

2 granules de chaque matin et soir jusqu'à l'assèchement complet des muqueuses bronchiques, et donc la disparition concomitante de la toux grasse.

Comme pour la rhinite chronique, ECHINACEA D2 : 10 gouttes dans une cuillère à café d'eau minérale, 3 fois par jour, et des oligoéléments (*Mn, Cu*, le lundi, mercredi, vendredi et *Cu, Au, Ag*, le mardi, jeudi, samedi) seront indiqués afin d'éviter le passage à la chronicité d'une pathologie des voies respiratoires profondes. Last but not least, l'**onguent Vita Fons II** d'Elizabeth Belhouse (↘ voir page 48) sera appliqué sur la poitrine de bébé et contribuera ainsi à l'issue heureuse de sa maladie !

7.

Au sujet de deux malentendus

↘ LES ADHÉRENCES PRÉPUTIALES

Le message en ce qui concerne le prépuce, le repli de la peau de la verge qui recouvre le gland, est le suivant : laisser du temps au temps. Chez 95 % des garçons nouveau-nés, il existe bien un rétrécissement physiologique de l'extrémité de la verge, dû au resserrement du prépuce autour du gland. Ce pourcentage n'est plus que de 5 % à la puberté.

En fait d'adhérences, il existe, à nouveau dans des conditions normales, une graisse blanchâtre – le smegma – qui sépare le gland du feuillet interne du prépuce. Ce smegma que l'on qualifie parfois à tort de pus, a justement pour but d'empêcher les adhérences ! Le décalottage du prépuce d'un bébé est une pratique barbare. Cette manœuvre brutale risque d'entraîner l'irritation du gland, et la formation de petites crevasses suivies d'adhérences cicatricielles, avec comme résultat un rétrécissement appelé phimosis. Cette situation pathologique provoque de tels ennuis urinaires chez l'enfant qu'une intervention chirurgicale doit parfois être envisagée. Ce que vous devez savoir sur les mesures d'hygiène d'une verge normale d'un bébé :

- Une toilette journalière des organes génitaux au moyen d'eau tiède et de savon (pensez, entre autres au **savon Vita Fons**, ↘ voir page 48) évite en principe des complications à ce niveau.

- Si l'extrémité de la verge présente un œdème de couleur rosée, il s'agit vraisemblablement d'une balanite ou inflammation du gland. En accord avec votre médecin, vous pourrez essayer le remède suivant :

→ APIS 5CH (30K) granules

3 granules à donner plusieurs fois par jour. Ce venin d'abeille a dans sa pathogénésie de l'inflammation de la peau, laquelle, en raison de l'œdème, est légèrement teintée de rose. Localement, une pommade au Calendula ou l'**onguent Vita Fons II** d'Elizabeth Belhouse (↘ voir page 48) rendront de bons services.

↘ LES VACCINATIONS

Bon nombre de jeunes parents et de praticiens de l'école classique se posent des questions sur l'opportunité de tant de vaccinations – et surtout de leurs répétitions –, ceci en regard des résultats réellement obtenus à long terme. Ils se posent également des questions quant aux effets secondaires éventuels de certains vaccins ou d'une éventuelle survaccination.

Il n'y a pas tellement longtemps, les médecins homéopathes étaient montrés du doigt par leurs collègues allopathes lorsqu'ils mettaient en garde contre la surconsommation d'antibiotiques. Certaines académies de médecine ont, entre-temps, mis l'accent sur les dangers liés à la surprescription de tels produits. Cette mise en garde s'est traduite dans certains pays par une campagne d'information à l'échelle nationale, sur ce thème comme, par exemple, le fameux : « les antibiotiques, c'est pas automatique ! ». Il est à espérer que ces hautes assemblées de la médecine pourront bientôt rendre un avis semblable à l'encontre des polyvaccinations trop souvent répétées.

En effet, ce qui est longtemps apparu comme une politique raisonnable en matière de vaccinations semble aujourd'hui difficilement défendable au regard des arguments développés par d'éminents auteurs scientifiques contemporains[41], notamment en ce qui concerne des maladies comme la variole, la diphtérie, la tuberculose ou le tétanos, pour ne citer que les vaccinations anciennes.

Si le corps médical a pu attribuer un bilan globalement positif à la pratique vaccinale, c'est essentiellement par manque d'information et, de la part des responsables de la santé publique, par manque de curiosité dans la recherche des rapports bénéfices/risques et coûts/bénéfices.

La politique vaccinale s'est muée au fil du temps en un comportement stéréotypé et émotionnel lequel ne souffre plus aucune critique. Il est grand temps de dépassionner les débats et de redresser une situation qui devient incontrôlable, car la vaccination représente un acte majeur de l'art de guérir réservé en principe au seul médecin[42].

---

41. Lire à cet égard l'excellent ouvrage du Pr Michel Georget : *Vaccinations, les vérités indésirables.* Voir bibliographie.
42. En principe, un vaccin ne peut pas être administré par une infirmière, ni par un pharmacien.

Ceci implique des considérations importantes d'ordre moral et éthique : tout praticien est tenu, avant chaque vaccination d'un enfant, de décrire aux parents les avantages du vaccin concerné, mais aussi ses possibles effets secondaires. Plusieurs pays ont d'ailleurs légiféré dans ce domaine, et mis l'accent sur le **consentement éclairé** du malade, ou, pour les enfants en bas âge, sur le consentement éclairé des parents, résumé par la formule *informed/consent*, issue du jargon juridique anglo-saxon. Tout centre de santé qui pratiquerait l'intimidation et qui vaccinerait un enfant sans aucune information préalable aux parents, agirait donc en contradiction avec le code de déontologie médicale ainsi qu'avec les droits élémentaires des patients à l'information.

Le conseil juridique du *Quotidien du médecin* a même précisé[43] que le praticien doit être en mesure de prouver qu'il a fourni à son patient une « information loyale, claire, appropriée, et exhaustive, au moins pour les risques majeurs, et la plus complète possible sur les risques plus légers », ajoutant que, dans le cas de la vaccination, « cette information a pour but de permettre au patient (ou à ses parents pour les mineurs) de refuser la vaccination proposée en estimant que les risques sont supérieurs aux bénéfices escomptés ».

Il est intéressant, dans ce contexte, de mentionner la position de l'Ordre des médecins qui peut être qualifiée de provaccinale mais met toutefois l'accent sur une information correcte : « Il va de soi que tout médecin est tenu à prodiguer des soins de la plus haute qualité possible. Il devra donc être conscient des effets secondaires éventuels d'une vaccination et donnera avant celle-ci toutes les informations nécessaires aux parents. D'autre part et confronté à des parents refusant toute forme de vaccination, le médecin mettra tout en œuvre afin de leur démontrer les conséquences et l'impact de cette attitude sur la santé publique ». Fin de citation.

Si vous avez décidé de faire vacciner votre enfant, vous devez savoir que quelques précautions s'imposent. La première est de s'assurer que votre médecin a bien sous la main une solution d'adrénaline injectable, susceptible de traiter le **choc anaphylactique** dû à une allergie à certains composants du vaccin. Dans ce contexte, ce médecin devrait également disposer d'un kit de réanimation dans le local de vaccination. En effet, le choc anaphylactique est une situation extrêmement dangereuse qui se caractérise par une baisse brutale de la

43. Dans son numéro du 26 mars 1998, commentant un arrêt de la Cour de cassation du 25 février 1997.

tension artérielle, à tel point que les hautes instances scientifiques de certains pays préconisent, en cas de doute sur une réaction allergique potentielle de l'enfant, de le faire vacciner en milieu hospitalier[44].

La plupart des médecins insistent sur le fait qu'une fièvre après vaccination est très fréquente mais bénigne, et que cette situation est aisément prévenue par l'administration d'un fébrifuge. Le caractère bénin de cette complication mériterait pourtant d'être reconsidéré. En effet, cette fièvre est artificielle, car provoquée par des molécules étrangères qui ont été injectées profondément dans l'organisme du nourrisson, sans passage préalable par les barrières naturelles (peau, muqueuse) qui n'ont pas pu jouer leur rôle immunitaire normal et progressif. Ayez toujours sous la main les remèdes suivants en cas de fièvre post-vaccinale :

→ **ACONITUM 5CH (30K) granules et APIS 5CH (30K) granules**

2 granules de chaque toutes les demi-heures, jusqu'à ce que la fièvre disparaisse. Le capuchon de moine est le remède de la fièvre sèche, tandis que le venin d'abeille est non seulement un remède de forte fièvre mais prévient également le gonflement et l'inflammation de la peau à l'endroit injecté.

Au chapitre sur *Le médicament, le malade, le mal-être, et la Matière médicale* (↘ voir page 14), nous avons émis l'hypothèse que, dans des situations normales, l'Homo sapiens, en réaction à son environnement microbien, produit, de manière endogène et grâce à l'épigénétique, trois types de fièvres. Pour rappel et dans un ordre chronologique, il s'agit de la fièvre sèche d'*Aconitum*, de la fièvre humide de *Belladonna*, et de la fièvre rosée d'*Apis*. L'aconit et la belladone seraient des endorphines phylogénétiques assurant l'équilibre du système neurovégétatif[45]. L'aconit s'associerait à la mise en branle de l'orthosympathique[46] et donc au stade de stress de la fièvre sèche, tandis que la belladone s'associerait

---

44. Publication du Conseil supérieur belge de la Santé : *Prévention et prise en charge du choc anaphylactique après vaccination des enfants,* n° 8802, 4 juillet 2012.
45. C'est la partie du système nerveux humain qui travaille de manière autonome et n'est pas soumise, en principe, au contrôle volontaire du cerveau. Le système neurovégétatif contrôle notamment la digestion, la respiration, la fonction cardiaque, les glandes et la transpiration. Le bon fonctionnement de ce système dépend de l'équilibre entre ses deux composantes, l'une excitative (ou orthosympathique, abrégé OS), l'autre apaisante (ou parasympathique, abrégé PS).
46. Selon les physiologistes, la stimulation de l'orthosympathique met l'individu en état de *combattre ou de fuir.*

au parasympathique, signant un retour à l'apaisement du malade qui va extérioriser le mal grâce à la transpiration inhérente à cette fièvre humide. L'apparition du syndrome réactionnel du venin d'abeille dans les fortes fièvres dites rosées, semble indiquer que l'organisme cherche à retenir l'eau par tous les moyens (pour rappel, un nourrisson justiciable d'*Apis* urine très peu), afin de diluer la toxine microbienne.

Le fait que les fièvres vaccinales court-circuitent le stade de la fièvre humide, justiciable de *Belladonna*, est inquiétant. En effet, tout se passe comme si, après une stimulation intense de l'orthosympathique (*Aconitum*), l'organisme est dans l'impossibilité de faire appel à son pendant parasympathique (*Belladonna*) visant à mettre l'organisme au repos. Ainsi, au lieu d'extérioriser le mal par la transpiration (*Belladonna*), le vacciné se met à retenir l'eau (*Apis*). Dans l'immense majorité des cas, cette rétention liquidienne se limite à l'endroit d'injection du vaccin. Parfois, c'est tout le membre injecté qui est gonflé. On peut toutefois supposer que cette réaction œdémateuse peut devenir sévère et interférer avec le bon fonctionnement d'organes vitaux. Ce qui expliquerait les complications neurologiques (des convulsions épileptiques, notamment), reprises dans les notices des vaccins.

Une fièvre post-vaccinale mérite donc un suivi de votre médecin tant que celle-ci perdure.

◊ La bronchiolite du nourrisson

Elle devient fréquente depuis l'introduction des polyvaccinations trop souvent répétées de manière rapprochées, surtout si l'enfant est enrhumé ou encombré des bronches au moment de la vaccination. L'auscultation de ce type d'affection est déroutante : il ne s'agit pas des bruits habituels dits *crépitants, sibilants et bronchiques*, bien connus des cliniciens et caractéristiques d'une inflammation microbienne des bronchioles. On a plutôt l'impression de *petits craquements généralisés* au niveau des champs pulmonaires. Ceci pourrait suggérer une interférence vaccinale dans le bon fonctionnement du *surfactant* : une structure lipidique et protéinique, qui tapisse les alvéoles pulmonaires. Le *surfactant,* par son élasticité, assure le bon fonctionnement de l'inspiration et de l'expiration au niveau des alvéoles pulmonaires. Ce *surfactant* serait également coresponsable de la perméabilité des alvéoles, favorisant ainsi les échanges gazeux. Il jouerait un rôle dans les mécanismes de défense microbienne.

Le remède suivant doit être systématiquement envisagé sous la conduite d'un médecin homéopathe chevronné.

→ SILICEA 30 CH (XMK)

1 dose-globules à donner immédiatement. La silice ou dioxyde de silicium (SiO_2), qui est un composant majeur de la croûte terrestre, existe dans le corps humain dans une proportion de 0,001 pour cent et aurait un rôle purement plastique, mais les physiologistes classiques sont muets sur le mécanisme de celui-ci. On peut supposer que la silice infinitésimale est bien présente au niveau du *surfactant* des alvéoles pulmonaires et que la vaccination entraîne sa perturbation bioénergétique à tel point qu'elle doit faire intervenir son *semblable* en hautes potences. L'action parfois spectaculaire de *Silicea 30CH (XMK)* dans la bronchiolite pourrait suggérer une *mise à la terre* des perturbations physio-électriques induites par la vaccination au niveau du tissu pulmonaire. Ce remède sera suivi des remèdes préconisés dans le chapitre précédent sur *La toux du nourrisson.*

Un avis médical est obligatoire car une hospitalisation du nourrisson devra être systématiquement envisagée.

◊ Les dérangements immunitaires après vaccination

Ils sont bien connus des médecins homéopathes. Ce sont ces rhumes ou troubles de la sphère nez-gorge-oreilles qui deviennent répétitifs voire chroniques et qui sont réfractaires aux remèdes de l'école classique.

Une consultation chez votre médecin homéopathe permettra de remettre *sur les rails* le *train immunitaire* de votre enfant.

Voici, dans ce contexte et à titre indicatif, deux traitements séquentiels couramment prescrits par un praticien de la Médecine des Semblables issu de l'école pluraliste :

→ **NUX VOMICA 7CH (200K),**
MEDORRHINUM 9CH (200K),
THUYA 7CH (200K),
SULFUR 9CH (200K)

1 dose-globules toutes les semaines pour la désintoxication et la *relève* immunitaire.

→ **SILICEA 9CH (200K),**
CALCAREA SILICATA 9CH (200K),
CALCAREA CARBONICA 9CH (200K),
TUBERCULINUM 9CH (200K)

1 dose-globules toutes les semaines pour le rééquilibrage des sels minéraux.

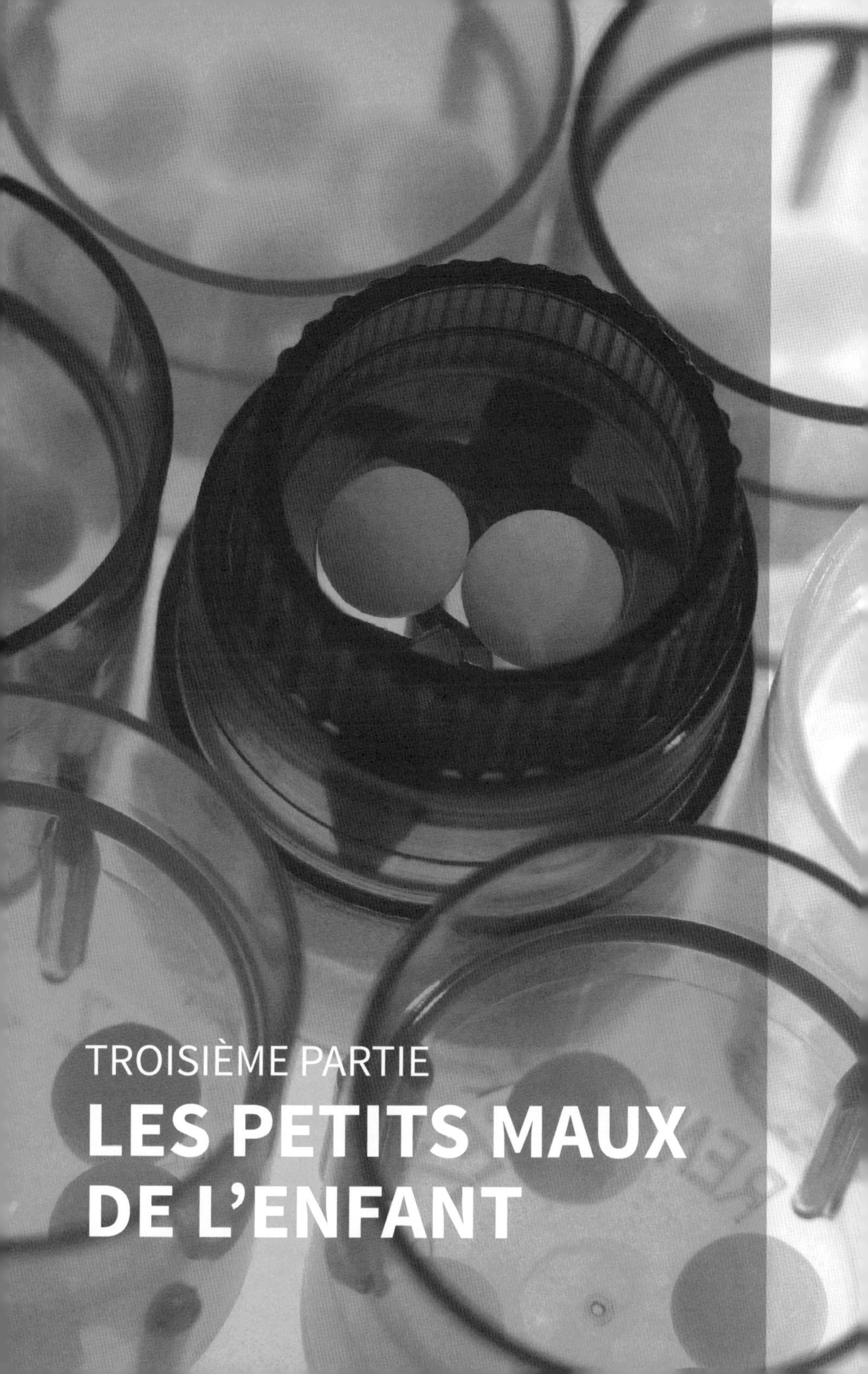

TROISIÈME PARTIE

LES PETITS MAUX DE L'ENFANT

1.

Signes extérieurs de bobos

↘ LES BLEUS, LES BOSSES ET LES PLAIES

Les premiers pas de votre bambin ne se passent pas sans heurts, comme le veut l'école de la vie. Vous serez donc fréquemment en émoi parce que votre enfant s'est cogné la tête contre le coin d'un meuble ou d'une chaise et qu'il se met à hurler.

Heureusement, dans la majorité des cas, il s'agit d'une banale contusion et vous en êtes quitte pour la peur. Deux remèdes, que vous devrez toujours avoir sous la main, vont vous permettre d'intervenir :

→ HYPERICUM 5CH (30K) granules

lorsque la douleur est insupportable et arrache des cris à l'enfant. L'huile de millepertuis en application sur les articulations douloureuses, est bien connue de la sagesse populaire. Ce même millepertuis, dilué et dynamisé, se révèle particulièrement efficace dans les douleurs intolérables. Vu sous l'angle du Postulat des Authentiques et de l'épigénétique (↘ voir *Le mot de la fin sur l'homéopathie*, page 222), l'essence de millepertuis produite par l'humain lors de situations de stress intolérable (dans le cas présent, une forte douleur), n'est autre qu'une endorphine, une molécule bien connue de l'école officielle ! Dans ce contexte, on peut comprendre qu'une potence d'*Hypericum* administrée à un enfant hurlant de douleur, va, en quelque sorte, aller à la rencontre de son analogue endogène et créer une synergie lénifiante. *Hypericum* sera complémentaire de :

→ ARNICA 5CH (30K) granules

c'est le remède par excellence du trauma de quelque origine qu'il soit. L'arnique des montagnes est récoltée sur les montagnes de Suisse, d'Auvergne ou des Vosges. La teinture se fait avec la plante entière récoltée pendant la floraison qui a lieu en juillet et août. L'arnica peut être utilisé tel quel, en usage externe (↘ voir plus loin), mais ce remède acquiert toute sa valeur lorsqu'il est dilué et dynamisé, car, administré à temps, il *extériorise* le mal à la peau où vient se former l'hématome, dit le bleu, évitant ainsi la bosse, provoquée par la collection de sang dans les plans profonds de la peau. Si l'on accepte le principe d'une production humaine et endogène de l'arnica à partir du Postulat des Authentiques et de l'épigénétique (↘ voir *Le mot de la fin sur l'homéopathie*, page 222), l'essence de l'arnique des montagnes a justement pour but d'éviter que les collections de sang stagnent en profondeur où elles pourraient provoquer de graves complications (infections, thromboses).

Il convient de donner ensemble, tout de suite après le traumatisme, 2 granules d'ARNICA 5CH (30K) et d'HYPERICUM 5CH (30K). Vous pouvez ensuite poursuivre par ARNICA 5CH (30K), 3 granules toutes les demi-heures. Le résultat est bien souvent spectaculaire.

En plus de ces deux remèdes, vous ferez boire systématiquement à votre enfant une gorgée d'un verre d'eau dans lequel vous aurez mis quelques gouttes de ***Rescue*,** le remède dit de sauvetage du Dr Bach, que l'on trouve dans le commerce (pharmacies ou magasins bio) sous le nom de *Rescue*. Il s'agit d'un élixir floral contenant la force vitale de cinq essences de fleurs (prunier myrobolan, clématite, étoile de Bethléem, impatience, hélianthème). Leur action, purement empirique, peut se résumer comme telle : elles transforment les dispositions d'esprit négatives en énergie positive et guérissante.

Attention ! Si votre enfant est tombé lourdement sur la tête et qu'il a l'air étourdi par le choc, vous devez consulter un médecin. Il peut s'agir d'un début de commotion cérébrale et votre médecin décidera de la marche à suivre, notamment la demande d'une radiographie voire d'un scanner de la tête.

Dans l'attente des résultats, la prise d'ARNICA 5CH (30K) est certainement recommandable : 3 granules toutes les heures. L'accompagnement d'un traumatisme aigu comprend non seulement la prise d'Arnica, dilué et dynamisé, mais aussi l'application externe de ce même remède, sous forme de pommade[47]. Atten-

47. Ici, *Postulat des Authentiques* et *Loi d'Analogie* se rejoignent : l'arnica, appliqué en usage externe, diffuse en profondeur à travers la peau, et, ainsi dilué et dynamisé, fusionne avec son analogue endogène produit authentiquement par le malade grâce à l'épigénétique.

tion ! La pommade à l'Arnica ne sera appliquée que sur une blessure dite fermée. Demandez l'avis de votre pharmacien.

Une plaie signifie, par définition, une solution de continuité du revêtement cutané. Toute blessure ouverte demande l'avis d'un médecin, qui jugera de la nécessité d'une suture.

S'il s'avère que la plaie est bénigne, vous pourrez la désinfecter au moyen d'un antiseptique classique, telle une solution iodée par exemple. La pommade au Calendula est également efficace, car le souci des jardins est un très remarquable agent de cicatrisation en application locale.

↘ LE SAIGNEMENT DE NEZ

Il est la conséquence d'une fragilité des petits vaisseaux de la muqueuse tapissant la partie antéro-inférieure de la cloison nasale au niveau de la tache vasculaire dite de Kesselbach. Cet incident mineur, appelé épistaxis dans le jargon médical, peut survenir spontanément, ou fait suite à un contact direct sur le nez de l'enfant, par exemple lors de jeux peu amicaux avec ses petits camarades. Parfois, le saignement de nez survient chez un enfant qui a la fâcheuse manie de se mettre le doigt dans le nez.

Si l'épistaxis devient fréquente, un avis médical est requis afin d'exclure un trouble de la coagulation du sang, telle une hémophilie. Les traitements locaux utilisés en médecine classique (application de glace, tamponnement à l'aide d'une mèche, cautérisation) sont franchement décevants. En revanche, l'action des remèdes homéopathiques suivants est très convaincante :

→ **ARNICA 5CH (30K) granules**
c'est le remède par excellence de la contusion. Il est donc tout particulièrement indiqué lors d'un saignement de nez après un traumatisme (↘ voir plus haut).

→ **MILLEFOLIUM 5CH (30K) granules**
le mille-feuille est un remède inestimable pour les hémorragies de types variés avec sang rouge vif. Il est bon d'y ajouter CHINA 5CH (30K) granules. Cette écorce de quinquina est, selon le Docteur Chavanon, un remède de premier choix du saignement de nez. Les deux remèdes seront donnés simultanément lors d'une épistaxis aiguë : 3 granules de chaque remède tous les quarts d'heure. Espacez les prises dès amélioration.

Lorsqu'il s'agit d'une épistaxis *essentielle*, ce qui signifie que, selon votre médecin, la cause locale ou générale du saignement de nez chronique est inconnue, demandez à votre pharmacien de vous préparer le complexe suivant :

→ **PHOSPHORUS D8,**
FERRUM PHOPHORICUM D8,
MELILOTUS D6 et
MILLEFOLIUM D6, ana dans un flacon de 60 ml.

À titre préventif, vous donnerez 30 gouttes de ce complexe 2 fois par jour, matin et soir. Le phosphore blanc, le phosphate ferrique, le mélilot officinal, et le millefeuille présentent de l'épistaxis dans leur pathogénésie respective et sont donc considérés comme complémentaires. Si l'épistaxis se déclenche malgré tout, ajoutez CHINA 5CH (30K), 3 granules toutes les demi-heures (↘ voir plus haut).

Le cas d'une épistaxis chez une jeune fille pubère mérite une attention particulière. Nos grands-mères connaissaient bien le phénomène des règles qui tardaient à venir chez leur petite-fille, mais qui s'annonçaient par des maux de ventre et des saignements de nez répétés, qui disparaissaient dès l'arrivée des premières règles. Cette évidence empirique issue de la sagesse populaire est là pour nous rappeler que l'organisme humain n'est pas un tonneau sans fond ! Les règles – ou le sang qui va former les règles – peuvent être considérées comme un processus somato-énergétique, lequel doit, d'une manière ou d'une autre, se frayer un chemin vers l'extérieur. Si cela ne se produit pas en temps utile au *bon* endroit, le processus somato-énergétique va se produire ailleurs : par le nez (l'épistaxis), mais aussi au niveau des organes génitaux (les pertes blanches) ou au niveau des intestins (la diarrhée). Ce sont là des troubles dits *vicariants* dont on retrouve encore la description dans les anciens manuels de médecine classique, mais qui semblent aujourd'hui ignorés des médecins modernes. Ce même phénomène vicariant peut se produire en sens inverse chez la femme à l'approche de la ménopause. Les règles se *tarissent*, et lorsque l'organisme n'y est pas totalement préparé, il va réagir par des troubles vicariants à d'autres endroits du corps – la peau (ecchymoses spontanées) mais aussi… la muqueuse du nez (épistaxis). Revenons à la jeune fille en pleine puberté, souffrant de saignements de nez *vicariants*. Ce n'est pas en lui cautérisant les vaisseaux de la cloison nasale que l'on va la guérir, mais en rétablissant son équilibre somato-énergétique. La médecine des semblables est tout particulièrement efficace dans l'accompagnement de cette problématique.

C'est la typologie qui va vous aider à faire le bon choix du remède :

→ **SENECIO 9CH (200K) dose-globules**
le séneçon, préparé homéopathiquement, sera utilisé lorsque l'épistaxis vicariante apparaît chez une jeune fille anémique et nerveuse.

→ **BRYONIA 9CH (200K) ou bryone blanche, dose-globules**
lorsqu'il s'agit d'une épistaxis vicariante apparaissant chez une jeune fille en apparente bonne santé et de tempérament colérique.

Si le remède est bien choisi, 2 à 3 doses, à intervalle de trois semaines, permettront de rétablir l'équilibre somato-énergétique de la jeune fille. Les saignements de nez vont tarir et faire place à… des règles. Les premières règles d'une jeune fille feront l'objet d'une attention toute particulière de la part d'un médecin homéopathe. De hautes potences d'un remède de fond, tels *Pulsatilla* (anémone pulsatile) ou *Sépia* (encre de la seiche), seront en effet nécessaires afin de compléter l'arrivée des premières règles par une harmonisation mentale et émotionnelle de la femme pubère, mais ceci sort du contexte de cet ouvrage.

↘ LES PIQÛRES D'INSECTES ET D'ORTIE

C'est dans les derniers jours de l'été, lorsque votre bambin joue dehors et n'a que son innocence à opposer à une guêpe taquine et arrogante, que se produit l'incident : une piqûre. Une douleur vive lui arrachera des hurlements et, effrayé(e), vous ne pourrez que constater l'évidence qu'a laissée la trace du dard, laquelle se traduit par un gonflement rosé et très localisé de la peau.

Cette situation réactionnelle est *similimum* d'un remède que vous devez toujours avoir sous la main, chaque fois que votre enfant joue dehors et qu'il fait chaud :

→ **APIS 5CH (30K) granules**
la pathogénésie du venin d'abeille se caractérise par de l'œdème rosé et luisant de la peau et des tissus cellulaires. Typique du tableau réactionnel d'Apis est sa rapidité d'apparition, ce qui en fait le remède par excellence des états inflammatoires aigus. APIS 5CH (30K) sera donné fréquemment, 3 granules tous les quarts d'heure jusqu'à ce que le problème soit résolu. Quelques gouttes de ***Rescue* du Dr Bach** (↘ voir page 107) rétabliront l'équilibre émotionnel de l'enfant. Localement, c'est la pommade au Calendula qui rendra les meilleurs services. Si un dard est resté planté dans la peau, c'est une abeille et non pas une guêpe qui a piqué votre enfant. Retirez délicatement ce dard au moyen d'une pincette.

Attention ! Si vous êtes alerté(e) par les cris stridents de votre enfant qui joue dehors et que vous ne lui trouvez nulle trace de piqûre, il est prudent de demander un avis médical d'urgence afin de vérifier si votre enfant n'a pas été piqué dans la bouche ou même dans la gorge. Cet incident implique le transfert de l'enfant vers un service d'urgence. Sachez que, dans l'intervalle, la prise répétée d'APIS 5CH (30K) aura évité le pire. Sachez également qu'une inflammation locale, due à une piqûre de guêpe ou d'abeille, peut donner lieu à une réaction généralisée de l'organisme. L'enfant fait de la fièvre, semble suffoquer et peut même présenter un état de choc dit anaphylactique. Il s'agit à nouveau d'une urgence nécessitant la prise d'un remède allopathique dit antihistaminique, voire celle d'un dérivé de cortisone. C'est à votre médecin d'en décider.

Dans un pareil cas, vous pourrez également accompagner son traitement au moyen d'APIS 5CH (30K), 3 granules toutes les demi-heures. Certains enfants font régulièrement des poussées d'urticaire lors d'une piqûre de guêpe ou d'abeille. C'est une véritable allergie (↘ voir *Les allergies,* page 144).

◊ Les piqûres de moustique

Elles occasionnent chez des enfants sensibles de fortes démangeaisons et des réactions locales douloureuses. La peau à l'endroit de la piqûre est comme pâle et froide. Il subsiste comme une ecchymose. Ce tableau réactionnel local est analogue à celui de la pathogénésie de :

→ LEDUM PALUSTRE 5CH (30K) granules

2 à 3 prises par jour de quelques granules de ce lédon des marais ou romarin sauvage, permettent de résoudre le problème. L'**onguent Vita Fons II** d'Elizabeth Belhouse (↘ voir page 48) sera appliqué matin et soir sur les lésions.

Préventivement et en ce qui concerne les piqûres de guêpes ou d'abeilles, veillez à ce que votre enfant n'ait pas des sucreries en main – ou dans la bouche – lorsqu'il joue dehors par temps chaud. Il s'agit là d'une précaution utile qui tiendra à distance les insectes dangereux.

Pour ce qui est des piqûres de moustiques, la meilleure prévention, est encore une bonne moustiquaire ! Si votre enfant s'avère malgré tout sensible à la moindre piqûre ou morsure d'insecte, il n'est pas exclu qu'il faille recourir à des remèdes de fond qui vont harmoniser le corps émotionnel. Qu'on le veuille ou non, la colère, la frustration, la jalousie sont des émotions négatives qui produisent *un mauvais sang* susceptible d'attirer les insectes ! Il s'agit là d'une vérité empirique, bien connue de la sagesse populaire. Deux remèdes homéopathiques sont intéressants dans ce contexte :

→ STAPHYSAGRIA 9CH (200K), dose-globules

cette herbe aux poux (...) est le remède d'enfants susceptibles, victimes de vexations ou d'injustice, ayant *ravalé* leur colère.

→ LACHESIS 9CH (200K), dose-globules

ce venin de serpent est le maître remède des enfants jaloux.

Une dose-globules toutes les 3 semaines. Une consultation chez un médecin homéopathe est indispensable.

◊ La piqûre d'ortie

Elle se caractérise par une enflure localisée, rouge ou rosée qui démange violemment. Et plus l'enfant se gratte, plus cela démange ! Deux remèdes entrent en ligne de compte :

→ **APIS 5CH (30K) granules et**
URTICA URENS 5CH (30K) granules,
2 granules de chaque tous les quarts d'heure

Espacez les prises dès amélioration. *Apis* présente des signes pathogénétiques analogues aux lésions de la piqûre d'ortie. Quant à *Urtica urens*, c'est l'ortie commune. Une fois n'est pas coutume, la piqûre d'ortie sera ici soignée par *l'identique* ! Localement, l'application de l'**onguent Vita Fons II** (↘ voir page 48) apportera un soulagement rapide à l'enfant.

LES BRÛLURES

La brûlure est relativement fréquente chez l'enfant en bas âge. Il peut s'agir d'un banal coup de soleil localisé aux membres ou à la face. Parfois, c'est le contact direct avec une source de chaleur (fer à repasser, plaque chauffante d'un four électrique, eau bouillante) qui est la cause de l'incident.

Nous n'aborderons ici que les brûlures du premier degré (simple rougeur sans effractions de la peau) et du second degré (avec formation de boursouflures ou de cloques). Celles du troisième degré (avec nécrose des tissus) nécessitent des soins en milieu hospitalier.

En fonction de l'aspect des lésions, vous donnerez les remèdes suivants :

→ **APIS 5CH (30K) granules**
c'est le premier remède auquel il faut penser lors du classique coup de soleil, qui correspond généralement à une brûlure du premier degré. La peau gonflée par l'œdème présente la couleur typique du syndrome réactionnel d'Apis : rose ou rouge rosé.

Ce remède prévient dans certains cas les complications de l'insolation (voir plus loin) lorsque l'enfant paraît étourdi et somnolent.

→ **BELLADONNA 5CH (30K) granules**
ce remède complète bien APIS 5CH (30K) lors de brûlures de quelque origine qu'elles soient. Ici, la peau prend plutôt une teinte rouge, voire rouge écarlate, et dégage de la chaleur.

Ces deux remèdes seront administrés ensemble : 2 granules de BELLADONNA 5CH (30K) et 2 granules d'APIS 5CH (30K) toutes les heures, cela en plus des soins classiques liés aux brûlures du premier degré : crèmes adoucissantes, celle au calendula tout particulièrement, sans oublier l'**onguent Vita Fons II** d'Elizabeth Belhouse (voir page 48).

Rappelons qu'une brûlure est une situation de stress que vous pourrez gérer par l'élixir floral du Dr Bach : **le *Rescue*** (voir page 107).

→ **CANTHARIS 5CH (30K) ou cantharide, granules**
l'épiderme brûlé se soulève ménageant une cavité remplie de liquide clair : c'est la bulle ou cloque.

La posologie est de 3 granules, plusieurs fois par jour. Localement, votre médecin donnera sans doute la préférence à un pansement stérile avec tulle gras, mais vous pouvez aussi essayer la pommade au calendula. Dans la mesure du possible, il est préférable de ne pas enlever la peau qui recouvre l'ampoule.

En revanche, il peut être utile de ponctionner l'ampoule car le liquide qu'elle contient engendre une tension douloureuse.

↘ L'INSOLATION

L'insolation est, par définition, une augmentation anormale de la température corporelle de l'enfant suite à une trop longue exposition au soleil. Dans un contexte plus large, le coup de chaleur ou l'hyperthermie, peut survenir chez un enfant trop emmitouflé dans une chambre surchauffée, ou qui a voyagé trop longtemps dans une voiture fermée sans boire.

Quelle que soit son origine, une hyperthermie est potentiellement dangereuse, surtout chez un enfant en bas âge, et toute situation de ce genre appartient au domaine exclusif de l'urgence médicale.

Une insolation grave provoque, outre les brûlures cutanées, de la fièvre, des troubles digestifs (vomissements, diarrhée), une atteinte du système nerveux central, sans oublier de la déshydratation. Le traitement de votre médecin consistera à *refroidir* l'enfant par des bains ou des enveloppements frais, associés à la prise en charge de la déshydratation au moyen de petites quantités de boissons fraîches, fréquemment répétées. Sur le plan réactionnel, vous accompagnerez ce traitement par les remèdes suivants :

→ **APIS 5CH (30K) granules**
il combat non seulement l'œdème local provoqué par la brûlure du soleil (↘ voir plus haut), mais il agit également sur la congestion des centres nerveux lorsqu'ils sont atteints par l'hyperthermie et sans doute l'œdème. Il s'agit ici, en fait, d'une situation analogue à celle de la complication vaccinale au niveau des centres nerveux (↘ voir page 99), une situation d'urgence qui est également justiciable d'Apis.

→ **GELSEMIUM 5CH (30K) granules**
ce jasmin jaune est un grand remède d'insolation (ou d'hyperthermie en général), lorsque l'enfant entre dans un état fébrile adynamique, c'est-à-dire qu'il se défend mal : il tremble sur ses jambes, a l'air abruti et présente des troubles de la vision. L'absence de soif est paradoxale mais s'explique par le manque total de réaction de l'enfant qui est littéralement *inhibé*.

Comme il s'agit d'un état aigu, le remède choisi devra être répété souvent : par exemple, 3 granules à répéter tous les quarts d'heure. Espacez les prises dès amélioration.

2.

Les heurs et malheurs de la fièvre de l'enfant

SUS AUX MICROBES

Les premiers contacts de votre enfant avec le monde extérieur sont fatalement accompagnés d'un certain nombre d'épisodes infectieux, au niveau de la gorge, du nez, et des oreilles tout particulièrement. Il s'agit là d'un *passage obligé* du système immunitaire encore immature. Accompagner cette évolution selon le mode réactionnel homéopathique est le grand mérite de la médecine des semblables.

Bien qu'elle soit inquiétante de prime abord, une fièvre doit être considérée comme la réaction salutaire d'un organisme en état de se défendre contre toute agression microbienne de quelque origine qu'elle soit. Ce qui a été dit sur la fièvre du nourrisson (voir page 61) reste donc plus que jamais d'application à la fièvre de l'enfant. Ceci signifie que le recours à un remède fébrifuge allopathique doit être l'exception et non la règle.

> Votre enfant devra être examiné par un médecin. Un jeune enfant présentant de la fièvre n'a pas reçu un examen complet s'il n'y a pas eu d'otoscopie (examen des tympans) et d'examen urinaire. Il est fort possible que ce médecin ne trouve *rien* lors de la première consultation, ce qui signifie que votre enfant *couve* quelque chose, une maladie infantile par exemple. Dans ce cas, votre médecin va éviter de prescrire des antibiotiques à l'aveuglette, mais va examiner l'enfant régulièrement, jour après jour s'il le faut.

Dans l'intervalle, vous pourrez accompagner la fièvre par quelques remèdes homéopathiques qui ont fait leurs preuves.

La capacité de l'enfant à s'exprimer oralement, à se déplacer et être ainsi exposé aux variations climatiques, va enrichir *la sémiologie*[48] *clinique* et rendre votre tâche plus facile dans le choix du remède. À l'instar de la fièvre du nourrisson, celle de l'enfant se développe à partir de la même séquence phylogénétique, à savoir et par ordre chronologique : le capuchon de moine, la belladone, et le venin d'abeille[49]. La croissance de l'enfant aidant, d'autres syndromes réactionnels vont apparaître susceptibles d'indiquer deux remèdes d'accompagnement supplémentaires sous la supervision de votre médecin : le phosphate de fer et le jasmin jaune.

Aconitum napellus, plante vivace[50] de la famille des renonculacées, et *Belladonna atropa*, plante vivace de la famille des solanacées, sont les deux remèdes auxquels il faut penser en premier lieu, lorsque votre enfant devient fiévreux :

→ **ACONITUM 5CH (30K) granules**
la fièvre est d'apparition brutale surtout si l'enfant a été exposé au vent du nord-est. La peau est chaude, *sans transpiration.* Le visage de l'enfant est congestionné mais pâlit dès qu'on le porte. Il a très soif et présente de l'anxiété. Il peut même demander s'il ne va pas *mourir*. La peur de la mort est la composante mentale typique du tableau réactionnel d'Aconitum.

→ **BELLADONNA 5CH (30K) granules**
l'enfant paraît plutôt abattu, ce qui ne l'empêche pas d'halluciner durant la nuit, avec les pupilles dilatées. Il ne supporte pas la lumière ni le moindre choc contre son lit. Lorsqu'on soulève les couvertures, l'enfant donne l'impression qu'il *dégage sa chaleur corporelle à distance*. Sa peau est rouge et moite. Belladonna est le remède par excellence de la fièvre *humide* et suit bien le stade réactionnel de la fièvre *sèche* d'Aconitum.

Une fièvre qui est d'emblée très forte, de 40 °C par exemple, suggère une virulence microbienne inhabituelle forçant l'organisme de l'enfant à réagir par une rétention hydrique dans le but vraisemblable de diluer la toxine d'origine infectieuse. Le fait que *l'humain* fasse appel à l'essence du venin d'abeille pour venir appuyer ce processus phylogénétique, ne peut que contribuer à l'immense

48. Sémiologie : étude des signes d'une maladie, science bien sûr dévolue au seul médecin !
49. Pour rappel : ces phases successives de fièvre, traduiraient la production *authentique* par *l'humain* d'*essences* censées accompagner la mise en branle de l'orthosympathique (OS, *vs* aconit), du parasympathique (PS, *vs* belladone), et la gestion des liquides vitaux, *vs* le venin d'abeille.
50. Vivace : terme botanique qui indique que la plante vit plus de deux années.

admiration que nous devons avoir pour cet insecte dont la protection devient plus que jamais vitale pour l'avenir de la planète !

→ APIS 5CH (30K) granules
est donc le maître remède de la forte fièvre. Il est décrit ci-après au chapitre sur *Les convulsions* (↘ voirpage 122) qui sont en effet fréquentes au sein de ce syndrome réactionnel (↘ voir également *Les vaccinations*, page 99).

Deux autres remèdes sont intéressants dans le contexte d'une fièvre de l'enfant :

→ FERRUM PHOSPHORICUM 5CH (30K) granules
ce type de fièvre se développe chez des enfants anémiques, à faible croissance, ce qui est logique puisque les éléments fer (symbole chimique *Fe*) et phosphore (symbole chimique *P*) sont impliqués respectivement dans le bon fonctionnement des globules rouges et du système nerveux central. Ferrum phosphoricum est, en fait, le remède de fièvre des enfants qui sont fragiles des bronches et des oreilles (otites à répétition). Ils présentent le tableau réactionnel suivant selon la Matière médicale : *fièvre modérée avec alternance de rougeur et de pâleur du visage. Epistaxis. Peu ou pas de soif.*

La fièvre est peu élevée et ne dépasse pas 38 °C. Cela signifie que le système immunitaire est quelque peu déficient. Cette situation demande une vigilance accrue de la part du médecin, surtout si votre enfant se met à tousser, car un début de pneumonie est à envisager.

→ GELSEMIUM 5CH (30K) granules
caractéristique de la fièvre de Gelsemium sempervirens, ou jasmin de Virginie, de la famille des logoniacées, est son *tropisme* ou son *affinité* pour le système nerveux central. Vous devrez penser à ce remède lorsque votre enfant, lors d'une fièvre, se met à trembler et peut difficilement tenir sur ses jambes. La face de l'enfant est congestionnée et sa peau est chaude. En revanche, les mains et les pieds sont froids. La soif est absente. Ce qui frappe, c'est l'état de prostration de l'enfant : il semble accablé par la maladie. Gelsemium est le remède de fièvre *adynamique*, lorsque l'enfant se défend *mal*.

Gelsemium est le remède le plus *tremblant* de la Matière médicale et l'apparition de son tableau réactionnel nécessite un suivi médical accru.

D'un des cinq remèdes précités, vous donnerez 3 granules toutes les demi-heures, jusqu'à ce que la fièvre baisse. Espacez ensuite les prises. Comme pour l'accompagnement de la fièvre du nourrisson (↘ voir page 61), celle de l'enfant bénéficiera des remèdes *immuno-modulants* suivants :

→ **PYROGENIUM 5CH (30K) granules**
10 granules par jour de fièvre.

→ **ECHINACEA, en D2, D1, voire même en teinture-mère (↘ voir *Les maladies infantiles,* page 185)**
10 gouttes 3 fois par jour dans un peu d'eau minérale.

→ **RIBES NIGRUM sous forme de *macérât glycériné* en D2 ou D1**
1 cuillère à café matin et soir.

→ **L'oligoélément CUIVRE sous forme soluble ou en comprimés**
1 cuillère à café ou un comprimé 3 fois par jour.

Mettre votre enfant à la diète est une bonne mesure d'accompagnement de la fièvre. Bien que difficile à obtenir d'un enfant, l'alitement est également conseillé. Lorsque l'enfant se met à trotter dans la chambre, il fait grimper sa fièvre, et ceci surtout vers le soir. La soif sera combattue par des jus de fruits frais (bio !) bus à température ambiante. Qui plus est, leur apport en vitamine C dont le rôle anti-infectieux est bien connu, ne peut que bénéficier à l'enfant.

La prise d'un remède fébrifuge allopathique doit se faire en concertation avec votre médecin.

↘ LES CONVULSIONS

Elles sont banales si elles se produisent épisodiquement lors d'un accès de forte fièvre. Ces convulsions dites hyperpyrétiques se caractérisent par des mouvements saccadés et involontaires des membres et des yeux, tandis que se produit une brève perte de connaissance.

C'est un tableau angoissant susceptible de créer un mouvement de panique chez les parents. Un avis médical d'urgence est bien sûr justifié mais la crise est heureusement de très courte durée, quelques secondes tout au plus.

Lorsque le médecin arrive sur place, l'enfant semble à nouveau normal, mais est abattu. Parfois, il a sombré dans un profond sommeil réparateur. Il importe donc d'aborder cette situation avec sérénité : les convulsions hyperpyrétiques sont un signe d'une forte constitution chez un enfant qui réagit – un peu trop violemment – à son *mal-être*. Elles concerneraient environ 3 % de la population, se manifestent dès l'âge de six mois et disparaissent à l'âge de six ans. Elles sont habituellement sans conséquence aucune pour les facultés intellectuelles de l'enfant dans sa vie future (l'auteur de ces lignes a beaucoup *souffert* de convulsions durant sa petite enfance…). Le problème des convulsions se résume à une approche adéquate de la – trop forte – fièvre.

Quatre remèdes méritent d'être mentionnés dans ce contexte :

→ **ACONITUM 5CH (30K) granules, et BELLADONNA 5CH (30K) granules**

ont été décrits précédemment. Leur utilisation est plus que jamais justifiée en cas de forte fièvre avoisinant les 39 °C chez un enfant de bonne constitution, présentant successivement de la fièvre sèche et humide. S'il existe des antécédents familiaux de convulsions, et que la fièvre se met à monter au-delà des 39 °C, deux autres remèdes entrent en ligne de compte :

→ **APIS 5CH (30K) granules, et HELLEBORUS 5CH (30K) granules**

Apis, ou le venin d'abeille, et *Helleborus niger*, rose de Noël, de la famille des renonculacées, ont dans leur pathogénésie respective des réactions très vives du système nerveux central. Apis a déjà été étudié dans cet ouvrage (↘ voir *La fièvre sèche, humide ou rosée*, page 61). C'est un important remède de forte fièvre. Qui plus est, la Matière médicale mentionne au sujet d'Apis : *convulsions des membres, surtout dans une chambre chaude* ; *l'enfant roule sa tête d'un côté à l'autre, plonge la tête à la renverse dans l'oreiller*. Au sujet de *Helleborus*, la Matière médicale mentionne : *perte de connaissance, convulsion de la tête et des membres*. Ce remède doit donc être ajouté à la trousse d'urgence de votre pharmacie homéopathique (↘ voir page 250), lorsque l'enfant a déjà présenté ce type de convulsions ayant, à juste titre, nécessité une hospitalisation.

En pratique, ces deux remèdes homéopathiques sont très proches l'un de l'autre sur le plan réactionnel, et il est parfois difficile de les différencier, même pour un homéopathe chevronné. Étant donné leur complémentarité, vous pourrez les administrer ensemble, 2 granules de chaque tube tous les quarts d'heure, tandis que vous prendrez toutes les mesures externes en cas de forte fièvre. Pour rappel : ne pas emmitoufler l'enfant, mais faire en sorte qu'il règne une bonne température dans la chambre ; mettre l'enfant à la diète et aux jus de fruits frais ; ne pas le laisser trotter dans la chambre et le garder au lit. Pour ce qui est du débat sur le risque des convulsions comparé au risque de la prise de remèdes fébrifuges à base d'aspirine, ↘ voir au chapitre *Le nourrisson et sa fièvre*, page 61.

N'oubliez pas l'administration systématique de **PYROGENIUM 5CH (30K) granules, d'ECHINACEA en D2 ou en teinture-mère, et celle de l'oligoélément cuivre.** Il est intéressant d'ajouter que CUPRUM, le cuivre, a des convulsions dans sa pathogénésie et qu'il devient donc, selon la loi d'analogie, un remède intéressant des convulsions hyperpyrétiques.

Attention ! Si des convulsions perdurent au-delà d'une minute, ou s'il s'agit de convulsions sans fièvre au cours desquelles l'enfant mord sur sa langue ou perd ses urines, des investigations plus poussées dans un service hospitalier sont nécessaires. Il s'agit d'une affection neurologique, une épilepsie très vraisemblablement. Un avis médical d'urgence est également requis si ces convulsions évoluent dans un contexte post-vaccinal (↘ voir page 99).

3.

Les pathologies du nez, de la gorge, et des oreilles

Chez un enfant, tout microbe pathogène entrant en contact avec la gorge va simultanément infecter l'oreille moyenne, en communication avec le pharynx grâce à la trompe d'Eustache. Qui plus est, l'arrière-gorge communique avec les fosses nasales dans lesquelles se drainent les sinus (maxillaires, ethmoïdaux, frontaux, et sphénoïdes droit et gauche). Le pharynx – la gorge au sens large – est donc un véritable *carrefour aéro-digestif* dont les trois parties sont : le rhino-pharynx (en arrière des cavités nasales), l'oropharynx (partie postérieure de la cavité buccale) et le laryngo-pharynx (partie basse de la gorge comprenant le larynx).

Cette intimité anatomique des compartiments de la gorge fait que tout problème de votre enfant à ce niveau fera l'objet d'un bilan gorge-nez-oreilles complet.

LES VÉGÉTATIONS

Il convient de distinguer les végétations, ou amygdales pharyngiennes, implantées au plafond du rhino-pharynx, des tonsilles[51] ou amygdales palatines, appelées couramment amygdales, bien visibles au fond de la gorge de chaque côté de la luette et qui font l'objet d'une discussion approfondie au paragraphe *Les maux de gorge* (voir page 129).

Amygdales pharyngiennes (végétations) et amygdales palatines servent de barrière locale contre l'invasion des germes au niveau du rhino-pharynx et de l'oropharynx, et constituent donc une véritable barrière immunitaire. Les amygdales sont constituées d'un tissu lymphoïde comparable à celui d'un ganglion lymphatique. C'est dire à quel point leur présence est indispensable à l'immunité de l'enfant, laquelle ne peut s'acquérir qu'au prix de nombreux épisodes infectieux. Des amygdales qui s'hypertrophient lors des premiers mois de la vie d'un

51. Tonsille : du latin *tonsilla*, ou amande.

enfant sont donc à considérer comme un phénomène non seulement normal mais salutaire ! Voici ce que dit le Dr Paul Chavanon à ce sujet : « Les amygdales et les végétations adénoïdes sont, comme l'appendice, des organes existant naturellement, et non des productions anormales, ainsi que trop de personnes le croient encore ». Le tissu adénoïdien est un tissu éphémère qui commence à croître dès l'âge de six mois, atteint son apogée vers l'âge de deux-trois ans, régresse à partir de six à dix ans, pour disparaître totalement. Quand faut-il alors qualifier les végétations de pathologiques ? La réponse tient en trois points :

Lorsqu'elles constituent, par leur volume, une barrière mécanique à la respiration par le nez : l'enfant dort alors la bouche ouverte.

Lorsqu'elles obstruent, par leur volume, l'orifice pharyngé des trompes d'Eustache, ce qui provoque des otites récidivantes parfois associées à une perte de l'audition.

Lorsqu'elles deviennent, selon certains auteurs, un foyer infectieux chronique susceptible de contaminer les cavités nasales, les sinus, et même les voies aériennes supérieures. Cela se traduit par des bouchons, voire des « chandelles » de couleur jaunâtre ou verdâtre à hauteur du nez. À l'examen de l'arrière-gorge, le médecin constate la présence de sécrétions muco-purulentes, qui peut signifier l'atteinte infectieuse des sinus environnants, surtout en cas de fièvre. Dans un tel contexte, le recours aux antibiotiques ainsi qu'à la radiographie est l'usage.

L'on serait tenté, devant un tel tableau, d'applaudir à la solution chirurgicale qui consiste en l'ablation des végétations (ou celle des polypes nasaux) : l'adénoïdectomie et la polypectomie. Mais ce serait méconnaître les belles possibilités de l'homéopathie dans l'approche *conservatrice* de ce problème. Les remèdes suivants permettent d'accompagner certains ennuis mineurs liés aux végétations :

◊ Lorsque le nez de l'enfant est constamment bouché, et qu'il respire la nuit par la bouche ouverte :

→ **SAMBUCCUS NIGRA 5CH (30K) granules**
l'action bénéfique du sureau sur les voies respiratoires supérieures a été décrite au paragraphe *Le rhume et l'obstruction nasale* (↘ voir page 91). Un enfant justiciable de ce remède vous regarde littéralement *bouche bée*, car il ne peut respirer que par la bouche. Typiquement, l'obstruction nasale est aggravée la nuit dans une chambre chaude. Cette situation provoque des ronflements, de la toux qui devient parfois *croupale* (↘ voir *La laryngite ou* faux croup, page 139).

→ **AMMONIUM CARBONICUM 5CH (30K) granules**
ce carbonate d'ammonium est en fait un remède de bronchite chronique mais présente dans sa pathogénésie de l'obstruction nasale chronique, aggravée la nuit dans une chambre chaude. La voix de l'enfant est nasillarde. Il y a de temps en temps des éternuements.

Ces deux remèdes sont complémentaires et peuvent être administrés ensemble : 2 granules de chaque tous les soirs.

◊ Lorsque le nez de l'enfant présente des « bouchons » ou des « chandelles » de couleur jaunâtre ou verdâtre :

→ **KALI BICHROMICUM 5CH (30K) granules,**
HYDRASTIS 5CH (30K) granules et
PULSATILLA 5CH (30K) granules
Ces trois remèdes ont déjà été abordés au paragraphe sur *Le rhume et l'obstruction nasale* (↘ voir page 91). Pour rappel : alterner KALI BICHROMICUM 5CH (30K) et HYDRASTIS 5CH (30K), 3 granules le matin un jour sur deux ; ajouter PULSATILLA 5CH (30K), 3 granules tous les soirs.

◊ Otites récidivantes :

(↘ voir également *L'otite* page 133).

→ DULCAMARA 5CH (30K) granules

la douce-amère, déjà décrite au paragraphe sur *Le rhume et l'obstruction nasale* (↘ voir page 91), est également un grand remède homéopathique de l'otite, lorsque la douleur qui apparaît la nuit est la conséquence d'une infection du rhino-pharynx qui s'est étendue à l'oreille moyenne par les trompes d'Eustache. Typique du tableau réactionnel de Dulcamara, est la tuméfaction du ganglion sous-mandibulaire gauche[52]. Cette poussée ganglionnaire apparaît souvent en l'espace d'une nuit, surtout par temps froid et humide. En prévention de l'otite nocturne, vous donnerez à votre enfant 3 granules de DULCAMARA 5CH (30K) tous les soirs au coucher (↘ voir également *L'otite,* page 133).

◊ Perte d'audition :

Si votre médecin constate une légère perte d'audition parce que l'oreille moyenne est légèrement enflammée (à l'examen, le tympan est *rosé*), il s'agit vraisemblablement d'un *catarrhe tubaire* qui empêche l'aération normale de la caisse tympanique laquelle *s'englue* dans ses sécrétions. Les auteurs anglo-saxons la qualifient d'ailleurs de *glue-ear* ou *oreille engluée*. Faites préparer par votre pharmacien le complexe homéopathique suivant :

→ MERCURIUS DULCIS,
FERRUM PHOSPHORICUM,
KALI MURIATICUM ana D8, 1 flacon de 60 ml,
30 gouttes par jour dans un peu d'eau

Ferrum phosphoricum ou phosphate de fer a une action décongestionnante sur la muqueuse de la trompe d'Eustache, ce qui va faciliter l'aération de l'oreille moyenne. *Mercurius dulcis* ou calomel (chlorure mercureux) a dans sa pathogénésie : *l'obstruction de la trompe d'Eustache avec otite moyenne. Kali muriaticum* ou chloride de potassium est, selon la Matière médicale, un remède des états catarrhaux chroniques de l'oreille moyenne. Il prévient la mastoïdite. À l'instar de *Ferrum phosphoricum,* il décongestionne la muqueuse de la trompe d'Eus-

52. Dans le jargon médical, il s'agit d'un signe *pathognomonique* : qui indique, à lui seul, la maladie ou le remède.

tache, ce qui permet l'évacuation des sécrétions qui se sont accumulées dans l'oreille moyenne.

◊ Prolifération des végétations :

En ce qui concerne les végétations proprement dites, leur prolifération anormale s'inscrit généralement dans un contexte de surcharge vaccinale et médicamenteuse qui rend l'enfant vulnérable aux infections chroniques surtout par temps froid et humide. Trois grands remèdes de la Matière médicale doivent être systématiquement envisagés :

→ THUYA 9CH (200K) dose-globules

cet arbre *toujours vert* ou *arbre de vie*, de la famille des conifères, a dans sa pathogénésie des *végétations et des proliférations pathologiques*. C'est un remède bien connu des proliférations cellulaires et nous le retrouverons au paragraphe sur les verrues. Il sert d'antidote aux antibiothérapies répétées et polyvaccinations.

→ MEDORRHINUM 9CH (200K) dose-globules

à l'instar de *Thuya*, ce biothérapique a, dans sa pathogénésie, des proliférations cellulaires à hauteur de la peau et des muqueuses. Les enfants justiciables de *Medorrhinum* sont fortement soulagés de leurs troubles respiratoires en bordure de mer et lorsqu'ils dorment couchés sur le ventre (modalités).

→ NATRUM SULFURICUM : 9CH (200K) dose-globules

ce sulfate de soude a déjà été évoqué au paragraphe sur la rhinite chronique (↘ voir page 93). Il soulage les rhinites, sinusites et bronchites chroniques aggravées par le froid et l'humidité (modalité) et qui s'accompagnent d'écoulements ou de sécrétions purulentes.

Ces remèdes seront prescrits par un médecin homéopathe, à raison d'une dose-globules toutes les trois semaines.

LES MAUX DE GORGE

Les premières plaintes chez l'enfant sont la fièvre et… des maux de ventre ! Pour des raisons encore peu connues, l'enfant manifeste le plus souvent sa souffrance de la gorge au niveau du ventre !

L'angine, lorsqu'il s'agit d'une atteinte des amygdales palatines (ou amygdalite), et la pharyngite, lorsqu'il s'agit de l'inflammation de la partie profonde de la gorge (ou pharynx), nécessitent un avis médical.

Les maux de gorge, bénins dans la majorité des cas, disparaissent en l'espace de deux à trois jours grâce à un accompagnement homéopathique adéquat. De temps en temps, une angine maligne, de type streptococcique, se rappelle au bon souvenir de votre médecin qui prescrira un antibiotique (dont l'usage est de plus en plus controversé par l'école officielle), afin d'éviter des complications articulaires ou rénales. Il aura, au préalable et au moyen d'un écouvillon, prélevé un échantillon des sécrétions de la gorge de votre enfant afin d'identifier au laboratoire le germe incriminé. En plus de son traitement allopathique, vous entamerez un accompagnement homéopathique.

Le choix du remède va dépendre de l'aspect local de l'angine ou de la pharyngite, mais aussi du mode réactionnel général de votre enfant confronté à l'infection de sa gorge. Voici quelques conseils :

◊ Pour la fièvre de l'angine :

→ BELLADONNA 5CH (30K) granules

la belladone intervient non seulement dans la fièvre d'une angine, mais agit aussi sur l'inflammation locale et sera donc combinée au remède de l'infection proprement dite, en l'occurrence *Mercurius solubilis* (↘ voir ci-après).

◊ En cas de forte fièvre, ajouter :

→ PYROGENIUM 5CH (30K) granules

10 granules par journée de fièvre.

◊ Pour fortifier les défenses immunitaires :

→ **ECHINACEA en teinture-mère ou en D1, 20 gouttes 3 fois par jour.**

◊ Pour l'angine proprement dite :

→ **MERCURIUS SOLUBILIS 5CH (30K) granules**
la Matière médicale mentionne ce qui suit au sujet de ce mercure métallique : fièvre avec frisson. Transpiration nocturne et d'odeur forte. Langue jaunâtre qui garde l'empreinte des dents. L'enfant salive durant son sommeil et tache son oreiller. Les amygdales sont recouvertes d'un enduit blanchâtre : c'est l'angine pultacée. La douleur à la déglutition irradie dans les oreilles.

→ **BELLADONNA 5CH (30K) granules**
la gorge est rouge et les amygdales sont hypertrophiées. Qui plus est, la Matière médicale mentionne : bouche sèche avec soif. Troubles de la déglutition. Aspect framboisé de la langue (typique de l'angine à streptocoques). Si l'on tient compte de son action fébrifuge, l'on s'aperçoit que la belladone ou morelle furieuse préparée homéopathiquement est un remède de premier plan pour tout mal de gorge accompagné de fièvre, surtout dans le contexte d'une scarlatine débutante (↘ voir *Les maladies infantiles*, page 185).

MERCURIUS SOLUBILIS 5CH (30K) et BELLADONNA 5CH (30K) peuvent être donnés simultanément : 2 granules de chaque toutes les demi-heures, espacez les prises dès amélioration.

◊ En cas de pharyngite :

→ **PHYTOLACCA 5CH (30K) granules**
ce raisin d'Amérique est plus un remède de pharyngite contrairement à la belladone qui intéresse d'abord les amygdales, mais ceci n'a rien d'absolu. La Matière médicale précise : *la gorge sèche de Phytolacca est rouge foncé, tandis que celle de Belladonna est rouge vif*. Chaque déglutition déclenche une douleur vive dans les oreilles. L'enfant se sent parfois obligé de déglutir sans arrêt bien que ceci aggrave encore la douleur. Typique du mode réactionnel local de *Phy-*

tolacca est l'aspect des piliers du voile du palais, *comme parcourus par un trait de pinceau de couleur rouge sombre*.

→ **GUAIACUM 5CH (30K) granules**
la résine de ce *bois de vie* est un remède intéressant de pharyngite *vernissée*. La muqueuse pharyngée est d'une rougeur brillante typique, lui donnant l'aspect d'un vernis ! Ce type de pharyngite s'accompagne de troubles articulaires, surtout localisés aux membres inférieurs. L'enfant réclame des jus de fruits, surtout du jus de pomme ! Ceci indique probablement un trouble du métabolisme des glucides.

En fonction du type de pharyngite : PHYTOLACCA 5CH (30K), ou GUAIACUM 5CH (30K), 3 granules toutes les heures. Espacez les prises dès l'amélioration.

Phytolacca decandra, une plante de la famille des phytolaquées, est aussi un excellent remède en gargarisme. D'une solution de 50 ml de *Phytolacca à 5 %* (demandez conseil à votre pharmacien), versez 30 gouttes dans un verre d'eau bouillie tiède et demandez à votre enfant de se rincer 3 fois par jour la gorge au moyen du produit. L'ingestion accidentelle d'une gorgée du liquide est inoffensive.

◊ Dans les angines graves :

→ **La prise d'une dose-globules de LACHESIS 7CH (200K) est parfois justifiée**
Le venin de *Lachesis mutus*, préparé homéopathiquement, est un dépuratif du sang. Ce remède stimule la sortie des éruptions lors de maladies infantiles telles que la rougeole ou la scarlatine. À noter que *Lachesis* est un remède de *latéralité gauche*. Cela signifie qu'une angine de type *Lachesis* va surtout se développer du côté gauche, ou passer de gauche à droite. Dans les angines simples, *Belladonna* peut suffire, mais dans les cas les plus graves, *Lachesis* est indispensable.

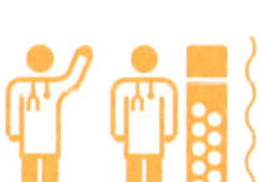

Il est clair que l'approche d'une angine grave requiert non seulement l'avis de la médecine des semblables mais également celui de la médecine officielle.

Quand recourir à l'ablation des amygdales ? Le bien-fondé de cette intervention peut laisser sceptique, et d'éminents confrères de l'école officielle le sont. En fait, la seule indication à l'amygdalectomie est la suppuration chronique des amygdales après l'échec de traitements répétés à la pénicilline. Ce point de vue de la médecine classique ne tient pas compte des magnifiques résultats obtenus lors d'un traitement comprenant d'une part l'approche allopathique anti-infectieuse, d'autre part l'approche homéopathique réactionnelle. Qui plus est, il existe en homéopathie des remèdes susceptibles d'éviter le passage d'une amygdalite à la chronicité. Le grand classique du genre est :

→ BARYTA CARBONICA 9CH (200K) dose-globules

ce carbonate neutre de baryte est le remède de l'amygdalite chronique. Les amygdales sont hypertrophiées, s'enflamment et suppurent fréquemment. Elles s'accompagnent de poussées ganglionnaires du cou : des adénopathies. L'enfant de type *Baryta carbonica* est *scrofuleux*, c'est-à-dire prompt à développer des infections liées à la lymphe, laquelle est le tissu central du système immunitaire. Dans le langage populaire, on dit d'ailleurs que l'enfant est lymphatique : il a la santé fragile et présente un arrêt ou un ralentissement de sa croissance physique et intellectuelle. *Baryta carbonica* est un remède intéressant lorsque toutes les amygdales (palatine et pharyngée) sont entreprises par l'infection chronique, suscitant tous les *désordres* repris dans le paragraphe sur les végétations.

Les doses-globules de BARYTA CARBONICA 9CH (200K) seront fréquemment répétées : une dose-globules toutes les trois semaines.

Vu l'origine diathésique et toxinique d'une amygdalite chronique, une consultation chez un médecin homéopathe est conseillée.

L'OTITE

La thérapeutique classique d'une inflammation aiguë de l'oreille moyenne est encore actuellement la prescription systématique d'un antibiotique, afin d'éviter la redoutable complication qu'est la mastoïdite ou l'infection de l'os du crâne situé en arrière de l'oreille.

De récentes études[53] ont toutefois démontré que l'administration d'antibiotiques lors d'une otite aiguë n'offre pas d'avantage significatif par rapport à un traitement de cette même pathologie sans antibiotiques. En effet, la congestion simultanée de la trompe d'Eustache transforme le caisson tympanique en une cavité fermée où les germes pathogènes sont peu sensibles à l'action de l'antibiotique. Qui plus est, l'absence d'évacuation de ces germes par la trompe d'Eustache crée les conditions d'un passage à la chronicité. L'enfant devient résistant aux antibiotiques et ses défenses immunitaires s'affaiblissent.

L'école classique admet que l'évolution spontanée de l'otite moyenne aiguë est la guérison dans au moins 85 % des cas. Cette même école admet aussi qu'il n'y a aucune preuve de l'utilité d'une prescription systématique d'antibiotique dans toute otite moyenne aiguë.

On comprendra toute l'importance que revêt, dans ce contexte, l'accompagnement homéopathique de cette pathologie on ne peut plus fréquente.

Un suivi médical est bien sûr requis durant la phase aiguë d'une otite, car une perforation spontanée du tympan est toujours possible. Si elle se produit, l'incident est loin d'être dramatique car le pus s'est frayé un chemin vers l'extérieur et cela signifiera bien souvent la guérison de votre enfant. Les remèdes homéopathiques suivants vont vous permettre d'accompagner les différentes otites :

53. *British Medical Journal* n° 314 (1997).

◊ Pour toutes les otites :

→ MERCURIUS DULCIS 5CH (30K) granules

ce *calomel* ou chlorure mercureux dilué et dynamisé est, semble-t-il, le remède standard des affections de l'oreille moyenne. Il a, dans sa pathogénésie, l'*obstruction de la trompe d'Eustache compliquée d'otite moyenne*. Durant cinq jours et quel que soit le type d'otite diagnostiquée par votre médecin, vous donnerez matin et soir 3 granules de ce remède.

◊ Pour la fièvre et la douleur d'une d'otite bénigne :

→ BELLADONNA 5CH (30K) granules

il s'avère de nouveau le remède le plus intéressant, puisqu'il va également accompagner l'inflammation locale de l'otite débutante caractérisée par la congestion du tympan. *Belladonna,* en tant que remède de fièvre, est d'autant plus indiqué lorsqu'un enfant en âge de s'exprimer indique que *la douleur bat dans l'oreille*. Il sera alterné avec les remèdes suivants :

→ FERRUM PHOSPHORICUM (5CH) 30K granules et CAPSICUM (5CH) 30K granules

Ferrum phosphoricum ou phosphate de fer, a pratiquement les mêmes modalités réactionnelles que *Belladonna* lors d'inflammations locales et seul un médecin homéopathe chevronné est en mesure de les différencier. L'otite congestive avec de nombreux vaisseaux sanguins dessinés sur le tympan est du ressort de *Ferrum phosphoricum*, l'otite rouge sang de *Belladonna*. Dans la pratique, les deux remèdes sont complémentaires. *Capsicum* ou piment rouge présente dans sa pathogénésie de l'inflammation très douloureuse derrière l'oreille. La douleur est *déchirante et brûlante* selon la Matière médicale. Ce tableau clinique est *similimum* de celui de la mastoïdite et *Capsicum* préviendra cette complication.

Vous alternerez ces trois remèdes, toutes les heures, 3 granules. Espacez les prises dès que se dessine l'amélioration (diminution de la douleur, disparition de la fièvre).

◊ Pour fortifier les défenses immunitaires :

→ **ECHINACEA en teinture-mère ou en D1, 20 gouttes 3 fois par jour.**

◊ En cas d'otite sévère :

Si votre médecin suspectait un début de mastoïdite, la percussion de l'os derrière l'oreille de votre enfant devenant douloureuse, le remède suivant s'imposerait en plus d'une antibiothérapie :

→ **AURUM METALLICUM 7CH (200K), 1 dose-globules**
la pathogénésie de l'or métallique indique une inflammation chronique des os, surtout celui de la mastoïde, avec des douleurs intolérables aggravées la nuit ou par temps froid. Souvent, il y a formation de pus.

◊ Quelques remèdes de cas particuliers d'otite :

→ **OSCILLOCOCCINUM© 200K, dose-globules**
lorsque l'otite se déclare chez le très jeune enfant lors d'une épidémie de grippe. Oscillococcinum est un biothérapique préparé à base d'une culture stérilisée, diluée et dynamisée de germes impliqués dans les grippes graves. Ce remède, mis au point par le Dr Joseph Roy en 1919, est actuellement largement utilisé par les adeptes de l'homéopathie dans la prévention de la grippe. L'on doit au Dr Paul Chavanon son utilisation systématique dans tous les cas d'otites aiguës d'origine grippale chez le petit enfant. *Oscillococcinum 200K*, dose-globules, est à répéter éventuellement matin et soir durant quelques jours.

→ **CHAMOMILLA 5CH (30K), granules**
lorsque l'otite se déclare lors d'une poussée dentaire (↘ voir *Les premières dents* page 65). La Matière médicale fait état de *douleurs intolérables à caractère névralgique*. L'enfant est agité mais se calme instantanément lorsqu'il est bercé ou porté (modalité). L'aggravation nocturne est présente.

→ ARSENICUM ALBUM 5CH (30K)

lorsque l'otite se déclare après minuit. L'enfant est anxieux et a peur de mourir (cette réaction est également présente chez *Aconitum*). Il a soif de petites quantités d'eau froide. Pour autant que l'enfant puisse s'exprimer convenablement, il va se plaindre de *brûlure* de l'oreille. Pour le Dr Chavanon, *Arsenicum album* est spécifique de l'inflammation et de la suppuration de l'oreille moyenne. C'est un grand remède de l'otite nocturne, à condition de ne pas le donner trop souvent, par exemple, 3 granules un soir sur deux.

→ DULCAMARA 5CH (30K)

lorsque l'otite est survenue chez un enfant qui a été exposé au vent et à la pluie. La douleur de l'oreille est présente toute la nuit, mais disparaît subitement au réveil. *Dulcamara* ou *douce-amère* est le remède de *l'otite de fin d'été*, lorsque les soirées deviennent froides et humides. Dans ce contexte climatique, il est intéressant de lui ajouter :

→ VERBASCUM THAPSUS 5CH (30K) granules

ce *bouillon blanc* présente dans sa pathogénésie de *l'otalgie à caractère névralgique avec sensation d'obstruction et surdité*, le tout aggravé par l'air froid ou les courants d'air.

Alternez DULCAMARA 5CH (30K) et VERBASCUM THAPSUS 5CH (30K), 3 granules toutes les demi-heures, et espacez les prises dès l'amélioration.

L'administration d'un antidouleur allopathique n'est pas un geste de routine, doit se faire en concertation avec votre médecin, mais est parfois nécessaire afin d'assurer un sommeil convenable à l'enfant – et aux parents ! N'oubliez pas que le port systématique d'un bonnet (de nuit) est une mesure préventive excellente de la douleur nocturne d'une otite chez un enfant.

◊ En ce qui concerne le traitement externe d'une otite :

Des gouttes à base de teinture-mère de PLANTAGO seront très efficaces. Ce *plantain* a une réputation clinique considérable dans le traitement du mal d'oreille. Il offre l'avantage de pouvoir être utilisé lorsque l'oreille se met à couler, ce que ne peuvent prétendre bon nombre de remèdes de la médecine chimique moderne. On peut lui adjoindre de la teinture-mère de CALENDULA ou *souci des jardins.* Spécifiez bien, lorsque vous vous adressez à votre pharmacien, qu'il s'agit de *Plantain* et de *Calendula* à *usage externe* (*U. E.*), ou *otique*. Un médecin homéopathe prescrira cela de la manière suivante : *Plantago TM, Calendula TM, ana ad* 20 ml, U. E., quelques gouttes dans l'oreille plusieurs fois par jour.

Si le tympan se perce, et que du pus s'écoule de l'oreille, avertissez tout de suite votre médecin.

Dans l'attente de la consultation, donnez immédiatement le remède suivant :

→ **HEPAR SULFUR 7CH (200K), 1 dose-globules**

Le lendemain, donnez le remède suivant *en échelle*, c'est-à-dire en augmentant les potences de jour en jour :

→ **SILICEA 7CH, 1 dose-globules le jour 1 ;**
SILICEA 9CH, 1 dose-globules le jour 2 ;
SILICEA 12CH, 1 dose-globules le jour 3 ;
SILICEA 15CH, 1 dose-globules le jour 4 ;
SILICEA 30CH, 1 dose-globules le jour 5.

Si vous avez l'habitude des korsakoviennes, le schéma est le suivant : 1 dose-globules de SILICEA 200K, jour 1 ; une dose-globules de SILICEA MK, jour 2 ; une dose-globules de SILICEA XMK, jour 3.

Hepar sulfur ou *foie de soufre calcaire* a été mis au point par Samuel Hahnemann lui-même, et est une combinaison du soufre avec le calcium. Administré au bon moment, c'est-à-dire après la perforation, et non avant, il *pousse* littéralement le pus vers l'extérieur et assèche l'oreille moyenne. *Silicea* ou *acide silicique* est un composé oxygéné du silicium. Il est, selon la Matière médicale, le remède principal des *suppurations prolongées*, quel que soit leur siège. L'accompagnement homéopathique d'une otite perforée par *Hepar sulfur* et *Silicea* donne d'excellents résultats. L'oreille s'assèche rapidement et le tympan retrouve son aspect normal.

◊ Si l'oreille continue à couler après une semaine :

Votre médecin envisagera la prescription d'un antibiotique afin d'éviter que les osselets du caisson tympanique ne soient attaqués par l'infection. Préalablement à cette antibiothérapie, le médecin va prélever un échantillon de pus au moyen d'un écouvillon. Un laboratoire de biologie clinique se chargera ensuite de déterminer la sensibilité du germe (ou des germes) aux antibiotiques couramment mis sur le marché : l'antibiogramme.

4.

La laryngite ou *faux croup*

LES VÉRITÉS, CONTRE-VÉRITÉS, ET CONTROVERSES SUR LE *FAUX CROUP*

L'inflammation du larynx, ou laryngite, fait souvent partie du banal refroidissement, surtout au début du printemps ou en automne. Ayant joué dehors toute la journée, votre enfant, encore en transpiration, est comme *saisi* par le froid humide de la nuit qui s'installe.

Dans le langage populaire, la laryngite est qualifiée à tort de *croup*, qui est une laryngite pseudomembraneuse de nature diphtérique. Cette terrible maladie, due au bacille de Klebs-Loeffler, est devenue très rare dans les pays industrialisés. Ce qu'on appelle *croup* actuellement est en fait un *faux croup* dû à une infection virale.

Le tableau clinique demeure toutefois inquiétant, car le spasme et l'œdème locaux interfèrent très rapidement avec la respiration. L'enfant est réveillé en pleine nuit par une sensation d'étouffement accompagnée de toux rauque et aboyante. L'inspiration peut devenir sifflante et stridente. Le manque d'oxygène dans l'organisme provoque de la cyanose : une coloration bleutée des lèvres et des ongles de l'enfant qui est en insuffisance respiratoire. Paradoxalement, l'affection est généralement apyrétique, ce qui signifie qu'il n'y a pas de fièvre, mais elle peut aussi se développer à la suite d'une rhino-pharyngite, auquel cas des poussées de fièvre sont présentes.

L'enfant est angoissé et agité. Il s'agit là d'une situation d'urgence qui doit être gérée par votre médecin. Il n'est pas exclu, surtout s'il s'agit d'une première crise, qu'il envisage une hospitalisation. Entre-temps, vous aurez déjà entamé un accompagnement homéopathique.

Dès que s'annonce la crise de faux croup et dans l'attente du médecin, donnez systématiquement :

→ HEPAR SULFUR 30CH (200K) : 1 dose-globules
Ce *foie de soufre calcaire*, mis au point par Samuel Hahnemann lui-même, est un grand remède de refroidissement qui *se met* directement sur les cordes vocales. Il en résulte une sensation d'étouffer, une voix rauque, et une toux aboyante.

Trois autres remèdes vont compléter *Hepar sulfur*. Vous les donnerez alternativement, 3 granules toutes les cinq minutes, en complément du traitement allopathique de votre médecin :

→ ACONITUM 5CH (30K) granules
c'est un grand remède de fièvre sèche (↘ voir *Les heurs et malheurs de la fièvre de l'enfant*, page 118), et présente dans sa pathogénésie des signes d'inflammation du larynx. La Matière médicale mentionne notamment : *douleur du larynx avec toux sèche ou croupeuse, et enrouement.* Il sera indiqué lorsque l'anxiété de l'enfant est telle qu'il demande s'il ne va pas mourir (la peur de la mort est la composante mentale du tableau réactionnel d'*Aconitum*).

→ SPONGIA 5CH (30K) granules
cette éponge de mer est le grand remède de la congestion laryngée. Sa toux est creuse, sèche, aboyante, *comme une scie qui entame une planche* !

→ SAMBUCUS 5CH (30K) granules
ce sureau commun est le remède par excellence lorsque la laryngite provoque de la *cyanose* (↘ voir plus haut) : l'enfant s'éveille brusquement, pratiquement suffoquant, il s'assied et devient bleu.

Diluez éventuellement 10 granules de chaque tube dans 3 verres d'eau différents, et alternez les trois solutions : toutes les cinq minutes, 1 gorgée ou 1 cuillère à café.

Aconitum, Spongia et *Sambucus* sont des remèdes complémentaires de la laryngite aiguë. Vu sous l'angle de la phylogénétique, l'essence d'*aconit* produite par le malade accompagne la situation de stress liée à la sollicitation du système neurovégétatif dans son versant orthosympathique (↘ voir page 101). Si la laryngite s'accompagne de *fièvre sèche* (*aconit*), le stade de la *fièvre humide*, va immanquablement apparaître, signant la présence de l'essence de la *belladone endogène,* et donc la mise en branle de la phase parasympathique du système neurovégétatif. L'expérience clinique nous fait dire que c'est bien la séquence phylogénétique et réactionnelle *Aconitum / Spongia / Sambuccus* qui prévaut dans le faux croup. L'essence de *l'éponge d'eau de mer*, et ses nombreux oligoéléments notamment le brome et l'iode, semblent vouloir protéger et réguler la glande thyroïde, en contact anatomique intime avec le larynx qui est enflammé. L'essence humaine de sureau, quant à elle, assure une fonction de congestion des muqueuses à cet endroit. Une congestion doit être considérée comme un phénomène salutaire, destiné à circonscrire les agressions externes de l'organe concerné où, l'afflux sanguin aidant, tout le système immunitaire local (avec principalement la présence des globules blancs) est sollicité. Grâce à l'essence de *Spongia*, cette congestion se transforme en spongiose (en référence au tissu de l'éponge) qui *noie* les toxines dans les humeurs locales et contribue au rééquilibre bioénergétique de la glande thyroïde. Ces mêmes toxines sont ensuite éliminées vers l'extérieur lors de la phase excrétoire des muqueuses de l'arbre respiratoire, grâce à l'effet sudorifique et émollient de l'essence de sureau très prisée de la médecine populaire qui ne fait qu'accompagner ainsi un phénomène d'autoprotection engendré par la nature ! Ce qui a fait dire très justement à Hippocrate, le père de la médecine moderne : *Natura vis medicatrix*, adage qui met l'accent sur le pouvoir qu'a le corps humain de se guérir lui-même. ↘ voir également *Le mot de la fin sur l'homéopathie*, page 222.

Tant que la fièvre est présente, vous ajouterez :

→ **PYROGENIUM 5CH (30K), 10 granules par jour**

N'oubliez pas *Echinacea*, *Ribes nigrum*, et l'oligo-élément *Cuivre*, dont l'utilité a été amplement décrite aux chapitres précédents.

Bien que des antibiotiques soient presque automatiquement prescrits pour un *faux croup*, leur utilité est fort discutable. Le *faux croup* est avant tout une affection virale, voire allergique, et son principal problème est un spasme des muscles du larynx. La controverse est également présente en ce qui concerne l'efficacité d'un traitement de la laryngite aiguë au moyen de corticoïdes. Ce sera bien sûr à votre médecin de décider en son âme et conscience. En revanche, les mesures suivantes sont unanimement reconnues pour être efficaces :

Évitez de laisser votre enfant la nuit, dans une obscurité totale. Une veilleuse va diminuer le facteur *angoisse*, qui aggrave le spasme laryngé.

Veillez à ce qu'il règne dans la chambre à coucher une atmosphère chaude et humide. Elle va faciliter la respiration de votre enfant. De l'essence d'*Eucalyptus* dans un récipient d'eau bouillante est une mesure utile, mais il existe d'autres huiles essentielles à cet usage. Demandez conseil à votre pharmacien.

↘ LA PRÉVENTION DU *FAUX CROUP*

Dans le faux croup chronique, *Dulcamara* ou *douce-amère* est un remède très efficace, surtout si la maladie réapparaît chaque fois que l'enfant a pris froid après avoir transpiré, ou s'est refroidi après avoir eu les pieds mouillés ou les cheveux mouillés (bassin de natation !). *Dulcamara solanum* est, en fait, et dans un contexte plus large, le remède des affections catarrhales de tous ordres sous l'influence d'un courant d'air et d'une température froide et humide.

Vu sous l'angle du *Postulat des Authentiques* (↘ voir page 223), la production endogène et phylogénétique de la douce-amère viserait à protéger l'Homo sapiens des agressions miasmatiques. Le miasme, du grec *miasma*, dont la traduction littérale est *souillure,* a été utilisé à l'époque prépasteurienne pour expliquer l'apparition des maladies dites infectieuses, donc à vocation épidémique. Il élargit très judicieusement le contexte d'apparition de la maladie. En effet et depuis Pasteur, l'école officielle réduit cette apparition à un contact simpliste entre un microbe, dit également agresseur, et l'homme récepteur, appelé malade. En fait, le concept pasteurien réduit l'Homo sapiens à un être passif, inerte, face au germe microbien auquel on attribue une puissance et une nuisance absolues. L'abandon de l'Homme au profit du seul microbe omnipotent a abouti aux dérives de la science actuelle : les antibiotiques à large spectre et les polyvaccinations trop souvent répétées.

Un contexte miasmatique inclut non seulement la présence d'un microbe, mais aussi un environnement favorable à l'éclosion de ce microbe. Déjà, nos Anciens considéraient à juste titre que des maladies se développaient principalement dans des endroits marécageux, où stagnaient des eaux pestilentielles, susceptibles de provoquer des fièvres malignes, dites miasmatiques. La pensée analytique de l'école officielle ne permet plus ce genre de raisonnement étiologique et environnemental. Dans l'apparition de la maladie proprement dite à connotation infectieuse, il faut pourtant considérer de nombreux facteurs. Le plus important est le contexte environnemental dans lequel la maladie intervient. Il peut s'agir d'un contexte climatique, géographique, mais aussi émotionnel ! Combien de pathologies respiratoires de l'enfant ne se développent-elles pas quand le contexte familial est défavorable ?! Ce contexte, que l'on peut appeler miasmatique, va forger le réceptacle dans lequel la maladie va évoluer à partir d'un contact avec un miasme encore appelé microbe, lequel devra parfois être identifié selon les techniques d'investigation de l'école officielle et prendra alors le nom de virus, bactérie, parasite, etc.

Dans la majorité des cas d'infections saisonnières bénignes, l'identification pasteurienne du germe en cause sera superflue, et toute l'attention du thérapeute devra se reporter sur la réaction du malade face à *son* agression miasmatique, en quel cas les syndromes réactionnels de la Médecine des Semblables issus de l'épigénétique acquièrent une importance vitale. En effet, ces derniers *traduisent la maladie* dans sa totalité et prennent en compte le mode de réaction personnelle du malade et sa constitution, ce que Pasteur, sur un tard, a appelé le *terrain*. Le syndrome réactionnel tiendra également compte du contexte géographique, climatique, et émotionnel dans lequel la maladie va se *personnifier*, se développer et évoluer, dans le sens d'une amélioration mais aussi d'une aggravation, critères qui vont donner lieu aux signes étiologiques (les facteurs déclenchants) et modalités (facteurs qui modulent la maladie). La présence de l'essence de *Dulcamara, immuno-modulante et extériorisante,* au sein du *Vivant* en est l'exemple évident.

Chez un enfant sensible du larynx, le médecin homéopathe prescrira, en prévention, la cure suivante :

→ **DULCAMARA 6K/200K, 30 gélules**

1 gélule par jour. Pour l'explication de cette cure en potences korsakoviennnes progressives, ↘ voir page 23.

Lui adjoindre de l'*Echinacea* en TM ou en D1, 20 gouttes par jour, et des oligoéléments : *Mn Cu* et *Cu, Au, Ag*, à alterner 1 jour sur 2.

5.
Les allergies

Pour la médecine analytique moderne, l'urticaire, le rhume des foins et l'asthme résultent d'un contact immunitaire déficient entre, d'une part, un allergène et, d'autre part, des anticorps qui sont présents au niveau de la peau ou des muqueuses. Les plaintes les plus courantes d'un enfant allergique sont les démangeaisons, les éternuements, la respiration sifflante, et la toux.

En fait, ce sont là les parties émergées d'un iceberg réactionnel, chaque symptôme faisant partie d'un tout ou d'un *mal-être* général que seule la médecine des semblables – par son esprit de synthèse – est en mesure de reconnaître et de traiter. Comme nous allons le démontrer, la notion de *surcharge hépatique* est très présente dans l'approche homéopathique de l'enfant allergique.

↘ L'URTICAIRE

Cette affection de la peau se manifeste par l'apparition brutale de papules de couleur rosée ou blanchâtre qui démangent fortement. Les lésions peuvent rapidement disparaître, pour ensuite tout aussi vite réapparaître à un autre endroit de la peau.

Il est communément admis que le foie et la vésicule biliaire jouent un rôle important dans l'apparition de l'urticaire. Un dysfonctionnement à ce niveau entraîne une réaction disproportionnée à certaines substances étrangères à l'organisme, ou allergènes. C'est le cas notamment de certains aliments (crustacés, fraises, œufs) ou de médicaments (acide acétylsalicylique ou aspirine, antibiotiques, vaccins). Des piqûres d'insectes et des parasitoses intestinales (vers solitaire) sont également susceptibles d'entraîner, chez des sujets hypersensibles, des réactions urticantes de la peau.

Chez certains patients, la réaction allergique est telle, qu'elle en vient à interférer avec les fonctions vitales. Le malade est recouvert de sueurs froides, devient oppressé, et a tendance à s'évanouir : c'est le **collapsus.** Une autre situation mettant en danger la vie du malade est l'**œdème de Quincke**, caractérisé par une tuméfaction de nature urticarienne de la face, de la gorge et des muqueuses du larynx. Ces deux pathologies aiguës sont du ressort de la médecine d'urgence allopathique.

Dans les cas d'urticaires banales, justiciables selon votre médecin d'un médicament anti-allergique dit antihistaminique, vous pourrez accompagner ce traitement par les remèdes réactionnels suivants :

→ APIS 5CH (30K) granules

c'est l'apparition brutale *d'un œdème rose de la peau et des tissus cellulaires* selon la Matière médicale. Le venin d'abeille est, par ses données toxicologiques et pathogénétiques, le grand *similimum* de l'urticaire de quelque origine qu'elle soit.

→ URTICA URENS 5CH (30K) granules

les basses potences de cette *ortie brûlante* accompagnent les réactions urticariennes lorsque les lésions de la peau ressemblent à celles provoquées par le contact avec les piquants de la plante : il s'agit, selon la Matière médicale, d'un *gonflement rouge ou rosé de la peau avec douleurs piquantes et brûlantes.* Le dictionnaire *Le Robert* définit d'ailleurs l'urticaire comme une éruption *semblable à des piqûres d'orties*, ce qui est une manière de rendre hommage à la médecine des semblables ! Pour le Dr Boericke, *Urtica urens* est un antidote à l'urticaire provoquée par la consommation de coquillages.

Ces deux remèdes sont complémentaires. Il est donc intéressant de les alterner dans les crises d'urticaire, à savoir 3 granules tous les quarts d'heure. Espacez les prises dès l'amélioration.

Lors de chaque poussée d'urticaire, le remède suivant sera systématiquement indiqué :

→ **Bourgeons de RIBES NIGRUM, macérât glycériné en D1, un flacon de 125 ml, 1 cuillère à café, 3 fois par jour**
Les bourgeons du cassis possèdent une action anti-inflammatoire certaine que les phytothérapeutes mettent sur le compte d'une stimulation des glandes surrénales. Certains auteurs parlent à juste titre d'un effet *cortisone-like*, ou apparenté à celui de la cortisone naturelle dans l'organisme.

D'autres mesures d'accompagnement de l'urticaire, tel le drainage du foie et de la vésicule biliaire, seront abordées dans les pages suivantes.

Last but not least, une urticaire qui intéresse à la fois la peau et le foie, deux organes où le métabolisme du soufre est indispensable à leur bon fonctionnement, bénéficiera de :

→ **SULFUR 6K/ MK, 30 gélules : 1 gélule par jour**
Ce soufre dilué et dynamisé va réguler la fonction hépatique et digestive, diminuant ainsi l'allergie alimentaire couplée à l'urticaire. *Sulfur* est également un remède polyvalent d'éruptions cutanées. Ce remède doit cependant être prescrit par un médecin homéopathe.

↘ LE RHUME DES FOINS

Il est encore appelé pollinose, ce qui traduit bien la tendance saisonnière de la maladie allergique. Il s'agit en principe d'une rhinite occasionnée par la sensibilisation des voies aériennes supérieures aux pollens. En fait, l'inflammation des muqueuses recouvrant l'œil – la conjonctivite – s'associe presque toujours à la rhinite. Si le rhume des foins devient important ou chronique, l'inflammation va gagner les voies respiratoires inférieures et provoquer des réactions asthmatiformes.

Sur le plan réactionnel local, les remèdes suivants ont fait leurs preuves :

→ ALLIUM CEPA 5CH (30K) granules
cet *oignon commun*, de la famille des liliacées a, dans sa pathogénésie, une congestion de la muqueuse nasale qui est de coloration rouge vif. L'inflammation provoque des éternuements en salves. L'écoulement nasal est fait d'un liquide clair comme de l'eau qui érode les narines et brûle la lèvre supérieure. Le rhume s'améliore en plein air, mais *s'aggrave dans une chambre chaude* (modalité d'*Allium cepa*). Une conjonctivite avec larmoiement abondant, *non irritant* selon la Matière médicale, est presque toujours présente.

→ SABADILLA 5CH (30K) granules
le tropisme de cette *cévadille* pour le nez et les yeux, fait de cette plante de la famille des liliacées un remède important du rhume des foins. Typique de son tableau réactionnel, est *l'extrême sensibilité aux odeurs des fleurs*. Si l'enfant est en mesure de s'exprimer correctement, il va se plaindre de *chatouillements* du palais qui provoquent des crises violentes et forcent le malade à plaquer sa langue contre celui-ci afin de les faire avorter. *Sabadilla* est un excellent remède des affections dues aux vers intestinaux (↘ voir *Les oxyures*, page 169).

→ EUPHRASIA 5CH (30K) granules
typique de la pathogénésie de cette *euphraise* ou œil vif, de la famille des scrofulariacées, est la modalité inverse de celle d'*Allium cepa* : *un larmoiement abondant et âcre avec écoulement nasal doux.*

Lors d'une crise de rhume des foins, vous donnerez le remède adéquat de manière répétée. Par exemple 3 granules toutes les demi-heures jusqu'à l'amélioration des plaintes. Parfois, les crises deviennent tellement pénibles que votre médecin en vient à prescrire un remède antihistaminique. Cette approche allopathique est parfaitement compatible avec votre accompagnement homéopathique.

Il est toujours utile, au cours d'un rhume des foins ou d'une urticaire, de drainer le foie, surtout si la maladie est nettement saisonnière et apparaît – ou s'aggrave – au printemps. Le mot drainer (ou drainage) s'applique dans le langage médical moderne, selon le Larousse, à l'évacuation au-dehors de collections liquidiennes pathologiques ou nocives pour l'organisme. Pour la médecine homéopathique, drainer signifie éliminer les toxines de l'organisme, principalement celles du foie. La médecine classique accepte toutefois, dans un contexte allergique, le principe d'une diète excluant les graisses, les œufs, le chocolat, le café, certains crustacés ou fruits, etc. En fait, il s'agit là d'une mesure visant à décharger le foie. Les praticiens homéopathes, issus de l'école pluraliste française, vont plus loin dans ce raisonnement et vont en quelque sorte stimuler la fonction du foie (et des reins) par la prescription de remèdes en basses potences. Il s'agit de plantes dont l'effet bénéfique sur un organisme en surcharge est bien connu de la médecine populaire. C'est notamment le cas de :

→ **SOLIDAGO VIRGA ou verge d'or**
qui stimule l'évacuation de la bile et de l'urine.

→ **TARAXACUM ou pissenlit**
ses décoctions sont largement utilisées afin de combattre la jaunisse, les maladies du foie, et la rétention d'eau dans l'organisme.

→ **CYNARA SCOLYMUS ou artichaut**
son effet bénéfique sur la jaunisse en particulier, et sur les dérangements du foie en général, est communément admis.

Un quatrième dépuratif vient compléter les remèdes susmentionnés :

→ **SANGUINARIA CANADENSIS ou sanguinaire du Canada**
Le suc de couleur rouge vermillon (d'où le nom sanguinaire) de la racine de cette plante herbacée a été utilisé comme vomitif et purgatif. Sur le plan homéopathique, *Sanguinaria* est un remède de congestion des muqueuses des voies

respiratoires, lorsqu'elle s'accompagne de brûlure et de sécheresse. La Matière médicale dit notamment de *Sanguinaria* : écoulement nasal brûlant et irritant ; diminution de l'odorat et intolérance aux odeurs de fleurs. Ces données pathogénétiques, proches de celles *d'Allium cepa* et de *Sabadilla,* font de *Sanguinaria* leur remède complémentaire du rhume des foins. Une autre donnée pathogénétique intéressante de cette plante est sa propension à provoquer, chez les expérimentateurs, des troubles vasomoteurs. La dilatation des petits vaisseaux sanguins de la peau et des muqueuses occasionne des bouffées de chaleur avec afflux de sang à la tête et rougeur des joues. Lorsque ce tableau clinique s'ajoute à celui d'une rhinite aiguë faite d'éternuements à répétition, l'école officielle fait état de rhinite vasomotrice dont *Sanguinaria* est le principal remède.

Compte tenu de l'action phytothérapique et homéopathique de ces quatre plantes, le complexe suivant, à faire préparer par votre pharmacien, sera d'une aide remarquable dans l'accompagnement de l'allergie saisonnière des voies respiratoires hautes de votre enfant :

→ **SOLIDAGO,**
TARAXACUM,
CYNARA,
SANGUINARIA,
ana D6, dans un flacon de 125 ml

10 gouttes dans un fond de verre d'eau avant chaque repas, à prendre durant toute la saison pollinique.

Le biothérapique MEDORRHINUM, prescrit en potences korsakoviennes progressives (6K/MK), fait partie de l'arsenal thérapeutique d'un médecin homéopathe confronté à des allergies rebelles à ce niveau. Ce remède est décrit au paragraphe sur *L'asthme*, ↘ voir page 151.

Il ressort de travaux scientifiques récents[54] que l'administration de hautes potences d'un mélange de pollens les plus courants à un sujet allergique, est susceptible de freiner les réactions inflammatoires des muqueuses ou de la peau. C'est en fonction de ces résultats que des laboratoires homéopathiques ont mis sur le marché ces hautes potences (la 30CH, généralement) sous forme de doses-globules qui doivent être prises régulièrement, à raison d'une dose par semaine par exemple. Comme il s'agit avant tout d'un traitement préventif, il est bon de commencer bien avant la saison pollinique, aux environs du mois de mars par exemple. Demandez conseil à votre pharmacien.

Le manganèse (Mn) et le cuivre (Cu) en oligo-éléments régulent les dysfonctionnements enzymatiques impliqués dans les phénomènes allergiques de quelque origine qu'ils soient. Il est bon de les associer au sein de la formule :

→ ***Mn Cu*, sous forme de liquide ou de comprimés**
que vous pourrez donner tous les jours à votre enfant. Demandez conseil à votre pharmacien.

Les bourgeons de RIBES NIGRUM ou cassis, sous forme de macérât glycériné en D1, ont un effet anti-allergique puissant dans le rhume des foins (↘ voir *L'urticaire*, page 144).

54. Ruff. F et *al.* : *Effets de dilutions de pollen, d'histamine, et d'arsenic sur l'histamino-libération in vitro de sujets allergiques* (Cahier de Biothérapie, n° 98, pp. 83-89, 1988).

L'ASTHME

On définit l'asthme comme une impression de suffoquer, qui apparaît souvent à l'effort et est accompagnée d'une respiration sifflante et bruyante. Le facteur responsable de la crise d'asthme est un spasme de la musculature dite lisse entourant les bronches.

En fait, l'asthme est loin d'être une maladie à proprement parler, mais représente plutôt un symptôme qui est la véritable partie émergée d'un iceberg au sein duquel l'on retrouve pêle-mêle : le spasme des bronches et du diaphragme (très fréquent chez les enfants nerveux) ; la formation en excès et l'accumulation des sécrétions bronchiques ; les allergies et les infections chroniques de l'arbre respiratoire : la bronchite chronique, qui est abordée plus loin. Il est également communément admis que l'environnement psychosocial de l'enfant joue un rôle déterminant dans l'apparition – ou l'aggravation – de son mal. Cette définition psychosomatique de l'asthme par l'école officielle est proche du concept homéopathique du *mal-être* asthmatique avec son tableau réactionnel local et général, et ses modalités. Il est impossible de décrire dans cet ouvrage tous les remèdes de l'asthme. En revanche, on peut tracer dans les grandes lignes son accompagnement homéopathique, lequel dépend essentiellement de quelques grands remèdes de la Matière médicale.

L'apparition d'une crise d'asthme chez votre enfant exige une mise au point immédiate par votre médecin qui seul peut juger de l'intensité ou de la gravité de la crise, ainsi que du choix des remèdes allopathiques.

En ce qui concerne l'accompagnement homéopathique de cette situation, vous penserez d'abord à trois remèdes :

→ MOSCHUS 5CH (30K) granules
ce *musc* est le remède de l'asthme *nerveux*, lorsque la respiration est rendue pénible par un spasme du diaphragme. Ce remède va surtout favoriser l'inspiration.

→ SAMBUCUS 5CH (30K) granules
ce bon vieux *sureau*, issu de la sagesse populaire, demeure un remède indispensable des voies respiratoires profondes de votre enfant. Non seulement l'obstruction nasale et le faux croup bénéficient de ce remède, mais il agit très bien

dans l'asthme, surtout lorsque la crise se déclenche vers minuit, se complique d'un manque d'oxygène et que les lèvres et les ongles de l'enfant deviennent bleus.

→ IPECA 5CH (30K) granules

Ipécacuana ou racine d'ipéca est le remède de *la toux spasmodique et émétisante* (qui fait vomir). Il fluidifie les sécrétions bronchiques et favorise leur expectoration.

Vous aurez à donner ces trois remèdes fréquemment : tous les quarts d'heure 3 granules en alternant les tubes, jusqu'à ce que la crise se calme.

◊ Autres grands remèdes de la phase aiguë de l'asthme :

→ CUPRUM METALLICUM 5CH (30K) granules

sous forme d'oligo-élément, le cuivre stimule les défenses immunitaires. Dynamisé, et dilué, il développe un tropisme pour les muscles, striés ou lisses. *Cuprum* est un grand remède de spasme des bronches et du diaphragme, presque toujours utile lors d'une crise d'asthme. Il est tout particulièrement indiqué lorsqu'il y a *suffocation et cyanose de la face*.

→ ARSENICUM ALBUM 5CH (30K) granules

est un remède dont le choix sera parfois orienté par la typologie. En effet, l'enfant de type *Arsenicum* est introverti, méticuleux, et sujet à de nombreuses angoisses, notamment celle de la mort, des voleurs, de l'obscurité. La crise d'asthme, quant à elle, survient après minuit, généralement entre minuit et deux heures du matin. L'asthme est sec, car il y a peu d'expectoration. L'anxiété est énorme : l'enfant va sortir de son lit et *promener* son angoisse dans la chambre. Parfois, il reste au lit mais adopte une position particulière : *assis, le tronc courbé en avant*. Une bouillotte bien chaude, appliquée sur sa poitrine, fait taire la crise, car *Arsenicum album* présente la modalité d'être *amélioré par les applications chaudes*. En outre, *périodicité* et *alternance* sont des notions homéopathiques bien présentes au sein du tableau réactionnel de l'anhydride arsénieux. *Périodicité* : les crises surviennent avec une certaine régularité dans le temps : toujours à la même heure, tous les trois jours, toutes les semaines. *Alternance* : un enfant asthmatique de type *Arsenicum album* a souffert d'eczéma dans le passé, et celui-ci a fait place, hélas souvent sous l'effet de traitements locaux à la cortisone, à des crises d'asthme nocturne.

→ NATRUM SULFURICUM 5CH (30K) granules

ce sulfate de soude est un remède important de l'asthme de l'enfant, lorsque la crise survient par temps humide. Elle apparaît typiquement *vers 4 à 5 heures du matin* (heure solaire). L'administration de *Natrum sulfuricum* à un enfant sera surtout envisagée lorsqu'il expectore des mucosités jaunes ou verdâtres ce qui signe une surinfection des bronches (↘ voir *La bronchite chronique* page 156).

→ SENEGA 5CH (30K) granules et ANTIMONIUM TARTARICUM 5CH (30K) granules

ces deux remèdes ont été abordés au paragraphe traitant de *La toux du nourrisson* (↘ voir page 94), mais restent valables dans l'asthme de l'enfant. *Polygala senega*, une plante originaire de Virginie, a été utilisée dans des temps anciens comme remède diurétique et comme calmant de la toux. C'est un remède d'asthme dit *humide* chez l'enfant lorsque l'encombrement bronchique provoque une respiration bruyante et des râles à l'auscultation.

La posologie de ces remèdes est de 3 granules toutes les demi-heures. Les prises doivent être espacées dès que s'amorce l'amélioration.

Antimonium tartaricum est un grand remède d'asthme chez l'enfant, lorsque les bronches sont encombrées de mucus et que la suffocation menace.

◊ Quelques conseils pratiques en cas d'asthme chronique :

L'accompagnement d'un asthme chronique n'est pas une chose facile, vu le contexte psychosomatique, voire psychosocial du *mal-être*. Les dispositions suivantes permettent toutefois de diminuer la fréquence et l'intensité des crises.

Dans la mesure du possible, votre enfant doit éviter de solliciter fortement son système nerveux. Un exemple : trop de télé ou trop de jeux vidéo, tard dans la soirée, entraîne une surcharge émotionnelle chez l'enfant asthmatique. La sollicitation du système nerveux ne se fait pas uniquement par le biais des organes des sens (vue, ouïe), mais aussi par le biais de l'appareil digestif. Évitez, dans ce contexte, tout abus de chocolat ou de Coca-Cola par exemple. À l'ère de l'ordinateur et du téléphone portable, pensez à limiter l'utilisation intempestive de ces appareils qui *bombardent* littéralement l'enfant d'ondes électromagnétiques.

Il est communément admis qu'un enfant asthmatique a le foie sensible et qu'il est sujet aux allergies. L'école officielle recommande d'ailleurs un régime approprié d'où sont bannis notamment les œufs, les fritures, le chocolat, les crustacés, etc. Lorsque, au printemps, l'allergie se fixe sur les voies respiratoires supérieures, elle prend l'appellation de rhume des foins, susceptible de se propager aux voies respiratoires inférieures et d'engendrer des spasmes bronchiques. Un drainage du foie ainsi qu'une prévention de l'asthme pollinique par des remèdes homéopathiques appropriés sont hautement recommandables (↘ voir plus haut).

Les muqueuses respiratoires d'un enfant asthmatique sont sensibles aux stimuli de toute nature, et tout particulièrement à la pollution atmosphérique et aux poussières domestiques. La sensibilité des bronchioles (ou ramifications terminales des bronches) d'un sujet allergique à son environnement serait cent fois supérieure à celle d'un sujet normal ! Ainsi, on comprendra tout l'effet bénéfique que représente une chambre bien aérée – sans fumée de tabac – sur la santé de votre enfant asthmatique. Nos braves compagnons, les chiens et les chats, seront parfois source d'allergie et de crise d'asthme chez votre enfant et tout contact avec eux devra hélas être provisoirement évité. La pratique d'un sport est hautement recommandée, pour autant que votre enfant évite la compétition, laquelle risque de le surcharger émotionnellement.

L'infection des voies respiratoires, notamment la bronchite asthmatiforme, devra être systématiquement traitée et accompagnée homéopathiquement (↘ voir plus loin).

Un enfant souffrant d'allergie et d'asthme qui tousse la nuit, doit être systématiquement examiné, dans l'éventualité d'une contamination par des oxyures ou autres parasites intestinaux (↘ voir *Les oxyures*, page 169), à même de modifier certains paramètres biologiques sanguins, notamment les éosinophiles : des globules blancs impliqués dans l'allergie.

◊ Trois cures homéopathiques en traitement de fond de l'asthme :

Les remèdes qui suivent entrent souvent en ligne de compte dans le traitement de fond d'un enfant asthmatique. Ils doivent en fait être prescrits par un médecin homéopathe.

→ MEDORRHINUM 6K / MK, 30 gélules, 1 gélule par jour

Ce biothérapique présente dans sa pathogénésie une surcharge du système dit réticulo-endothélial, le tissu de soutien de la rate et des ganglions lymphatiques. C'est dire que ce remède est indiqué lorsqu'il existe une déficience des défenses immunitaires de l'organisme, notamment des inflammations chroniques des muqueuses ainsi que des végétations ou des tumeurs bénignes : les polypes, les verrues, tout particulièrement. *Medorrhinum* agit favorablement sur le rhume des foins ou sur l'asthme qui s'améliorent fortement au bord de la mer. L'enfant soulage sa crise d'asthme en se couchant sur le ventre, les genoux repliés sous lui (position génu-pectorale). Il n'est pas rare que le début d'une cure de *Medorrhinum* s'accompagne d'effets secondaires, passagers et tout à fait bénins. Il s'agit, en l'occurrence, d'une augmentation légère des sécrétions bronchiques ou de l'apparition d'une éruption cutanée qui ressemble à de l'urticaire.

→ BROMIUM 6K / MK, 30 gélules, 1 gélule par jour

Le brome est un métalloïde et se trouve à l'état naturel dans l'eau de mer. Sur le plan pathogénétique, il est complémentaire à *Medorrhinum*, car il correspond aux irritations catarrhales du larynx, de la trachée et des bronches. Tout comme l'asthme de *Medorrhinum*, celui de *Bromium* est amélioré à la mer, et le remède est tout particulièrement intéressant lorsque l'enfant est allergique aux poussières domestiques.

→ DULCAMARA 6K / MK, 30 gélules, 1 gélule par jour

Le tableau réactionnel de la *douce-amère* a été décrit au paragraphe sur le *faux croup* (↘ voir page 139) et ressemble à celui de *Bromium*, lorsque l'enfant est *pris* des bronches à la fin de l'été, parce qu'il a transpiré et qu'il s'est refroidi dans la soirée. *Dulcamara* « fait » tout comme *Bromium*, des ganglions du cou. Les deux remèdes ont donc un tropisme certain pour le système lymphatique, ce qui les rapproche de *Medorrhinum*.

↘ LA BRONCHITE CHRONIQUE

L'enfant se déminéralise et est constamment frileux. Sa toux devient chronique, grasse et productive : l'enfant expectore des glaires de coloration jaune-verdâtre. Chaque changement du temps vers le froid et l'humidité est propice aux rechutes ou aux aggravations, au grand désespoir des parents qui se tournent à juste titre vers la Médecine des Semblables.

La bronchite chronique est avant tout synonyme d'un constat d'échec, celui de l'école officielle et de ses traitements lourds (antibiotiques, cortisone, etc.) : les bronchites aiguës (↘ voir à *La toux du nourrisson*, page 94, qui traite de remèdes convenant parfaitement à *l'enfant qui tousse*) et les crises d'asthmes se multiplient, tandis que s'installe la surinfection chronique des bronches.

Ce qui va suivre fait donc partie de la tâche, hélas journalière, du seul médecin homéopathe. Voici quatre remèdes types de bronchite chronique, prescrits en potences korsakoviennes progressives[55]. Ces remèdes sont mentionnés ici à titre indicatif, car leur prescription (et surtout la chronologie de leur prescription) est subordonnée au diagnostic physique et réactionnel du médecin homéopathe.

→ **SILICEA 6K / MK, 30 gélules, 1 gélule par jour**
ce silice est le grand remède des suppurations chroniques avec écoulements jaunes-verdâtres (chandelles du nez, glaires produites par l'expectoration). Il est indiqué lorsque l'enfant est amaigri et refroidi par la déminéralisation engendrée par les survaccinations, les antibiothérapies à large spectre et la cortisone.

→ **NATRUM SULFURICUM 6K / MK, 30 gélules, 1 gélule par jour**
la composition de ce sulfate de soude explique son action bénéfique sur l'état *spongieux*, fait de rétention d'eau (effet *sodium*) qui rend l'enfant vulnérable à l'humidité sous toutes ses formes (habitat humide, nourriture aqueuse), et sur l'intoxication de l'enfant aux produits allopathiques (effet dépuratif et centrifuge du *soufre*). *Natrum sulfuricum* présente, dans sa pathogénésie, des écoulements chroniques jaunes-verdâtres en provenance du nez, des sinus, et des bronches.

---

55. Voir également à *La fabrication et la présentation des remèdes homéopathiques*, page 22, et *Les écoles homéopathiques : unicisme, pluralisme, complexisme*, page 29.

Il n'est pas exclu, lorsque la *charge allopathique* est importante, que votre médecin fasse précéder ce traitement de hautes potences du dépuratif végétal suivant :

→ **NUX VOMICA ou *noix vomique*, par exemple 200K, MK, et XMK en doses-globules, en échelle :**
200K, jour 1; MK, jour 2 ; XMK, jour 3. Cette prescription permettra de lever le barrage *hydrique et toxémique exogène*.

→ **PULSATILLA 6K / MK, 30 gélules, 1 gélule par jour**
l'*anémone pulsatile* agit dans la bronchorrhée (suppuration des bronches) tendant à la chronicité (expectoration de mucosités jaunes ou jaune verdâtre). Le ralentissement des échanges gazeux au niveau des poumons fait que l'enfant est le plus souvent anémique, qu'il manque de *chaleur vitale*, et présente à maints endroits du ralentissement circulatoire et veineux par manque d'oxygénation des tissus : les mains sont rouges ; *le bas des jambes et les genoux sont rouge violacé, et l'hiver, des engelures des doigts sont fréquentes*.

→ **SULFUR IODATUM 6K / MK, 30 gélules, 1 gélule par jour**
la composante *soufre* de ce *soufre iodé* favorise l'élimination vers l'extérieur tant au niveau de l'arbre respiratoire qu'au niveau de la peau, des toxines médicamenteuses. Contrairement à l'enfant de typologie *Sulfur* qui est de constitution pléthorique et robuste, l'enfant *Sulfur iodatum* est amaigri et nerveux, ce qui traduit un dysfonctionnement de sa glande thyroïde qui bénéficiera de l'*iode* dilué et dynamisé contenu dans ce remède. L'enfant soufre de trachéite et de bronchite chronique avec expectoration de mucosités jaunâtres. Il présente également des ganglions (surtout au niveau du cou) et des éruptions cutanées dont *Sulfur* est le maître remède !

Echinacea en TM ou en D1, macérât glycériné de bourgeons de cassis, et les oligoéléments *Mn Cu, et Cu Au Ag* seront également au rendez-vous de cette remise en route immunitaire.

6.

Trois problèmes de peau

L'IMPÉTIGO

Cette maladie de la peau d'origine microbienne (streptocoques ou staphylocoques) se déclare sous la forme de cloques ou de pustules contenant un liquide clair puis trouble. Ces dernières s'ouvrent et se recouvrent de croûtes jaunâtres qui disparaissent après quelques jours. L'impétigo siège surtout au niveau du visage, tout particulièrement autour de la bouche et du nez. Bien que généralement sans danger, l'impétigo est très contagieux.

Si votre enfant se gratte, il risque, au moyen de ses ongles, de contaminer ses petits camarades. Il est donc prudent de l'éloigner de l'école jusqu'à ce que les lésions cutanées soient entièrement desséchées. Votre médecin décidera de l'opportunité de la prescription d'un antibiotique.

Quant à l'accompagnement homéopathique, il comprendra les remèdes suivants (le premier est une sorte de « remède standard » de l'impétigo et les autres correspondent aux différents stades de la maladie) :

→ ANTIMONIUM CRUDUM 5CH (30K) granules
la plupart des auteurs s'accordent à dire que ce soufre noir d'antimoine est le remède standard de l'impétigo. La Matière médicale fait état de *pustules à suintement irritant, formant des croûtes épaisses et jaunâtres*. Il s'agit véritablement d'un *similimum* anatomopathologique. Un argument supplémentaire en faveur d'*Antimonium crudum* est la présence chez l'enfant d'une *langue très chargée, recouverte d'un enduit épais, blanc laiteux*. L'enfant justiciable de ce remède présente une typologie particulière : c'est un gros mangeur au tempérament irascible. Le Dr Binet le qualifie de *glouton bourru*…

→ RHUS TOXICODENDRON 5CH (30K) granules
le sumac vénéneux est un arbuste de l'Amérique septentrionale, de la famille des térébinthacées. Ses effets sur la peau sont bien connus de la Matière médicale : *de la rougeur et de la brûlure cutanée suivie de vésicules qui contiennent un*

liquide clair et qui démangent horriblement. Cette description anatomopathologique correspond au premier stade de l'impétigo, mais aussi à celui de l'eczéma ou de la varicelle, ce qui prouve bien que plusieurs étiquettes de l'école officielle peuvent ressortir à un seul remède en Médecine des Semblables !

→ **MEZEREUM 5CH (30K) granules**

les démangeaisons sont encore intenses, surtout la nuit. Les lésions s'infectent et les pustules se remplissent d'un pus jaunâtre. *Daphne mezereum*, ou *bois gentil*, est un petit arbrisseau de la famille des Thymélacées. Préparé homéopathiquement, il est un grand remède d'impétigo après vaccination.

→ **GRAPHITES 5CH (30K) granules**

les croûtes se sont formées et un liquide jaune, visqueux, épais comme du miel, s'écoule des pustules. À ce stade, il n'est pas exclu que votre médecin prélève un échantillon de pus au moyen d'un écouvillon, afin d'identifier le germe responsable et de déterminer sa sensibilité à une éventuelle antibiothérapie.

En fonction du stade évolutif et réactionnel local, vous donnerez, plusieurs fois par jour, 3 granules du remède approprié à votre enfant. Localement, des badigeons à la teinture d'iode s'avéreront très efficaces.

→ **SULFUR 6K / MK, 30 gélules, 1 gélule par jour**

L'impétigo se manifeste sur une peau malsaine, ce qui signifie que le métabolisme du soufre est perturbé. Un médecin homéopathe tiendra compte de cette perturbation bioénergétique et prescrira cet *analogue soufré* en potences korsakoviennes progressives.

L'ECZÉMA

Encore appelée dermatite atopique, cette maladie est très répandue parmi les enfants. Elle concerne les couches cellulaires externes de la peau et évolue par poussées aiguës, ou peut d'emblée présenter une tendance à la chronicité.

Il n'entre pas dans le propos de cet ouvrage de décrire toutes les sortes d'eczémas et leur accompagnement homéopathique. Qui plus est, la médecine des semblables s'occupe fort peu de la classification des maladies selon les signes – la *nosologie* –, mais s'intéresse surtout à la réaction – locale et générale – d'un malade à sa maladie. Ce qui va suivre est la description de remèdes homéopathiques courants, qui présentent principalement des troubles cutanés dans leurs pathogénésies respectives et correspondent aux différents stades de l'eczéma décrits par la médecine officielle.

Nous avons affaire ici à une maladie ancrée profondément au sein de l'organisme, et de nombreux facteurs tels que la constitution, l'allergie, et les intoxications médicamenteuses devront être pris en compte lors du traitement. C'est pourquoi l'approche réactionnelle d'un eczéma chronique est en fait la tâche d'un homéopathe averti.

Les pommades à la cortisone doivent être évitées au maximum et sont en fait un non-sens : leur toxicité est telle qu'elles risquent d'interférer avec la fonction normale des surrénales de l'enfant. Cette situation entraîne très vite une déficience immunitaire. Qui plus est, un eczéma *supprimé* par de la cortisone va se *muer* fréquemment en asthme ou en un problème grave des intestins. Dans le jargon homéopathique, il s'agit de maladies vicariantes engendrées par une *suppression*, en l'occurrence l'application de cortisone sur un eczéma. Ces complications de l'eczéma dit *rentré* artificiellement sont d'ailleurs admises par l'école officielle.

◊ Lorsque l'eczéma de votre enfant en est au stade initial ou aigu :

Les démangeaisons sont le problème principal. Des vésicules se forment sur un fond d'œdème inflammatoire et rougeâtre. Elles se rompent, souvent sous l'influence du grattage, et laissent suinter du sérum qui rend humide la plaque eczémateuse. Le prurit est alors très violent. Il s'agit du stade vésiculeux et érythémateux de l'eczéma.

Un remède phare va accompagner cette poussée aiguë de la maladie :

→ **RHUS TOXICODENDRON 5CH (30K) granules**
ce remède qui a été décrit au chapitre précédent sur l'impétigo, est en fait le plus souvent indiqué dans l'eczéma aigu. Les vésicules contiennent un liquide clair, transparent, ou citrin. Les fortes démangeaisons rendent l'enfant difficile. *Rhus toxicodendron* est un remède intéressant de l'eczéma aigu de la paume des mains et de la face latérale des doigts : la *dysidrose*. La posologie de ce remède est de 3 granules toutes les heures, jusqu'à ce que se dessine l'amélioration. Chez les petits enfants, il est préférable de diluer 10 granules du remède dans un verre d'eau que l'enfant boira par petites gorgées fréquemment répétées.

◊ Lorsque la maladie s'est installée, et que l'eczéma devient généralement sec :

Deux remèdes sont indiqués à ce stade. Vous devrez les donner un jour sur deux, à raison de 3 granules tous les matins :

→ **ALUMINA 5CH (30K) granules**
la peau justiciable de cet aluminium dilué et dynamisé, est très sèche et les lésions eczémateuses démangent fortement, surtout la nuit. L'enfant se gratte jusqu'au sang et, très souvent, l'on observe de petites lésions sanguinolentes, de grattage, des égratignures.

→ **ARSENICUM ALBUM 5CH (30K) granules**
le malade justiciable de ce remède *s'épluche* littéralement. Il faut comprendre par là qu'il élimine les cellules de la couche cornée de sa peau, sous forme de squames qui prennent l'aspect de fines poussières blanches, *comme du son ou comme de la farine*. C'est l'image type de l'*eczéma furfuracé* de la médecine classique. L'eczéma de type *Arsenicum album* s'aggrave au froid et sera donc surtout présent l'hiver.

◊ Lorsque l'eczéma se crevasse :

Vous penserez à deux remèdes qu'il vous faudra à nouveau alterner un jour sur deux, à raison de 3 granules tous les matins :

→ **PETROLEUM 5CH (30K) granules et**
PIX LIQUIDA 5CH (30K) granules

le premier n'est autre que le pétrole. La peau grise ou noirâtre des patients eczémateux justiciables du remède, n'est pas sans rappeler celle des mécaniciens travaillant le cambouis et le mazout. Il s'agit là, ni plus ni moins, de l'application de la loi de similitude. Le second, *Pix liquida*, est le goudron dont le contact avec la peau d'un sujet sain provoque des lésions eczémateuses. Son utilisation homéopathique s'effectue à nouveau en vertu de la loi de similitude. Ce qui caractérise le tableau réactionnel local de ces deux remèdes est l'épaississement de la couche cutanée et la formation de crevasses de la paume des mains et des doigts. Ces crevasses se mettent parfois à saigner et démangent fortement.

◊ Le traitement local de l'eczéma :

Il existe sur le marché d'excellents produits pour le bain de l'enfant. Ils contiennent, entre autres, de l'huile d'amande douce et de sésame, de l'extrait de calendula, et des huiles essentielles (de romarin et de lavande par exemple). Demandez conseil à votre pharmacien.

Quel que soit le stade de l'eczéma (humide, sec, crevassé), vous donnerez la priorité à l'usage du **savon Vita Fons** pour la toilette de l'enfant, suivie de l'application de l'**onguent Vita Fons II** (↘ voir page 48) sur les lésions, plusieurs fois par jour s'il le faut. Gardez cet onguent au frigo, car l'application froide de Vita Fons II donne un soulagement supplémentaire à l'enfant lorsque l'eczéma *flambe*.

◊ Dans le cas d'un eczéma qui a été « rentré » par des pommades à la cortisone :

Ajoutez systématiquement à votre accompagnement homéopathique une phytothérapie à base de macérât glycériné de bourgeons de **RIBES NIGRUM D1**, à raison de 1 cuillère à café 3 fois par jour. L'action stimulante du cassis sur les surrénales a déjà été décrite dans cet ouvrage.

◊ Si l'eczéma est présent de longue date :

Vous aurez intérêt à drainer les toxines de la peau au moyen du complexe suivant :

→ **SAPONARIA D3,**
FUMARIA D3,
VIOLA TRICOLOR D3,
SULFUR D6, ana ad 1 flacon de 60 ml,
30 gouttes par jour dans un fond de verre d'eau

L'action dépurative des composantes végétales de ce complexe (saponaire officinale, fumeterre et pensée) a déjà été mise en évidence (↘ voir *La croûte de lait* page 56). L'action de *Sulfur* en basse potence contribue au rééquilibre bioénergétique du métabolisme de la peau riche en soufre.

◊ Si la crise d'eczéma s'accompagne de démangeaisons intolérables :

Votre médecin devra se résoudre à la prescription d'un remède allopathique dit antihistaminique. Il existe en médecine homéopathique un remède standard du prurit :

→ **MEZEREUM D6 en solution, 1 flacon de 60 ml**

30 gouttes dans un verre d'eau ; en faire boire régulièrement une gorgée à votre enfant lors des crises. L'action homéopathique du *bois gentil* sur l'impétigo a été décrite à la page 159. *Mezereum* est également un grand remède de prurit de l'eczéma aggravé la nuit. C'est aussi un remède de *prurit essentiel*, c'est-à-dire sans lésions cutanées apparentes.

LES VERRUES ET LE *MOLLUSCUM CONTAGIOSUM*

◊ Les verrues :

Ces tumeurs bénignes de la peau, encore appelées verrues vulgaires, sont en principe d'origine virale. D'aspect plane et lisse, elles peuvent devenir volumineuses et se transformer en véritables choux-fleurs. Elles sont source de bien des ennuis chez l'enfant : esthétiques tout d'abord, lorsqu'elles envahissent les mains et les doigts. Localisées aux plantes des pieds, elles deviennent douloureuses.

Leur destruction, la seule possibilité thérapeutique envisagée en médecine classique, comprend le curetage suivi d'électrocoagulation, ou la cryothérapie par azote liquide. Bien qu'efficaces, ces moyens pour le moins énergiques ne sont pas toujours appréciés par l'enfant, ni par ses parents… dont on comprendra aisément qu'ils se tournent vers l'homéopathie, afin de tenter de résoudre le problème à l'amiable. D'autant plus qu'une verrue est la partie locale et réactionnelle d'un *mal-être* général qui ressortit à la médecine des synthèses.

En fait, la verrue n'est que la partie émergée d'un iceberg réactionnel, pour ne pas dire la partie visible d'un volcan métabolique. Véritable paratonnerre des tempêtes émotionnelles qui secouent régulièrement l'humain dans ses interactions avec ses congénères, la verrue est aussi un véritable exutoire bioénergétique qu'il faut respecter. Toute ablation intempestive d'une verrue, par quelque moyen que ce soit, peut donner lieu à une *suppression* : le mal-être qui s'était, en quelque sorte, *réfugié* dans la verrue, file en profondeur vers d'autres organes – et une véritable maladie s'installe ! Nous avons ainsi vécu le cas d'une jeune fille devenue incontinente quelques semaines après la suppression de verrues plantaires par cryothérapie, mais de nombreux autres exemples de la pratique journalière des médecins homéopathes viennent étayer l'hypothèse des mauvais effets des suppressions. Le Dr Hodiamont, dans son ouvrage *Plantes médicinales et homéopathie*, évoquant les suppressions, dit en substance : « si nous passons à un autre ordre de suppressions, celles qui consistent à enlever chirurgicalement des verrues, nous rencontrerons de nombreux inconvénients et nous assisterons à l'apparition de troubles tout à fait inattendus et situés parfois en des endroits du corps bien éloignés de la formation enlevée. Les suppressions de verrues ne sont pas inoffensives : avant de conseiller aux malades de les faire enlever, il faut bien réfléchir aux conséquences possibles. Si ces formations se produisent, il y a une cause interne. Tant que nous ne connaissons pas cette cause et que nous ne pouvons pas la traiter, gardons-nous d'agir intempestivement et de risquer de provoquer chez le malade des inconvénients beaucoup plus graves. Ne disons surtout pas comme on le fait souvent : “faites enlever cela, vous serez tranquille” » !

Le remède homéopathique de base agissant sur les verrues est :

→ **THUYA 5CH (30K) granules, 3 granules tous les matins**

cet *arbre de vie* a, dans sa pathogénésie, *des proli*férations cellulaires de quelque *origine qu'elles soient et à quelque endroit que ce soit*. Les verrues de type *Thuya* présentent les caractéristiques suivantes selon la Matière médicale : elles sont *de consistance molle* et peuvent prendre *un aspect en chou-fleur*. En fait, quel que soit l'aspect ou la consistance de la verrue de votre enfant, vous aurez intérêt à donner systématiquement THUYA 5CH (30K), à raison de 3 granules tous les matins. Vous pourrez compléter cet accompagnement homéopathique standard de la verrue par les remèdes suivants :

→ **DULCAMARA 5CH (30K) granules, 3 granules tous les soirs**

lorsque les verrues apparaissent chez des enfants qui fréquentent régulièrement la piscine. Il s'agit généralement de verrues plates siégeant sur le dos de la main, mais d'autres endroits du corps peuvent être concernés.

→ **ANTIMONIUM CRUDUM 5CH (30K) granules, 3 granules tous les soirs**

lorsqu'il s'agit, selon la Matière médicale, de *verrues plantaires douloureuses avec formation de callosités*.

Localement, vous appliquerez sur la verrue une pommade à la **teinture-mère de CHELIDONIUM**. Cette *grande chélidoine*, plante de la famille des papavéracées, employée depuis la plus haute Antiquité dans les maladies du foie, est également connue pour ses propriétés antiprolifératives. Demandez l'avis de votre pharmacien.

Il est toujours utile de compléter cet accompagnement réactionnel local par un traitement réactionnel général du *mal-être* de l'enfant confronté à des proliférations cellulaires cutanées. Cette approche strictement personnelle tiendra compte de notions homéopathiques telles la barométrie (la sensibilité aux conditions atmosphériques), la diathèse (ou la prédisposition d'encourir une maladie sur un mode réactionnel de groupe, ↘ voir page 31), la typologie, la constitution de l'enfant, sans oublier les antécédents allopathiques, les vaccinations notamment, susceptibles d'initier une maladie verruqueuse. Ces facteurs qui sont ignorés par l'école officielle font la part belle au médecin homéopathe dans la recherche du *similimum*.

Sans vouloir entrer dans le détail de ce sujet complexe, l'on peut affirmer qu'il existe trois grands remèdes de verrues :

→ THUYA 9CH (200K), doses-globules

Thuya agit sur un plan réactionnel local, et influence favorablement le métabolisme cellulaire de tout l'organisme. Une potence en 9CH (200K), administrée toutes les trois semaines complétera parfaitement celle en 5CH (30K), administrée tous les jours (approche homéopathique pluraliste française). *Thuya* est un remède de maladies verruqueuses apparues après des vaccinations et des antibiothérapies intempestives. C'est également un grand remède de *suppression* (↘ voir plus haut). Lorsqu'une maladie profonde s'est installée après l'ablation d'une verrue, une haute potence de *Thuya* rétablira le malade, tandis que la verrue supprimée réapparaîtra !

→ MEDORRHINUM 9CH (200K) dose-globules et NATRUM SULFURICUM 9CH (200K) dose-globules

Tout comme *Thuya*, *Natrum sulfuricum* et *Medorrhinum* ont dans leurs pathogénésies respectives une grande sensibilité au froid humide. Ils seront donc indiqués lorsque les verrues se développent chez des enfants dits *sycotiques*, qui *retiennent l'eau*, qui s'enrhument facilement et qui souffrent de rhino-pharyngites et de bronchites à répétition.

Si le médecin homéopathe est formé à l'école uniciste, il va faire un choix précis parmi ces trois remèdes et prescrire une seule fois le *similimum*. S'il s'agit d'un médecin issu de l'école pluraliste française, il va considérer les trois remèdes précités comme complémentaires et les prescrire à intervalle de trois semaines (↘ voir *Les écoles homéopathiques : unicisme, pluralisme, complexisme,* page 29).

Deux remèdes supplémentaires méritent d'être mentionnés, car faisant partie de l'arsenal thérapeutique courant du médecin homéopathe confronté à des verrues. Ces remèdes sont généralement prescrits en potences korsakoviennes progressives :

→ SULFUR 6K / MK, 30 gélules, 1 gélule par jour

Hahnemann a toujours été un chaud partisan de ce remède dans les verrues, le considérant d'ailleurs comme prioritaire. Il n'a pas tort, quand on sait que le soufre participe grandement au métabolisme de la peau, et donc aux pathologies de toute nature (dont les verrues) à ce niveau. *Sulfur,* prescrit en première intention, éclaircit le cas selon de nombreux auteurs et permet ensuite de mieux cibler la maladie verruqueuse au moyen d'autres remèdes plus spécifiques de la Matière médicale.

→ CAUSTICUM 6K / MK, 30 gélules, 1 gélule par jour

les verrues de cette préparation à base de chaux et de bisulfate de potasse, mise au point par Hahnemann lui-même, sont larges et plates, voire crénelées et ont une localisation particulière : sous les ongles ou sur le nez. Cette véritable maladie verruqueuse se développe chez des enfants fragilisés par la vie, maigres et peureux, en retard de développement, souffrant souvent d'énurésie nocturne.

◊ Le *molluscum contagiosum*

Le *molluscum contagiosum* est en train de devenir la septième plaie d'Égypte des temps modernes ! Telle la grêle qui s'abattit en son temps sur les sujets du pharaon, les mollusques, de petites tumeurs rondes d'aspect perlé, grêlent le corps de nombreux enfants au grand désespoir des parents. Comme son nom l'indique, le *molluscum* est très contagieux car d'origine virale, ceci en ce qui concerne la vision pasteurienne de la médecine moderne du moins.

Vu sous l'angle toxinique et somato-énergétique de la Médecine des Semblables, ce *molluscum*, tout comme les verrues, n'est en fait qu'un exutoire bioénergétique dont l'apparition signe le trop-plein de produits allopathiques et de vaccinations dont est friande l'école officielle. Aborder le problème des mollusques consiste d'abord à comprendre le contexte de leur apparition pour ensuite proposer aux parents de traiter l'enfant *de l'intérieur,* en tenant compte de son mode réactionnel. Cette solution douce sera appréciée par les parents et l'enfant mollusqueux, qui aura précédemment subi des ablations répétitives à la curette ou de la cryothérapie (brûlure à l'azote liquide), *traitements* qui ne sont pas sans laisser des traces, des cicatrices notamment. Sans oublier qu'il s'agit là de *suppressions* manifestes, susceptibles d'engendrer des troubles plus profonds (↘ voir plus haut). Last but not least, le *molluscum contagiosum* est avant tout un problème esthétique avant d'être véritablement une maladie !

Les remèdes décrits précédemment pour les verrues seront d'application en cas de *molluscum contagiosum* mais ce sera au médecin homéopathe de trancher.

Un remède semble toutefois prioritaire :

→ NATRUM SULFURICUM 6K / MK, 30 gélules, 1 gélule par jour

Pour rappel, ce *sulfate de soude* (formule chimique Na_2SO_4) agit sur l'état *spongieux*, fait de rétention d'eau (effet *sodium*). Le *molluscum contagiosum* se développe le plus souvent sur des enfants ayant subi des polyvaccinations et des antibiothérapies répétées qui l'ont forcé à retenir l'eau afin de diluer les toxines. Cet état *spongieux* se reflète bien dans l'aspect anatomique des mollusques, souvent comparés à des verrues remplies d'eau !

7. Divers

LES OXYURES

Lorsque l'on dit qu'un petit enfant *a des vers,* il s'agit généralement d'oxyures, et la définition imagée suivante est explicite : *de petits vers de la longueur d'un ongle coupé ressemblant à de petits fils blancs.*

Ces parasites intestinaux[56] vont occasionner des troubles à la fois locaux et généraux. Sur le plan local, ce sont des démangeaisons anales qui attirent l'attention des parents sur la présence probable d'oxyures chez l'enfant. Chez la petite fille, ils peuvent entraîner une vulvo-vaginite et de l'onanisme. Des désordres généraux, dits réflexes, dus à la réaction de l'organisme à la présence de parasites, viennent s'ajouter aux symptômes locaux. Ce syndrome vermineux, lequel est hélas ignoré de bon nombre de praticiens de l'école officielle, se résume comme suit :

- Démangeaisons anales, surtout la nuit. Un petit enfant qui ne comprend pas encore la signification de démangeaisons, va plutôt dire que « ça pique ».
- Démangeaisons au nez, à tel point que l'enfant en arrive à se gratter le nez jusqu'au sang.
- Douleurs abdominales, surtout au creux de l'estomac avec diarrhée.
- Alternance de faim vorace et d'anorexie.
- Fièvre quotidienne (ou *vermineuse*), vers 13 heures (modalité).
- Toux sèche nocturne.
- Fréquente envie d'uriner avec incontinence nocturne ou énurésie (↘ voir page 174).
- Hypersensibilité et fatigabilité excessive avec pâleur autour de la bouche et du nez.
- Cernes bleuâtres. Strabisme.
- Parfois la face est brûlante avec une rougeur des joues (ou d'une seule joue).
- Grincements de dents et soubresauts dans le sommeil. Convulsions.
- L'ensemble des plaintes est aggravé à la pleine lune (modalité).

56. Les autres parasitoses intestinales courantes, telles celles dues au *ténia* (vers solitaire), ou aux *ascaris* (lombrics) ne seront pas décrites ici, car elles concernent surtout les adultes.

On comprendra aisément, à la lecture de ce tableau, qu'une verminose est loin d'être une affection banale. L'enfant infesté d'oxyures adopte d'ailleurs une véritable typologie : il devient nerveux, agité, grognon, susceptible, hargneux, capricieux. Il recherche les caresses, mais les repousse aussitôt.

Il est intéressant de constater que ce syndrome vermineux, bien connu de nos grands-mères et des anciens cliniciens mais hélas souvent ignoré des praticiens modernes, est reproduit fidèlement chez des *sujets dits sains* lors d'expériences pathogénétiques au moyen de la plante *Artemisia cina*, ou armoise de Judée, de la famille des Astéracées. *Artemisia cina* est également appelée *semen contra (vermes)*, ou *graines* (qui sont en fait des capitules floraux) *contre les vers* ce qui confirme bien que la sagesse populaire est souvent au rendez-vous quand il s'agit d'utiliser des remèdes de bonne *fame*[57].

Au regard du *Postulat des Authentiques* (↘ voir page 223), l'analogie entre l'intoxication vermineuse de l'enfant et la pathogénésie de **Cina** est on ne peut plus logique. Le syndrome réactionnel général qui accompagne une parasitose intestinale ne serait autre que l'intoxication interne de l'Homo sapiens par l'essence d'*Artemisia cina* produite de manière épigénétique au niveau de la muqueuse intestinale, et ayant essentiellement pour but de rejeter le parasite. Dans des conditions physiologiques normales, avec un enfant en bonne santé, on peut supposer que ce phénomène autonome de défense intestinal est silencieux, et que l'enfant élimine ses vers sans être véritablement malade grâce à sa propre essence d'*Artemisia*.

Lorsque l'enfant est affaibli pour des raisons diverses (et l'école officielle, avec sa chimie lourde, y est sans doute pour quelque chose…), l'essence d'*Artemisia* quitte son rôle physiologique, franchit la barrière intestinale, et vient s'accumuler dans l'organisme où elle provoque des symptômes identiques à ceux bien connus des expériences pathogénétiques. Ce qui est logique, puisqu'il s'agit de la même substance, l'une endogène et phylogénétique produite par le malade, l'autre exogène, ingérée par des expérimentateurs sains et sensibles ! Revenons à la sagesse populaire : la poudre de la plante brute, l'Armoise de Judée, administrée en doses pondérables, va, grâce à sa dilution dans les liquides vitaux (suc gastrique, sang, lymphe, etc.) et grâce aussi à sa dynamisation due aux échanges transmembranaires, se transformer en véritable potence infinitésimale, et deve-

57. Du latin *fama* qui signifie *renommée*.

nir *homéopathique*[58] de la maladie vermineuse. La transformation bioénergétique qui se passe ensuite dans l'organisme de l'enfant et qui provoque sa guérison, fait encore partie des grands mystères de la médecine…

Lorsque la maladie vermineuse est installée de longue date, elle perturbe fortement le métabolisme de l'enfant, jusqu'à entraîner un arrêt de croissance ou de l'amaigrissement. Un avis médical est donc justifié. Les vers peuvent être retrouvés à la surface des selles[59] lors d'un examen parasitologique.

La thérapeutique classique est basée sur une bonne hygiène : les ongles de l'enfant contaminé seront coupés court et l'on veillera à ce qu'il se lave les mains avant chaque repas. Le fait que l'enfant suce son pouce est également un facteur de réinfestation et il faudra y remédier.

Malgré ces mesures préventives, les rechutes sont fréquentes et une thérapeutique classique antiparasitaire prescrite par votre médecin est bien souvent de mise. Comme nous venons de le décrire, l'éradication de la parasitose n'est pas tout, car elle a laissé son empreinte toxique et réactionnelle sur l'organisme de l'enfant. L'accompagnement homéopathique consistera donc à administrer en priorité :

→ **CINA 5CH (30K) granules : 3 granules matin et soir**
en supplément du médicament vermifuge prescrit par votre médecin. Cette approche combinant la médecine des semblables à celle des contraires donne d'excellents résultats.

58. La galénique d'Hahnemann (dilution et succussion) ne fait que faciliter l'assimilation du remède analogue à l'authentique dans l'organisme malade. Dans ce cas bien précis et sur le plan thérapeutique, homéopathie et phytothérapie sont identiques dans leur mode d'action !

59. La réinfestation de l'enfant s'effectue par la bouche au moyen des ongles souillés après grattage de l'anus. Après ingestion, l'œuf se transforme dans l'intestin en ver adulte en l'espace de 20 jours, provoquant l'oxyurose. La femelle va pondre près de l'anus, ce qui entretient l'infestation.

Parfois, un autre remède est nécessaire dans l'accompagnement homéopathique d'une verminose :

→ SABADILLA 5CH (30K) granules : 3 granules matin et soir

Le tableau réactionnel de la cévadille, une plante de la famille des liliacées, est proche de celui *de Cina*, ce qui laisse supposer que le code phylogénétique de l'humain prévoit plusieurs essences végétales afin de combattre les parasitoses intestinales[60]. Tout comme *Cina*, *Sabadilla* a dans sa pathogénésie, *du prurit de l'anus et des narines, des coliques abdominales, une irrégularité de l'appétit, une toux sèche et des tressaillements durant le sommeil*. *Sabadilla* est, tout comme *Cina*, sensible aux cycles lunaires. Les troubles de *Sabadilla* sont aggravés à la pleine lune et à la nouvelle lune, ce qui le différencie de *Cina*, surtout aggravé à la pleine lune[61]. La cévadille développe en outre un net tropisme pour les muqueuses nasale et oculaire, ce qui en fait un grand remède d'allergies (rhinite, conjonctivite) sur fond de parasitose. Il n'est d'ailleurs pas rare de guérir au moyen de ce remède des allergies tardives de ce type chez un adolescent qui a souffert de parasitose intestinale dans son enfance !

En plus de cela, il sera parfois nécessaire de traiter la diathèse ou le terrain sous-jacent qui rendent votre enfant *sensible* aux parasitoses. C'est là le travail d'un médecin homéopathe qui devra tenir compte, dans sa prescription, des symptômes réactionnels locaux et généraux, mais aussi de la morphologie et du *tempérament* de l'enfant.

Sans vouloir aller trop loin dans cette approche réactionnelle et typologique, on peut affirmer que les remèdes suivants entreront souvent en ligne de compte :

→ SILICEA 9CH (200K) dose-globules

si votre enfant est maigre, frileux et nerveux. Sans doute appartient-il à la diathèse *tuberculinique* (↘ voir page 31). Les troubles d'un *enfant Silicea* s'aggravent à la nouvelle lune et à la pleine lune.

---

60. Il nous paraît vraisemblable que chaque sorte de parasite provoque en quelque sorte un contre-parasite spécifique chez l'humain : pour les oxyures, ce serait *Artemisia cina* ; pour le lombric, *Sabadilla* ; et pour le ténia, *Spigelia anthelmia* ou herbe à Brinvilliers.
61. Durant les consultations, le médecin homéopathe s'aide d'un calendrier sur lequel figurent les différentes phases lunaires.

→ LYCOPODIUM 9CH (200K) dose-globules
si votre enfant est un *hépatique-né,* qu'il souffre notamment de constipation ou de crises d'acétone. L'*enfant Lycopodium* a un *fichu* caractère, susceptible et dominateur. Il a une morphologie typique avec un thorax étroit par rapport à un abdomen proéminent.

→ SULFUR 9CH (200K) dose-globules
si votre enfant non seulement souffre de prurit de l'anus, mais également d'affections inflammatoires autour de la bouche (par exemple de l'infection de la commissure des lèvres ou *perlèche*). L'*enfant Sulfur* est d'un tempérament sanguin. Il a les joues et les lèvres rouges, et transpire beaucoup. Il a toujours trop chaud et aime à se promener pieds nus. L'*enfant Sulfur* appartient à la diathèse *psorique* (↘ voir *La diathèse ou la prédisposition*, page 31).

→ CALCAREA CARBONICA 9CH (200K) dose-globules
si votre enfant est de type *carbonique* et présente une morphologie *bréviligne,* carrée ou ronde, avec des membres courts, larges et ossus. L'*enfant Calcarea* est souvent enrhumé lorsque le temps est froid et humide. Il transpire abondamment la nuit, surtout du cuir chevelu.

Ces remèdes ne pourront pas être administrés trop fréquemment : 1 dose-globules toutes les 3 semaines suffira.

L'ÉNURÉSIE NOCTURNE

Le fait qu'un enfant fasse – « encore » – « pipi au lit » après un « certain » âge, pousse ses parents à consulter. Les nombreux guillemets utilisés dans la phrase précédente sont justifiés par l'équivoque qui entoure la signification de l'énurésie nocturne parmi le grand public.

Quand doit-on cataloguer de pathologique la miction nocturne durant le sommeil chez l'enfant ? Il faut savoir que la majorité des enfants deviennent *propres* la nuit entre l'âge de 2 et 5 ans. À l'âge de 5 ans, 10 % des enfants ont encore une énurésie. À l'âge de 15 ans, ce pourcentage ne serait plus que de 1 %. Toutefois, les enfants énurétiques âgés de 5 ans et plus ne doivent pas être considérés comme anormaux. Jusqu'à preuve du contraire, ils subissent un ralentissement – provisoire – de la maturation du système nerveux central qui contrôle la vessie.

D'autre part, les normes et les contraintes de notre civilisation moderne s'accommodent mal d'un enfant qui n'est pas encore *propre* à l'âge de 2 ans et demi, puisqu'il est déjà censé aller à l'école maternelle. L'énurésie devient franchement *intolérable* pour la société si l'enfant a atteint ses 6 ans. En effet, il se retrouve sur les bancs de l'école et part en classe verte ou en classe de neige où il pose des problèmes aux accompagnateurs.

Il est donc bon *d'accompagner* l'énurésie nocturne à partir d'un « certain » âge, car il s'agit d'un phénomène dérangeant lequel risque de déstabiliser l'enfant sur le plan psychologique et social.

Bien que des infections urinaires à répétition, sur base d'une malformation congénitale ou suite à un diabète sucré, soient systématiquement envisagées et éventuellement dépistées par votre médecin, l'énurésie est à ranger parmi les maladies psychosomatiques. Le *Dictionnaire de médecine*[62] en donne d'ailleurs la définition suivante : *Miction normale, survenant pendant le sommeil, involontaire et inconsciente, sans lésion de l'appareil urinaire chez un enfant de plus de 4 ans.* Cette définition, qui exclut en fait toute composante organique dans la cause de l'énurésie, nous rapproche de la médecine des semblables qui non seulement tient compte des plaintes physiques de l'enfant, mais aussi du contexte émotionnel et réactionnel dans lesquelles elles se développent.

62. Flammarion.

Cela dit, l'énurésie nocturne demeure un problème difficile à résoudre en médecine classique malgré la multitude des moyens utilisés pour la contrer, qui font l'objet d'une approche pluridisciplinaire dans des centres universitaires spécialisés. Une certaine modestie dans l'aspiration vers des résultats sera également la règle lors d'un accompagnement homéopathique de l'énurésie nocturne, car elle est solidement ancrée au sein du *mal-être* de l'enfant. Des troubles psychoaffectifs dans la relation *mère/enfant* voire *père/enfant*, ou consécutifs à la naissance d'un petit frère ou d'une petite sœur, sont autant de facteurs à prendre en considération dans l'étiologie psychogène de l'énurésie nocturne. Elle se complique fréquemment de troubles du sommeil ou du caractère, ce qui implique une bonne connaissance de la *typologie* dans l'approche réactionnelle de l'enfant. La complexité du problème est telle, que vous devrez en principe avoir recours aux conseils d'un médecin homéopathe. En tant que néophyte de la doctrine homéopathique, vous devez savoir que l'énurésie nocturne est fréquente chez des enfants qui souffrent de parasitoses intestinales – *qui semblent n'intéresser que les homéopathes malgré leur fréquence*... Il est pourtant couramment admis par l'école officielle que l'irritation de la région génitale par des oxyures peut occasionner des envies fréquentes d'uriner chez les petits enfants. Il n'est donc pas superflu, dans le contexte d'une énurésie nocturne, d'envisager un examen des selles afin de dépister d'éventuels parasites intestinaux. Leur mise en évidence fera intervenir la prescription d'un vermifuge (↘ voir *Les oxyures*, page 169).

Sur le plan de l'accompagnement homéopathique, il faudra donc systématiquement penser à :

→ CINA 5CH (30K) granules : 3 granules matin et soir jusqu'à disparition de l'énurésie nocturne

Les vertus vermifuges de *Artemisia cina* ont été décrites au paragraphe sur les oxyures. Selon le Dr Gilbert Charrette, l'utilisation homéopathique de *Cina* dans l'incontinence nocturne d'urine est surtout intéressante lorsque les urines de l'enfant sont troubles, qu'elles sont très abondantes, et que l'incontinence a parfois lieu le jour (énurésie diurne). Rappelons le *psychisme* de l'*enfant Cina* : entêtement, horreur d'être touché, très susceptible, etc.

Les enfants énurétiques sont souvent nerveux et souffrent de *déminéralisation*. Cette notion clinique et homéopathique est d'origine diathésique : le *tuberculinisme* (↘ voir *La diathèse ou la prédisposition*, page 31). Une carence en sels minéraux chez l'enfant peut également être due à un usage abusif de médicaments (les antibiotiques à large spectre) ou de polyvaccinations. Sur le plan réactionnel, une déminéralisation se caractérise par de l'amaigrissement, des transpirations profuses, et de l'instabilité nerveuse. D'autres troubles nerveux liés à la déminéralisation sont notamment des cauchemars, du somnambulisme et… de l'énurésie nocturne. Il s'agit là du tableau réactionnel de *Silicea* ou de la *silice* extraite du cristal de roche, que le médecin homéopathe prescrira de la façon suivante : **SILICEA 9CH (200K) : 1 dose-globules toutes les 3 semaines.**

Ce traitement de l'enfant énurétique de type *Silicea* sera judicieusement complété par :

→ **EQUISETUM 5CH (30K) granules : 3 granules tous les soirs**
L'action salutaire de la prêle des champs, ou queue-de-cheval, sur les maladies de la vessie est connue depuis l'Antiquité. Utilisée en décoction, elle soulage l'irritabilité du canal urinaire occasionnée par des calculs. *Equisetum* contient de la silice et, utilisée homéopathiquement, cette plante conviendra tout particulièrement à *l'enfant Silicea*.

Des enfants hyperactifs durant la journée, auront un sommeil nocturne peu récupérateur, durant lequel pourra survenir un relâchement du sphincter vésical. Il est donc important que ces enfants soient épargnés sur le plan nerveux – et électromagnétique ! Trop de télévision, de jeux-vidéo, ou d'ordinateur, surtout le soir, va surmener le système nerveux de l'enfant énurétique. À l'ère du téléphone portable, il est nécessaire de rappeler qu'il s'agit là d'un outil de communication très précieux, qui est également source de perturbation électromagnétique et bioénergétique surtout s'il est mis entre les mains de (trop) jeunes enfants qui l'utilisent tel un jouet. Un contrôle parental est donc plus que jamais de mise ! Il en va de même des stimulants alimentaires, tels le Coca-Cola, le café, ou le chocolat.

Un bon accompagnement homéopathique de l'enfant énurétique et hyperactif est le suivant :

→ KALI BROMATUM 5CH (30K) granules : 3 granules au coucher

Le bromure de potassium n'est pas un remède de premier choix dans le traitement homéopathique de l'énurésie nocturne. Il a pourtant, selon le Dr Hodiamont, des signes pathogénétiques intéressants faits d'un mélange d'excitation (phase réactionnelle) et d'obnubilation (phase paralytique) du système nerveux central. De l'*enfant Kali bromatum*, la Matière médicale dit qu'il est *constamment agité des mains*. Il tripote toujours quelque chose (son stylo, les boutons de sa veste, ses draps), c'est l'enfant *touche-à-tout*. Il a des troubles du sommeil qui peuvent aller jusqu'aux terreurs nocturnes et au somnambulisme. Cette excitation du système nerveux peut alterner avec des phases de sommeil durant lequel se produit une paralysie passagère du sphincter de la vessie. Ce type d'énurésie nocturne aura tendance à survenir dans la deuxième partie de la nuit, ce qui est très difficile à objectiver.

Un dernier remède, prescrit par le médecin homéopathe, mérite d'être mentionné dans le contexte d'une énurésie nocturne :

→ CAUSTICUM 6K/MK, 30 gélules, 1 gélule par jour

véritable remède *alchimique* mis au point par Hahnemann lui-même, cette préparation à base de chaux et de bisulfate de potasse, symbolise l'enfance malheureuse qui prend ses origines à la naissance lors d'accouchements médicaux et traumatiques (utilisation des forceps, ou pose d'une ventouse, césarienne). *Causticum* est le remède des enfants d'orphelinat ou de situations analogues, lors d'une séparation des parents par exemple. En manque d'affection, ils apprennent à marcher et à parler sur le tard. Ils sont chétifs et développent facilement des ganglions et des éruptions diverses, dont les verrues décrites page 167. Anxiété (au crépuscule et à l'obscurité) et peur sont au rendez-vous du syndrome réactionnel de *Causticum* au sein duquel l'énurésie nocturne se manifeste fréquemment. Symboliquement, *l'enfant Causticum* qui ne croit plus au bonheur donne ainsi, au creux de la nuit noire, libre cours à ses larmes – qui s'échappent de sa vessie…

LES CRISES D'ACÉTONE

Si vous remarquez que votre enfant a une haleine aromatique, *d'odeur de pommes,* et qu'il présente des vomissements survenant brusquement, il souffre sans doute de *crises d'acétone.* De quoi s'agit-il ? Des corps cétoniques, résidus du métabolisme incomplet des graisses, circulent dans le sang et donnent à l'haleine de votre enfant cette odeur d'acétone. Les crises d'acétone se produisent chez des enfants âgés de 2 à 7 ans, et disparaissent avant l'âge de 15 ans.

L'étiologie des crises est inconnue. L'hypothèse la plus vraisemblable est une immaturité biologique du foie, car un repas riche en graisses est à même de les provoquer. D'autre part, des facteurs psychiques interviennent également, car l'enfant est généralement un anxieux, un émotif, un instable.

Un examen d'urine permet de déceler la présence de corps cétoniques (acétonurie) et de confirmer le diagnostic. Si les vomissements sont fréquents, des examens biologiques plus approfondis permettront à votre médecin d'exclure d'autres maladies liées au métabolisme des sucres ou des protéines.

L'accompagnement de la crise banale d'acétone est le suivant :

→ SENNA 5CH (30K) granules

Senna alexandrina ou *Séné*, petit arbuste aux fleurs jaunes, est un merveilleux remède de l'acétonémie chez l'enfant et ses signes pathogénétiques correspondent bien aux crises décrites plus haut, ce qui suppose une production endogène et phylogénétique de son essence végétale à vocation éliminatrice (voir *Le mot de la fin sur l'homéopathie*, page 222). *Senna* est en effet une plante médicinale proche de *l'aloès* et de la *rhubarbe*, utilisés comme purgatifs car leurs principes actifs augmentent les mouvements péristaltiques du côlon. L'haleine d'un enfant souffrant d'une crise d'acétone est d'odeur aromatique (voir plus haut). Le vomissement est accompagné de douleurs abdominales avec flatulence et parfois de diarrhée jaunâtre. Vous donnerez à votre enfant 3 granules de SENNA 5CH (30K) toutes les demi-heures, jusqu'à ce que la crise s'estompe.

Il vous faudra toujours prévoir un apport calorique et une hydratation suffisants sous forme de jus de fruits, afin d'éviter l'acidose.

Il faut toujours consulter votre médecin en cas de crise d'acétone, car certaines formes graves nécessitent une hospitalisation pour une réhydratation intraveineuse par sérum glucose.

Si l'on considère la crise d'acétone dans le contexte d'une immaturité biologique du foie, le remède de fond suivant est systématiquement indiqué :

→ **LYCOPODIUM 7CH (200K) : 1 dose-globules toutes les 3 semaines**
Le *pied-de-loup* est un grand remède du foie et sera surtout indiqué lorsque l'enfant présente le type *Lycopodium*, à savoir une certaine maigreur, laquelle concerne surtout la partie supérieure du tronc avec un ventre proéminent. ↘ voir également *Les troubles du sommeil et du comportement* page 180.

8.

Les troubles du sommeil et du comportement

L'évolution psychomotrice et le comportement socio-affectif de l'enfant sont intimement liés au biorythme dans lequel s'intègre la phase de sommeil. Grâce à son approche réactionnelle du *vécu nycthéméral* de l'enfant, l'homéopathie s'avère d'une efficacité remarquable dans le traitement de tout trouble à ce niveau. Il est impossible de décrire, dans le cadre de cet ouvrage, tous les remèdes homéopathiques ayant trait à cette problématique. Nous évoquerons les plus importants dont l'action sera résumée au moyen de symptômes clefs repris dans la Matière médicale. La constitution ainsi que les traits de caractère de l'enfant, sont une véritable toile de fond sur laquelle sont tissés les troubles du sommeil. Il s'agit donc en fait d'une approche typologique, qui fait usage de *portraits* (↘ voir également *Le pluralisme à la française*, page 30).

◊ Le portrait *Nux vomica*

Insomnie vers 4 heures du matin (est alors bien réveillé) avec grande difficulté à se lever le matin (est de mauvaise humeur). Insomnie après veille prolongée (devoirs, télévision, jeux vidéo). Irritabilité. Crises de colère subite (soupe au lait). Nombreux ennuis digestifs.

La *noix vomique*, utilisée en potences, est un contrepoison remarquable. Son usage est surtout préconisé par l'école pluraliste française. *Nux vomica* a de nombreux signes d'intoxication du foie dans sa pathogénésie. En loi de similitude, il désintoxiquera un enfant souffrant de troubles du sommeil et du comportement après l'ingestion prolongée de médicaments allopathiques. En *Postulat des Authentiques* (↘ voir page 223), l'essence de *Nux*, produite par le code épigénétique humain agirait sur les mouvements dits péristaltiques de l'appareil digestif : vers le haut (vomissements) et vers le bas (diarrhée), dans le but évident d'extérioriser les toxines[63]. Une dose-globules de NUX VOMICA 9CH (200K) agirait donc comme un véritable antidote. Cette dose unique est à même de *secouer* l'enfant en raison des toxines libérées massivement par les tissus de l'organisme. Il n'est pas exclu, par exemple, qu'une légère crise d'asthme ou qu'une diarrhée se déclenchent dans les 24 heures après la prise d'une dose-globules de ce remède. Ce sont là des réactions banales et bénéfiques qui vont renforcer l'action d'autres remèdes homéopathiques, plus ciblés sur la personnalité – ou le *portrait* – du jeune malade.

◊ Le portrait *Stramonium*

Ne peut dormir sans une veilleuse (a peur de l'obscurité). Cauchemars et hallucinations (fantômes, animaux). Agressivité à l'encontre des frères et sœurs. Tendance à jurer, à insulter, à mordre. Cruauté envers les animaux. Peur des chiens.

Datura stramonium ou *pomme épineuse* fait partie de la famille des solanacées, comme *Belladonna* et *Hyosciamus*. Lorsqu'apparaît le portrait *Stramonium* chez un enfant, le médecin homéopathe redoublera de vigilance, car *l'enfant Stramonium* est un candidat potentiel à la petite délinquance. *Stramonium* est en fait très proche du remède qui suit et qui devient son complémentaire.

◊ Le portrait *Hyosciamus*

Cauchemars après avoir regardé la télévision. Jalousie. Propension à faire du mal aux autres enfants, à les frapper. Cette méchanceté est d'ailleurs teintée d'un certain sadisme chez le sujet *Hyosciamus* adulte. Regard méchant. Strabisme (l'enfant louche littéralement de colère). Grincements de dents la nuit. Tendance au rire immodéré, aux grimaces. Très porté sur la *chose* (…) depuis son plus jeune âge avec tendance exhibitionniste (aime bien se promener tout nu dans la chambre).

63. Toujours dans le contexte du *Postulat des Authentiques*, on pourrait envisager l'hypothèse d'une fonction plus *directe* de l'essence humaine et épigénétique de *Nux* qui se combinerait aux toxines pour les *atténuer*, comme le ferait l'essence de la grande chélidoine lorsqu'il s'agit d'atténuer la toxicité des sels biliaires lors d'une jaunisse.

◊ Le portrait *Lachesis*

Rêves anxieux et réveil en pleine nuit avec l'impression d'étouffer. Agitation. Jaloux de ses frères et sœurs. Très bavard. Aggravation par la chaleur. Ne supporte pas les vêtements serrés (cols roulés). Se sent très mal le matin au réveil. Chez les filles, la problématique s'améliore dès l'apparition des premières règles.

◊ Le portrait *Lycopodium*

Ne veut parfois pas aller au lit, car il a peur des mauvais rêves. Très intelligent, mais despotique. Manque de confiance en soi. Irritabilité avec souvent de la colère contenue. Thorax étroit et abdomen proéminent.

◊ Le portrait *Pulsatilla*

Ne veut pas aller au lit, car n'aime pas rester seul. A peur dans le noir. Enfant doux et attachant, surtout de sexe féminin. Alternance de pleurs et de rires (Jean qui pleure et Jean qui rit). Rougit facilement aux émotions. Recherche sans cesse la compagnie (besoin d'être consolé). Troubles de la circulation (aspect rouge-violacé et froideur des extrémités).

Fait frappant : il existe de véritables lignées matriarcales *Pulsatilla*. Par exemple, l'arrière-grand-mère, la grand-mère, et la mère d'une petite fille, elle-même très *Pulsatilla*, peuvent consulter pour des troubles évoquant sans cesse ce remède à des degrés divers !

◊ Le portrait *Silicea*

Insomnie et somnambulisme. Énurésie nocturne. Enfant nerveux au regard vif. Enfant chétif avec un gros ventre. Amaigrissement après survaccination ou après antibiothérapies répétées. Transpiration abondante (surtout des pieds). Points blancs sur les ongles (déminéralisation).

◊ Le portrait *Arsenicum album*

Insomnie avec crises d'anxiété après minuit. Peur de mourir. Quitte le lit pour aller chercher du réconfort auprès de sa maman. Très soigneux et méticuleux jusqu'au perfectionnisme. Enfant qui repère très vite les cadres qui ne sont pas droits, et les redresse ! Asthme entre une et trois heures du matin. Eczéma sec et desquamant. Alternance d'asthme et d'eczéma. Périodicité dans l'apparition des plaintes (tous les deux jours, toutes les semaines).

◊ Le portrait *Chamomilla*

Insomnie après une grosse colère. Enfant très coléreux. Peut se taper la tête contre les murs pour le plaisir d'embêter son monde. Casse et jette ses jouets. Devient bleu de colère qui peut finir par une convulsion, ou un *spasme du sanglot*. Est fortement amélioré en étant porté et bercé ou lorsqu'il est transporté en voiture. Contexte de poussées dentaires chez l'enfant de 6 à 18 mois.

◊ Le portrait *Cina*

Insomnie au cours d'infestation par des oxyures. Démangeaisons anales nocturnes. Toux nocturne. Roule sa tête de droite à gauche sur l'oreiller. Énurésie nocturne. Grincements de dents en dormant. Très susceptible. Se met vite en colère. Ne supporte pas d'être touché. Coliques abdominales et prurit anal (↘ voir également *Les oxyures*, page 169).

◊ Le portrait *Calcarea carbonica*

Ne veut pas aller au lit et veut qu'on lui raconte une histoire dont il rêvera tout haut la nuit. Transpire de la nuque durant le sommeil. A peur de tout (la mort, la douleur, la maladie, l'avenir, l'obscurité). Forte corpulence avec fausse impression de bonne santé. Tendance à s'enrhumer facilement (rhino-pharyngites et otites à répétition, bronchites chroniques), surtout par temps humide et froid.

Si votre enfant correspond à l'un de ces portraits et qu'il en présente les troubles, votre médecin homéopathe prescrira le remède approprié en hautes potences, par exemple 1 dose-globules en 30 CH (MK) toutes les 3 semaines.

→ COFFEA CRUDA 4CH (30K) ou *café cru*[64]

est un petit remède qui facilitera l'endormissement de l'enfant lorsqu'il est nerveux, impressionnable, agité et hypersensible. Curieusement, c'est surtout le mauvais effet des émotions joyeuses qui perturbera l'enfant dans son sommeil ! *Coffea cruda* est à prendre 3 granules au coucher, à renouveler la nuit en cas de nécessité.

64. Si l'on considère ce *café cru* dans son action infinitésimale, force est de constater qu'elle est prioritairement calmante et lénifiante ! Ceci semble logique puisque cette substance est produite à l'état d'essence régulatrice par le code épigénétique du malade insomniaque. Dans ce contexte, renforcer l'action de ce *café endogène* par une *potence exogène* de *Coffea cruda 4CH* (30K) est une tâche gratifiante pour un médecin homéopathe. Le *versant excitant* du café n'apparaît donc que dans sa version pondérable – et, en fait, toxique. Ce qui fait dire aux physiologistes proches de l'homéopathie, qu'il y a inversion des effets (loi d'Arndt-Schulz). Nous pensons qu'il s'agit plutôt d'une *accumulation* d'une substance infinitésimale et bénéfique qui se transforme ainsi en toxique pondérable, sans qu'il soit question *d'inversion* proprement dite.

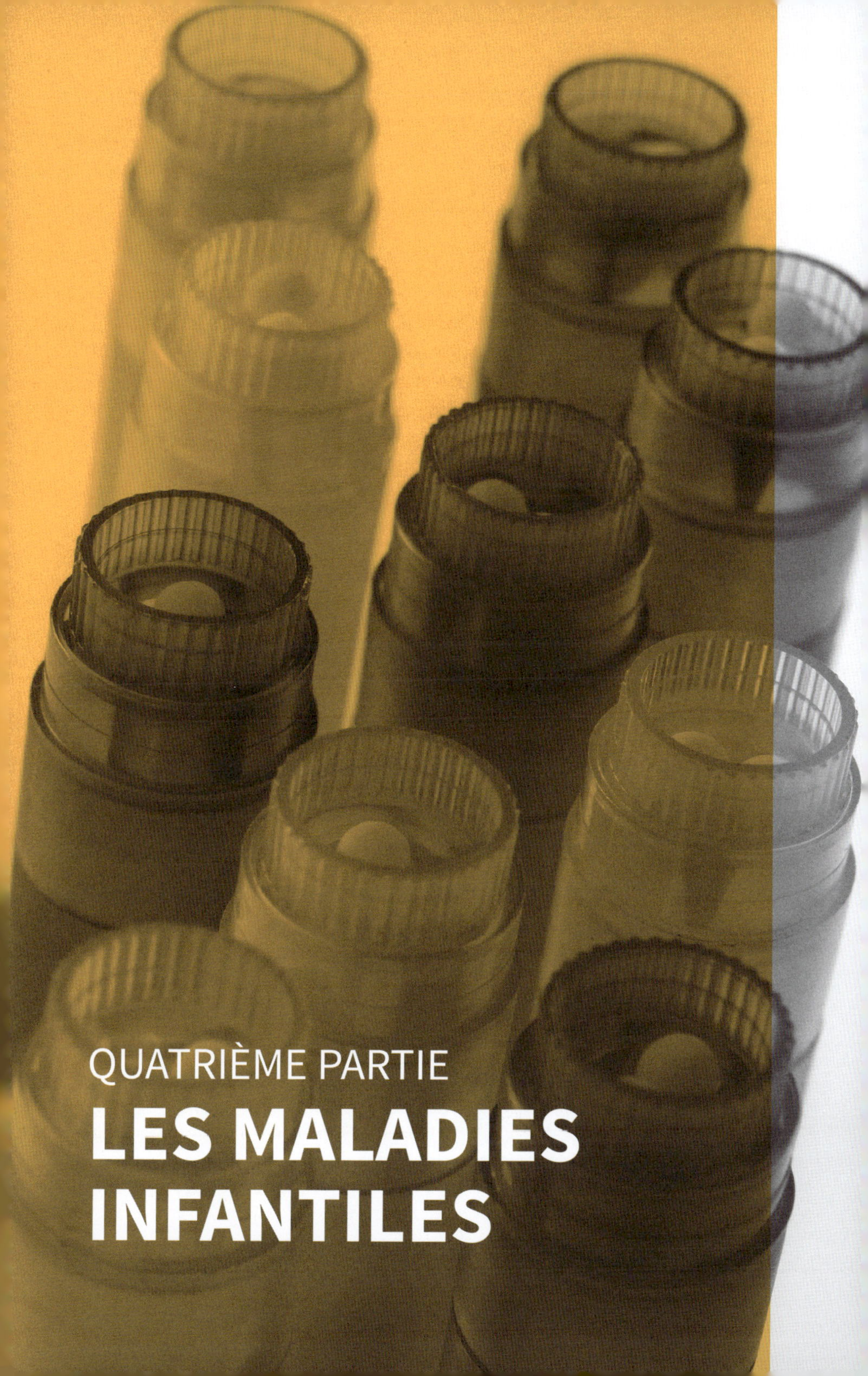

QUATRIÈME PARTIE

LES MALADIES INFANTILES

1. Généralités

Grâce à des conditions d'hygiène optimale associée à une alimentation équilibrée, la plupart des maladies infantiles sont bénignes dans nos pays occidentaux, ce qui ne veut pas dire qu'elles sont anodines ! La rougeole et la coqueluche par exemple exigent un contrôle médical quasi journalier en raison de complications possibles. En revanche, il faut mettre en exergue l'effet bénéfique de certaines maladies infantiles qui aident à la maturation du système immunitaire de l'enfant et le *préparent* en quelque sorte aux futures agressions microbiennes durant sa vie d'adulte. Nos grands-mères connaissaient d'ailleurs les bienfaits d'une maladie infantile qui s'était déroulée normalement et était suivie d'une poussée de croissance.

En règle générale, quelles sont les mesures à prendre lors de l'accompagnement d'une maladie infantile ? Tout d'abord celles de l'accompagnement de la fièvre. Pour rappel :

- Ne pas surmener inutilement le système nerveux de votre enfant : télévision, ordinateur, et jeux vidéo sont à proscrire.
- Vous assurer d'une bonne température ambiante.
- Mettre votre enfant au régime (éviter les sucreries tout particulièrement) et vous assurer d'une bonne hydratation au moyen d'eau minérale et de jus de fruits frais bio.
- Tenir votre enfant au chaud – de préférence au lit – jusqu'à disparition des symptômes majeurs de la maladie : la fièvre tout d'abord, mais aussi l'érythème (pour les maladies dites éruptives), le gonflement des ganglions lymphatiques (pour la rubéole) ou des glandes salivaires (pour les oreillons), et l'infection des bronches ou des poumons (en ce qui concerne la rougeole ou la coqueluche). Ceci sera laissé à l'appréciation de votre médecin.

Durant toute la durée de la maladie, vous devrez *soutenir les défenses immunitaires de votre enfant.* Ce qui s'effectuera par les remèdes suivants, déjà amplement décrits dans cet ouvrage :

→ ECHINACEA PURPUREA ou échinacée en teinture-mère, 20 gouttes 3 fois par jour

Des études de plus en plus nombreuses fournissent petit à petit la preuve que cette plante, la pomme de pin pourpre d'Amérique du Nord, est un stimulant du système immunitaire dans les maladies virales et bactériennes[65]. *Echinacea* stimule la croissance de certains globules blancs (les macrophages, les granulocytes, les lymphocytes cytotoxiques) essentiels à la défense immunitaire d'un jeune organisme confronté à la maladie[66]. Selon certains auteurs, l'action de l'échinacée serait complémentaire à celle des antibiotiques.

→ Bourgeons de RIBES NIGRUM sous forme de macérât glycériné en D1

1 cuillère à café 3 fois par jour. Les bourgeons du groseillier noir ont un effet diurétique. Ils purifient le sang.

→ L'oligo-élément CUIVRE, en liquide ou en comprimé : 1 dose 3 fois par jour

Ce métal contribue à de nombreuses réactions enzymatiques, notamment celles liées à l'oxygénation de la cellule. Le cuivre en dose infinitésimale influence nettement et rapidement tout état infectieux, sans avoir de spécificité apparente pour un type ou un groupe particulier de bacille ou de virus. L'action de l'oligo-élément *Cuivre* sur la thermorégulation de l'organisme en période de fièvre est particulièrement rapide.

Classiquement, l'on décrit chronologiquement quatre périodes d'une maladie infantile :

- 1. La période d'incubation.
- 2. La période d'état de la maladie.
- 3. La période éruptive.
- 4. La période de résolution ou de déclin.

---

65. Braunig et *all* : *Zeitsch. für Phytother.* (n° 13, pp. 7-13 ; 1992) ; Hoseisel et *al.* : *Eur. J. Clin. Res.* (n° 9, pp. 261-268 ; 1997) ; Brinkeborn et *al.* : *Schweiz. Zeitsch. Ganzheit Medizin* (n° 10, pp. 26-29 ; 1998).

66. Si l'on accepte le principe du *Postulat des Authentiques* (voir page 223), l'échinacée fait sans doute partie du potentiel végétal épigénétique de l'humain qui la sollicite à titre d'essence lorsqu'il est confronté à un stress immunitaire.

◊ 1. La période d'incubation

Elle est cliniquement *muette*. L'enfant est contaminé mais ne présente pas encore les signes distincts de la maladie. L'entourage familial remarque toutefois que l'enfant est chagrin, qu'il n'a ni entrain ni appétit, bref *qu'il couve quelque chose*.

◊ 2. La période d'état de la maladie

Elle suit donc la période d'incubation. La maladie devient visible et se caractérise surtout par de la fièvre et de l'inflammation de la gorge et des oreilles, avec parfois des adénopathies. Les muqueuses des yeux (conjonctivite) et des voies respiratoires hautes (laryngite, bronchite) participent parfois d'emblée au processus inflammatoire de la maladie infantile débutante.

L'aspect clinique de la maladie dépendra de la virulence du microbe concerné (virus, bactérie), mais aussi de son affinité ou *tropisme* pour un organe ou un appareil définis. Le virus de la rougeole, par exemple, infectera surtout les yeux et l'appareil respiratoire ; le virus de la rubéole, en revanche, aura un tropisme pour les ganglions lymphatiques. Ce qui rend l'enfant *malade*, en définitive, est sa manière de réagir à son *mal-être*. Ce mode réactionnel étant strictement individuel, il est très difficile pour l'école classique d'étiqueter une maladie infantile à ses débuts. Du temps peut ainsi être perdu par la recherche d'anticorps dans le sang, susceptible d'identifier le germe en cause et de donner un *nom* à la maladie. Le médecin homéopathe a non seulement une démarche diagnostique cartésienne puisqu'il est passé par l'école officielle, mais entreprend également de cerner simultanément le vécu réactionnel de l'enfant afin de déterminer le remède selon la loi d'analogie. Nous avons décrit, tout au long des précédents chapitres, les tableaux réactionnels les plus courants en ce qui concerne par exemple la fièvre ou les inflammations du nez, de la gorge et des oreilles. Il est fort possible que ces symptômes soient les signes avant-coureurs d'une maladie infantile qui, sous l'effet d'un accompagnement homéopathique bien conduit, *s'éteignent* littéralement. Cela peut être le cas lors d'une coqueluche à ses débuts pour laquelle le médecin a prescrit une dose-globules de DROSERA 30CH ou 200K (↘ voir *La coqueluche*, page 217).

Le plus souvent, la maladie infantile évolue vers son stade éruptif ce qui va permettre à *l'école moderne* de la *reconnaître*, bien que le diagnostic à partir de la topographie des lésions ne soit pas non plus chose aisée, ce que nous verrons plus loin dans ce chapitre. L'école homéopathique, quant à elle, va, sans trop se soucier du diagnostic topographique, poursuivre l'accompagnement de la maladie à partir du *mode réactionnel éruptif* de l'enfant.

◊ 3. La période éruptive

La maladie de l'enfant se manifeste maintenant de manière *visible* : il y a éruption cutanée, qualifiée d'*exanthème*. Pour ce qui est des oreillons et de la coqueluche, l'atteinte des glandes salivaires et des voies respiratoires (supérieures et inférieures) se substitue respectivement aux lésions de la peau, eu égard au *tropisme* du virus et du bacille concernés.

Il est important de rappeler que l'enfant *fait* également sa maladie à partir de ses moyens – de son *mode* – de défense vis-à-vis de l'agression microbienne. Le tout donne lieu à un tableau clinique *réactionnel* très individuel, raison pour laquelle le diagnostic d'une maladie infantile à partir de l'exanthème demeure un exercice difficile en médecine moderne, au point que des exanthèmes incertains ou *hybrides* sont qualifiés de *morbilleux* (se rapportant à la rougeole) ou de *scarlatiniformes* (analogues à une scarlatine).

La roséole infantile et l'érythème infectieux, par exemple, constituent des diagnostics difficiles, voire impossibles pour l'école moderne, obligée de compléter la classification des maladies infantiles par une terminologie à l'utilité critiquable en pratique quotidienne. Quelques exemples : l'*exanthème subit*, *la fièvre de trois jours* et *la cinquième maladie*. Ces différentes *sortes* d'exanthèmes ne sont en fait que des expressions différentes d'un mode réactionnel individuel de l'enfant confronté au germe pathogène. Pour le médecin homéopathe, rompu à l'application de la loi d'analogie, il suffit *d'agir* en fonction des symptômes généraux de l'enfant et de les comparer aux données de la Matière médicale.

Déjà, au Moyen Âge, le médecin Paracelse préconisait de classifier les maladies non pas de manière nosologique (d'après l'étude des signes), mais plutôt selon le remède le plus *proche* des plaintes, compte tenu du *tempérament* et de *l'attitude* individuelle du malade. Il s'agissait là, en fait, d'homéopathie avant la lettre, avec, d'une part, le tableau réactionnel du malade, et, d'autre part, le remède réactionnel qui lui est propre et qui *qualifie* la maladie. Ce que Paracelse avait préconisé, Hahnemann allait le mettre en pratique quelques siècles plus tard, grâce aux pathogénésies ainsi qu'aux remèdes dilués et dynamisés.

L'exemple typique est celui de la *rubéole*. L'éruption peut être *morbilliforme*, c'est-à-dire ressembler à celle de la rougeole, ce qui indique la prescription du remède *Pulsatilla*. En effet, voici ce que nous lisons dans la Matière médicale à ce sujet : « *Rash cutané semblable à l'éruption de la rougeole, s'accompagnant de symptômes catarrhaux au niveau des muqueuses* ».

L'éruption de cette même rubéole peut devenir *scarlatiniforme*, ce qui indiquera la prescription de *Belladonna*, dont la Matière médicale dit ce qui suit : « *Dans tous les cas, la peau est rouge, douloureuse et dégage de la chaleur ; il y a des démangeaisons ; l'éruption se présente sous deux aspects : soit une éruption fine, écarlate, mate, rugueuse comme dans la scarlatine ; soit une peau fine, luisante, tendue, donnant une impression de douleur pulsative comme de l'infection ; si l'on y trace une ligne avec le doigt, elle y laissera une marque blanche (dermographisme)* ».[67]

Compte tenu des théories de Paracelse, l'on pourrait tout aussi bien évoquer ici la présence d'une *rubéole-Pulsatilla* ou d'une *rubéole-Belladonna* !

◊ 4. La période de résolution ou de déclin

C'est un stade au cours duquel peuvent apparaître des complications. Elles sont rares si l'enfant a bénéficié d'un traitement combiné allopathique – et surtout homéopathique.

Nos grands-mères s'inquiétaient d'une éruption *sortie* insuffisamment aux détours d'une maladie infantile. Et elles avaient raison ! Une maladie dite éruptive ne se complique que si elle ne s'est pas bien *exprimée* dans sa phase éruptive. Faire *venir à la peau* une maladie infantile et éviter ses complications « profondes » (pneumonie, atteintes diverses du système nerveux central) est l'une des grandes possibilités de l'art de guérir homéopathique. Deux remèdes permettent d'atteindre cet objectif :

67. Jouanny J. *et al.*, *Pratique homéopathique en médecine infantile*. Centre d'études et de documentation homéopathiques, Lyon, 1980.

→ SULFUR 7CH (200K) : 1 dose-globules

Le soufre, dilué et dynamisé, possède un effet *centrifuge* sur de nombreuses maladies qu'il *ramène* à la peau, en quelque sorte. *Sulfur* accélère la guérison d'une maladie infantile dans sa phase résolutive et prévient des complications comme la pneumonie ou la méningite. L'administration de *Sulfur* est susceptible d'aggraver une otite aiguë. Certains auteurs préconisent dans ce contexte d'utiliser plutôt, SULFUR IODATUM 7CH (200K) : 1 dose-globules, lequel est un *soufre atténué*.

→ ZINCUM 7CH (200K), 1 dose-globules

l'utilisation homéopathique du zinc prévient surtout les complications à hauteur du système nerveux central. *Zincum* combat les effets néfastes d'une éruption *rentrée* et accélère la guérison.

Une maladie infantile qui s'est *bien* développée a sollicité fortement le système immunitaire et le métabolisme de l'enfant. Ceci se traduit par une poussée de croissance, laquelle peut être considérée comme une issue heureuse de la maladie. Cette poussée de croissance nécessitera toutefois un accompagnement homéopathique. Trois remèdes entrent en ligne de compte : *Silicea* ou silice, *Natrum muriaticum* ou sel marin, et *Calcarea phosphorica* ou phosphate de chaux. Voici ce que dit la Matière médicale à leur sujet :

→ SILICEA 9CH (200K) dose-globules

fatigue et amaigrissement avec ralentissement de la croissance osseuse ; frilosité ; transpiration profuse de la tête et des pieds.

→ NATRUM MURIATICUM 9CH (200K) dose-globules

poussée de croissance avec fatigue et amaigrissement ; craquements articulaires ; peau sèche et bouche sèche avec lèvres fissurées ; soif insatiable (va se coucher avec sa bouteille d'eau) et envie de sel sur ses aliments.

→ CALCAREA PHOSPHORICA 9CH (200K) dose-globules

poussée de croissance avec douleurs des os, surtout au niveau des genoux ; tendance aux déformations vertébrales (scoliose) ; aggravation des plaintes au temps froid et humide (modalité) ; maux de tête frontaux aggravés par le travail intellectuel. Envie de charcuteries salées.

Un médecin homéopathe, formé à l'école uniciste, tentera de faire un choix précis parmi ces trois remèdes. Un homéopathe pluraliste considérera ces trois remèdes comme complémentaires et les prescrira tous les trois à intervalle de trois semaines.

◊ Pour comprendre ce qui va suivre à partir du *Postulat des Authentiques*

Nous avons tous appris qu'une maladie infantile entraînait la formation d'anticorps salutaires à l'enfant, le protégeant d'ailleurs de rechutes éventuelles dans sa vie adulte. C'est là une vérité scientifique que l'on ne peut nier, à la base d'une vision hélas réductrice de la médecine moderne qui considère le contact *antigène/anticorps* comme le pilier de ses campagnes préventives par la vaccination. Nous pensons qu'il faut élargir ce concept.

Tout au long de cet ouvrage, nous avons mis l'accent sur la présence, au sein de l'humain, de réactions immunitaires d'origine végétale et animale. En effet, grâce à une relecture du code génétique, celui-ci produirait des substances endogènes dites épigénétiques, que nous avons également appelé essences[68], susceptibles d'accompagner les mécanismes physiologiques de défense en cas d'agression extérieure, microbienne principalement. Le système nerveux autonome avec sa composante bipolaire, orthosympathique et parasympathique, et sans doute des parties très anciennes du cerveau, tel le cerveau reptilien notamment, seraient impliqués prioritairement dans ce mécanisme à la base du *Postulat des Authentiques* : dans des circonstances pathologiques, l'Homo sapiens *malade* serait *authentiquement* imprégné de substances biodynamiques et infinitésimales, végétales et animales. Reconnaître cette imprégnation grâce à la connaissance toxique et infra-toxique (pathogénétique) de la substance végétale ou animale concernée, puis prescrire des potences du *similimum* (méthode uniciste) ou de *similia* (méthode pluraliste) qui guérissent le malade, est le grand mérite de la Médecine des Semblables – et du médecin homéopathe.

Qui plus est, il semblerait que l'humain adopte un comportement épigénétique stéréotypé : en d'autres termes, la production endogène des *authentiques végétaux et animaux* se ferait selon une séquence chronologique immuable

68. Si l'on voulait faire plus *scientifique*, ou pourrait évoquer la présence *d'endorphines phylogénétiques*, calquées sur un modèle végétal ou animal.

depuis la nuit des temps, toutefois modulée par les circonstances et l'intensité de l'agression externe. Nous l'avons vu lors de la fièvre : elle se développe le plus souvent selon le mode *Aconitum* (stimulation de l'orthosympathique), *Belladonna* (stimulation du parasympathique), *Apis* (rétention hydrique) ou *Gelsemium* (sollicitation du système nerveux central). Cette séquence va dominer le bon déroulement des maladies infantiles que nous allons décrire. L'apparition d'autres substances végétales et animales d'origine épigénétique au cours – ou aux détours – d'une maladie infantile va dépendre de nombreux facteurs tels que la virulence du microbe, son tropisme pour un ou plusieurs organes définis et, in fine, la *résistance* de l'enfant. L'ensemble de ces facteurs permettra de diagnostiquer la maladie et de la classer parmi les maladies infantiles connues et décrites dans les manuels classiques : rougeole, rubéole, varicelle, etc.

Lors d'une maladie infantile, il faudra toujours garder à l'esprit que les essences végétales et animales d'origine épigénétique ont pour vocation première d'*accompagner* et d'*aider* l'enfant dans sa défense naturelle : en sollicitant son système neurovégétatif de manière bipolaire (fièvre d'aconit et de belladone) ; en retenant l'eau afin de diluer et d'atténuer l'agression microbienne (venin d'abeille) ; en *excitant* son système nerveux central (jasmin jaune). Dans un second temps, le même code épigénétique va produire d'autres substances visant à *circonscrire* et *extérioriser* le *miasme* : principalement par la peau, mais aussi par les muqueuses qui vont passer du stade congestif à la phase excrétoire : l'essence de l'anémone pulsatile ou *Pulsatilla,* par exemple, va dominer *l'extériorisation* de la rougeole dont elle est le maître remède, mais *Pulsatilla* sera également et *authentiquement* présente lors de la rubéole ou des oreillons, après que la belladone ait fait son œuvre. Nombre d'essences végétales ou animales viennent congestionner à bon escient les organes concernés par une maladie infantile. Elles assurent l'élimination des germes pathogènes lors du stade de *coction* (↘ voir également *La toux du nourrisson,* page 94). Sans être exhaustif, nous citerons : l'euphraise (*Euphrasia*) pour les yeux ; l'oignon (*Allium cepa*) pour les muqueuses nasales ; la bryone blanche (*Bryonia*) pour les voies respiratoires profondes ; l'éponge d'eau de mer (*Spongia tosta*) et la douce-amère (*Dulcamara)* pour le larynx et les bronches ; le raisin d'Amérique (*Phytolacca*) et le vernis du Japon (*Ailanthus glandulosa*) pour la gorge ; le piment rouge (*Capsicum*) pour l'oreille moyenne. Ces essences manifestent donc leur présence en filigrane de maladies étiquetées et *combattues* en loi des contraires par l'école moderne : conjonctivite, rhinite, bronchite, faux croup, angine, otite. Lors d'une varicelle ou d'une coqueluche, le code épigénétique humain fait appel à quatre essences particulières qui dominent les réactions de l'enfant : le sumac vénéneux (*Rhus toxicodendron*) et le bois-gentil (*Mezereum*) pour la varicelle ; le drosère (*Drosera*) et la cochenille (*Coccus cacti*) pour la coqueluche. Si l'on accepte le *Postulat des Authentiques*, on ne peut qu'être effaré par le gouffre qui sépare l'école allopathique et suppressive moderne de la médecine homéopathique qui accompagne et extériorise le *mal-être* de l'enfant, grâce aux semblables prescrits *authentiquement !*

Essences principalement produites par le code épigénétique humain lors des maladies infantiles les plus courantes :

EUPHRASIA (conjonctivite)	ACONITUM (fièvre sèche)	BRYONIA (bronchite, pneumonie, rougeole)
ALLIUM CEPA (rhinite)		DROSERA (coqueluche) COCCUS CACTI (coqueluche)
SPONGIA TOSTA (faux croup) DULCAMARA (faux croup)		
PULSATILLA (phase éruptive et excrétoire de la rougeole et de la rubéole, oreillons)	BELLADONNA (fièvre humide, phase éruptive de la scarlatine, et de la rubéole)	PHYTOLACCA (angine blanche et bénigne) AILANTHUS GLANDULOSA (angine maligne, scarlatiniforme)
		CAPSICUM (otite)
	APIS (fièvre rosée) GELSEMIUM (fièvre nerveuse)	
RHUS TOXICODENDRON (varicelle, première phase) MEZEREUM (seconde phase)		

La prescription par le médecin homéopathe de potences de sels minéraux ou de métaux tels *Ferrum phosphoricum* (phosphate de fer) ou *Phosphorus* (phosphore) dans les congestions pulmonaires ou autres inhérentes aux maladies de l'enfant, indique que ces éléments de la biologie humaine sont sollicités en excès et nécessitent l'apport externe d'un *semblable* afin d'accélérer la guérison de l'organe concerné. C'est souvent le cas dans les rougeoles compliquées. Des potences de *Mercurius* (le mercure), dans l'angine ou l'otite notamment qui accompagnent certaines maladies infantiles, font également partie de l'arsenal thérapeutique de la médecine homéopathique alors que ce métal lourd n'appartient pas à *la chimie du vivant* proprement dite. Là aussi, il faut admettre l'apparition et la présence *authentiques* et infinitésimales de cet élément dans des pathologies bien précises (angines blanches, otite, phase excrétoire d'inflammation des glandes ou des muqueuses), car l'action bénéfique de son *semblable* se vérifie quotidiennement en pratique homéopathique[69]. D'où vient ce mercure ? Plusieurs hypothèses mériteraient d'être envisagées : le système immunitaire humain serait en mesure d'induire la production de ce métal lourd à l'intérieur de l'agent infectieux, signifiant sa destruction ; il faut également envisager les transmutations biologiques (effet Kervran), ou l'intoxication aux amalgames dentaires (chez l'adulte) ou au mercure contenu dans les vaccins, mais ceci sort du contexte de cet ouvrage.

69. Cliniquement et pour tout praticien rompu à la Médecine des Semblables, une gorge malade, justiciable d'une potence de *Mercurius* est bien imprégnée cliniquement de mercure comme en témoigne la toxicologie ou les expériences pathogénétiques de ce métal lourd. Il ne saurait en être autrement si l'on accepte sa présence *authentique*!

2.

Les maladies éruptives

Les maladies infantiles éruptives sont dites *exanthématiques*, ce qui signifie qu'une éruption cutanée – *l'exanthème* – est au centre du tableau clinique.

LA ROUGEOLE

Encore appelée *morbilli*, elle est provoquée par un virus et concerne les enfants âgés de 2 à 10 ans. La période d'incubation est d'une dizaine de jours, après quoi survient une période *d'état catarrhal* d'une durée moyenne de 3 jours. Apparaît alors l'exanthème, lequel, après 2 à 3 jours, annonce la convalescence de l'enfant.

Les principaux symptômes de la rougeole sont, dans un ordre chronologique d'apparition : la fièvre, la conjonctivite, la laryngite ou faux croup, la bronchite, et l'exanthème qui se développe derrière les oreilles pour s'étendre au visage, au tronc et aux membres, bien dans la philosophie de la *Loi de Hering*[70] stipulant qu'une maladie guérit de haut en bas et de l'intérieur vers l'extérieur. Il s'agit de plages cutanées formées de papules rougeâtres de quelques millimètres de diamètre séparées les unes des autres par des zones de peau saine. Typique de la rougeole est, selon certains auteurs, l'apparition, à l'intérieur des joues de petits points blanchâtres comme des grains de sels, réalisant le signe de Köplick mais l'absence de celui-ci ne doit pas exclure la présence d'une rougeole.

Après avis médical, vous pourrez accompagner cette rougeole de la manière suivante :

→ **ECHINACEA PURPUREA en teinture-mère, 3 fois 20 gouttes par jour ; macérât glycériné de bourgeons de RIBES NIGRUM D1, 3 fois 1 cuillère à café par jour. L'oligo-élément CUIVRE, 1 dose (comprimé, ampoule, cuillère) 3 fois par jour** pour la modulation immunitaire.

70. Constantin Hering : médecin homéopathe américain.

Pour la fièvre, donnez 3 granules du remède choisi plusieurs fois par jour à votre enfant :

→ **ACONITUM 5CH (30K) granules**
lorsque la fièvre est *sèche*, sans transpiration et que votre enfant est très anxieux.

→ **BELLADONNA 5CH (30K) granules**
lorsque la fièvre est *humide*. La peau de votre enfant est moite et dégage de la chaleur.

→ **GELSEMIUM 5CH (30K) granules**
lorsque la fièvre s'installe progressivement et que la maladie atteint d'emblée le système nerveux avec tremblements et faiblesse musculaire. Ceci indique que la maladie *sort mal* (voir également *L'Exanthème*, pages 201 et 205).

Ajoutez systématiquement :

→ **PYROGENIUM 5CH (30K) granules : 10 granules par jour de fièvre**
(↘ voir également *Le nourrisson et sa fièvre* et *Sus aux microbes,* pages 61 et 118).

◊ Pour le catarrhe oculo-nasal :

→ **ALLIUM CEPA 5CH (30K) granules**
écoulement nasal avec brûlure de la lèvre supérieure.

→ **EUPHRASIA 5CH (30K) granules**
conjonctivite avec écoulement oculaire brûlant. La photophobie est manifeste, et vous devrez tamiser la lumière de la chambre. Un bon traitement local de cette conjonctivite est l'instillation régulière d'un collyre à base de *Belladonna D6* et de *Euphrasia D6*. Demandez l'avis de votre pharmacien. Conjonctivite et rhinite sont en fait des phénomènes indissociables lors d'une rougeole, et vous pourrez administrer ensemble EUPHRASIA 5CH (30K) et ALLIUM CEPA 5CH (30K) à votre enfant : 2 granules de chaque toutes les heures (↘ voir également *Les paupières collées*, page 88).

Pour la douleur de l'oreille (si votre médecin le juge nécessaire, il prescrira un antibiotique) :

→ **BELLADONNA 5CH (30K) granules**
douleur pulsative dans l'oreille.

→ **FERRUM PHOPHORICUM 5CH (30K) granules**
décongestionne la trompe d'Eustache. Le phosphate de fer est également un bon remède de la congestion pulmonaire qui apparaît parfois au début de la rougeole et qui fait partie des prérogatives du médecin.

→ **MERCURIUS DULCIS 5CH (30K) granules**
inflammation de l'oreille moyenne.

Alternez ces trois remèdes, à raison de 3 granules toutes les heures. Espacez les prises dès que s'installe l'amélioration. Dans certaines situations, vous aurez à ajouter le remède suivant :

→ **CAPSICUM 5CH (30K) granules**
lorsque la douleur de l'oreille est très vive et que votre médecin suspecte un début de mastoïdite, qui se manifeste par une douleur à la percussion de l'os derrière l'oreille (↘ voir également *L'otite*, page 133).

◊ Pour l'écoulement nasal jaunâtre avec suspicion de sinusite :

→ **KALI BICHROMICUM 5CH (30K) granules et HYDRASTIS 5CH (30K) granules**
écoulement filandreux et jaunâtre du nez et de l'arrière-gorge. Ces deux remèdes pourront être administrés en même temps : 2 granules de chaque toutes les heures.

◊ Pour les toux croupale et bronchique :

Ce sont des *passages obligés* lors de l'évolution normale d'une rougeole. Ils ne doivent donc pas vous inquiéter outre mesure. La médecine moderne se montre ici sous son meilleur jour, car l'auscultation suivie de la prescription d'un antibiotique bien ciblé permettront d'éviter des complications pulmonaires.

Les remèdes suivants vous permettront d'accompagner cette phase de la maladie :

→ **SPONGIA TOSTA 5CH (30K) granules**
toux *aboyante*, s'aggravant vers minuit et s'améliorant par des boissons chaudes.

→ **DULCAMARA 5CH (30K) granules**
c'est le remède par excellence des maladies survenant par temps froid et humide. Lorsque l'on sait que la rougeole apparaît typiquement au printemps, lorsque le temps est encore froid et humide à la tombée de la nuit, l'on comprend que *Dulcamara* va renforcer l'action de *Spongia tosta* dans l'approche réactionnelle du faux croup provoqué par le virus morbilleux. Il est donc indiqué d'alterner les deux remèdes, à raison de 3 granules toutes les heures, puis d'espacer les prises (↘ voir *La laryngite ou* faux croup, page 139).

→ **FERRUM PHOSPHORICUM 5CH (30K) granules**
phénomènes congestifs de l'appareil respiratoire chez des enfants qui font une fièvre peu élevée. Le phosphate de fer est un remède intéressant à donner à votre enfant lorsque votre médecin, craignant un début de pneumonie, a prescrit un antibiotique. Donnez tout de suite 10 granules de FERRUM PHOSPHORICUM 5CH (30K), et faites suivre l'accompagnement par :

→ **BRYONIA 5CH (30K) granules**
toux sèche avec vive douleur dans la tête et dans les côtes. Bouche et lèvres sèches. Forte soif. Le petit enfant va typiquement se coucher sur le ventre lors de l'accès de toux afin de neutraliser les impulsions douloureuses transmises au thorax. Le tableau réactionnel de *Bryonia* suit souvent celui d'*Aconitum* lorsque la rougeole se met rapidement sur les bronches et que la toux accompagne

une fièvre *sèche* (↘ voir page 194 le tableau : *Essences principalement produites par le code épigénétique humain lors des maladies infantiles les plus courantes*). Alternez alors BRYONIA 5CH (30K) et ACONITUM 5CH (30K), 3 granules toutes les heures, puis espacez les prises petit à petit. Ajoutez à cet accompagnement :

→ IPECA 5CH (30K) granules

si les efforts pour tousser provoquent des envies de vomir.

Lorsque, sous l'effet de l'antibiothérapie, la toux devient productive, le tableau réactionnel de *Bryonia* s'estompe pour faire place à celui de :

→ MERCURIUS SOLUBILIS 5CH (30K granules)

l'enfant transpire abondamment la nuit et salive sur son oreiller. Les expectorations sont de couleur jaunâtre ou verdâtre. *Mercurius solubilis* 5CH (30K) sera donné 2 fois par jour, à raison de 3 granules matin et soir durant quelques jours.

La guérison totale d'une bronchite rougeoleuse, traitée par antibiotiques, sera obtenue par les remèdes suivants donnés en alternance, 3 granules un jour sur deux (↘ voir *L'asthme et la bronchite chronique*, pages 151 et 156) :

→ SULFUR IODATUM 5CH (30K) granules et
PULSATILLA 5CH (30K) granules

Au sujet de *Sulfur iodatum*, la Matière médicale mentionne : *Faiblesse généralisée avec gonflement des ganglions lymphatiques.* Ce remède guérit les enfants *sensibles* des bronches après une rougeole. *Pulsatilla* fluidifie les sécrétions bronchiques et favorise l'expectoration lors d'une bronchite chronique, ce qui est logique car la *vocation* de l'essence de *l'anémone des prés* produite par le code épigénétique du malade est *d'extérioriser* la maladie (↘ voir *Pour comprendre ce qui va suivre à partir du Postulat des Authentiques*, page 192).

◊ **Lorsqu'apparaît l'exanthème :**

→ **PULSATILLA 5CH (30K) granules,**
3 granules 3 fois par jour jusqu'à disparition des boutons

Cette *anémone des prés*, dont l'essence serait *authentiquement* présente, semble être le remède standard de la rougeole, puisqu'on le retrouve à la phase catarrhale et éruptive de cette maladie infantile. Au paragraphe sur *Les troubles du sommeil et du comportement* (↘ voir page 180), nous avons fait connaissance avec le *portrait Pulsatilla,* imprégné de douceur, à tel point que la *Matière médicale* estime que *Pulsatilla* est le remède *le plus doux* de la Médecine des Semblables. Dans la foulée de la philosophie liée au *Postulat des Authentiques*, l'on ne peut s'empêcher d'attribuer à *l'essence régulatrice* de l'anémone une qualité supplémentaire qui est celle d'apporter à l'enfant *de la douceur* lorsqu'il est confronté à sa maladie infantile. Ici et à la manière d'une véritable endorphine, l'essence de la *pulsatile* se mue en *quintessence.*

→ **GELSEMIUM 5CH (30K) granules**

ce remède entre en ligne de compte lorsque l'éruption est fruste, ce qui signifie qu'elle ne *vient* pas suffisamment à la peau. La fièvre est peu élevée, ce qui traduit un état adynamique. L'enfant est *comme prostré*, frissonne, et tremble sur ses jambes. Si l'on interprète ces données cliniques à partir du *Postulat des Authentiques*, l'essence du jasmin jaune tenterait d'exciter le système nerveux central afin de réactiver le système immunitaire déficient.

Des complications neurologiques sont possibles, mais sont très rares si une rougeole a été accompagnée par la Médecine des Semblables. Elles se produisent dans des cas *légers* avec peu d'exanthème. Afin de faire *sortir* ce dernier, vous donnerez systématiquement :

→ **SULFUR 7CH (200K) : 1 dose-globules,**

suivie, quelques jours plus tard, de :

→ **ZINCUM 7CH (200K) : 1 dose-globules**

↘ LA SCARLATINE

Cette maladie infantile est causée par une bactérie, le streptocoque hémolytique. La scarlatine est redoutée en raison de ses complications possibles à hauteur des reins, des articulations, et du cœur. Le début est brutal avec une fièvre atteignant les 40 °C.

Par ordre chronologique c'est une angine qui apparaît, compliquée de ganglions lymphatiques du cou sensibles et augmentés de volume. La langue prend une teinte rouge framboisée typique de cette affection. Contrairement à ce qui se produit lors d'une rougeole, l'érythème se développe d'emblée au niveau de la face, du cou et du tronc. C'est ensuite tout le corps et les membres, et plus particulièrement les plis du coude, qui sont concernés par l'éruption. La zone autour de la bouche est épargnée, ce qui occasionne une pâleur *circumorale* bien connue des cliniciens. La rougeur de la peau s'efface à la pression du doigt, ce qui indique *Belladonna* en loi de similitude. La peau commence à desquamer après cinq jours.

Compte tenu des complications importantes, un avis médical urgent est impératif, car la prescription de pénicilline doit être systématiquement envisagée. Quelle que soit la décision de votre médecin, vous pourrez accompagner celle-ci par les remèdes suivants :

◊ Pour la phase aiguë :

→ **ECHINACEA PURPUREA en teinture-mère ; macérât glycériné de bourgeons de RIBES NIGRUM D1 ; l'oligo-élément CUIVRE (↘ voir plus haut).**

→ **BELLADONNA 5CH (30K) granules : 3 granules toutes les 2 heures** (espacez les prises dés amélioration) jusqu'à ce que l'éruption disparaisse. Ce remède sera alterné avec :

→ **PYROGENIUM 5CH (30K) granules :**
10 granules en une seule prise, par jour de fièvre.

→ **AILANTHUS GLANDULOSA 5CH (30K) granules**
ce *vernis du Japon* a dans sa pathogénésie : *de la tuméfaction du pharynx avec gonflement des ganglions du cou ; adynamie ; hémorragies sous-cutanées.* Ces données pathogénétiques, issues de la Matière médicale, reflètent les possibilités de l'homéopathie dans la prévention de la scarlatine dite maligne, lorsque, suite à une dissémination des microbes dans le sang, se développent des taches livides sur la peau. Cette complication redoutable de la scarlatine est heureusement devenue très rare parmi les enfants bien nourris de nos pays occidentaux. *Belladonna* et *Ailanthus* seront donnés alternativement : 3 granules toutes les heures.

L'angine causée par un streptocoque hémolytique est dite *blanche*, en ce sens qu'un enduit blanchâtre recouvre les amygdales enflammées. Ce type d'angine réagit bien à la pénicilline ainsi qu'à la prise de **MERCURIUS SOLUBILIS 5CH (30K) granules, alternée avec celle de BELLADONNA 5CH (30K) granules**. Comme l'on peut le constater, la belladone homéopathique est un grand remède de la scarlatine !

◊ Lorsque l'éruption commence à sortir :

→ **SULFUR 7CH (200K), 1 dose-globules**
suivie, quelques jours plus tard, de :

→ **ZINCUM 7CH (200K), 1 dose-globules**

Votre enfant sera suivi régulièrement par votre médecin afin de prévenir d'éventuelles complications, lesquelles, grâce au traitement allopathique combiné à l'accompagnement homéopathique, sont rarissimes.

↘ LA RUBÉOLE

C'est une maladie virale qui est on ne peut plus bénigne, car les complications sont inexistantes chez un enfant *accompagné* homéopathiquement. La période d'incubation est de deux à trois semaines, et bon nombre de rubéoles sont *silencieuses*, ce qui signifie que l'enfant entre en contact avec le virus rubéoleux, *fait* des anticorps, mais ne montre pas de véritables signes externes de la maladie.

Ceci suppose également que les essences issues du code épigénétique ont fait leur travail, mais *en silence*, avec un minimum d'inconfort pour l'enfant et des symptômes d'extériorisation qui sont quasiment passés inaperçus ! Une rubéole manifeste en revanche, débute par de la fièvre et du mal de gorge. Ensuite, et contrairement à la rougeole qui présente des signes catarrhaux, l'éruption survient. Il s'agit d'un érythème *mi-figue, mi-raisin*, rappelant tantôt celui de la rougeole, tantôt celui de la scarlatine (↘ voir page 202). Conformément à la séquence phylogénétique issue du *Postulat des Authentiques* (↘ voir page 223), le stade *Belladonna* qui rééquilibre le système neurovégétatif dans sa phase parasympathique, devrait logiquement précéder celui de *Pulsatilla* qui extériorise. Plus évidente est la présence d'adénopathies derrière les oreilles et dans la nuque. Tous les symptômes régressent spontanément après trois à quatre jours.

Attention ! Les femmes enceintes – ou supposées enceintes – non immunisées doivent absolument éviter tout contact avec le virus rubéoleux durant le premier trimestre de leur grossesse, car la contamination est susceptible de produire une *rubéole congénitale*. Demandez donc systématiquement un avis médical, car elle peut entraîner de graves embryopathies. Le nouveau-né présente alors des malformations de l'œil, de l'oreille, et du cœur.

Si une rubéole chez l'enfant évolue normalement selon votre médecin, vous pourrez accompagner son traitement de la manière suivante :

→ **ECHINACEA PURPUREA en teinture-mère ;**
macérât glycériné de bourgeons de RIBES NIGRUM D1.
L'oligo-élément CUIVRE (↘ voir plus haut)
pour la modulation immunitaire.

Pour la fièvre, donnez 3 granules du remède suivant à votre enfant :

→ **ACONITUM (5CH) 30K granules**
lorsque la fièvre est élevée, mais *sèche* et ajoutez systématiquement :

→ **PYROGENIUM 5CH (30K) granules**
10 granules par jour de fièvre (voir également *Le nourrisson et sa fièvre* et *Sus aux microbes,* pages 61 et 118).

◊ Pour l'accompagnement de l'exanthème :

→ **Soit BELLADONNA 5CH (30K) granules**
lorsque l'éruption prend l'aspect de celle de la scarlatine, à savoir *une peau rouge, dégageant de la chaleur ;* si l'on y trace une ligne avec le doigt, elle y laisse une marque blanche (*dermographisme*).

→ **Soit PULSATILLA 5CH (30K) granules**
lorsque l'éruption ressemble à celle de la rougeole. Pour rappel : des plages cutanées formées de papules rougeâtres de quelques millimètres de diamètre séparées les unes des autres par des zones de peau saine.

→ **SULFUR 7CH (200K), 1 dose-globules dès l'apparition de l'exanthème, suivi de ZINCUM 7CH (200K), 1 dose-globules à la disparition de ce dernier.**

◊ Pour les ganglions :

→ **DULCAMARA 5CH (30K) granules**
augmentation de volume des ganglions cervicaux, inguinaux, et axillaires, 3 granules matin et soir.

↘ LA VARICELLE

Il s'agit à nouveau d'une maladie d'origine virale. L'incubation dure environ deux semaines, puis vient la période d'état débutant par de la fièvre parfois élevée, des maux de tête et des douleurs abdominales. Ensuite apparaissent les lésions cutanées typiques caractérisées par de petites taches rouges – *des macules* – dans lesquelles naissent des vésicules que l'on compare classiquement à *des gouttes de rosée sur une peau saine*. Le liquide qu'elles renferment est d'abord clair, puis se trouble et devient jaunâtre, après quoi une croûte noirâtre se forme. Elle tombe après une dizaine de jours pour faire place à une légère cicatrice blanchâtre qui s'efface petit à petit. On retrouvera cette éruption typique au niveau des muqueuses (buccale, vaginale) et à hauteur du cuir chevelu. Après dix jours, on peut considérer raisonnablement que l'enfant est guéri.

Des complications telles que la pneumonie ou la méningite sont inexistantes chez des enfants soignés homéopathiquement. La varicelle est donc une maladie infantile absolument bénigne, laquelle garantit une longe immunité. Plus tard dans la vie, le virus de la varicelle peut être à l'origine d'un zona, et un zona chez un adulte peut être à l'origine d'une varicelle chez un enfant de son entourage. Le problème d'une varicelle se réduit à l'accompagnement homéopathique des éruptions cutanées. Comme toujours, il faudra se rapporter aux données pathogénétiques de la Matière médicale et aux remèdes qui sont *similia* des différents stades éruptifs de la maladie selon une séquence définie par le code épigénétique et le *Postulat des Authentiques* (↘ voir au tableau page 194 : *Essences principalement produites par le code épigénétique humain lors des maladies infantiles les plus courantes*).

◊ Pour l'accompagnement de la fièvre et la modulation des défenses immunitaires :

→ **ACONITUM 5CH (30K) granules,**
BELLADONNA 5CH (30K) granules,
FERRUM PHOSPHORICUM 5CH (30K) granules.
3 granules plusieurs fois par jour.

→ **PYROGENIUM 5CH (30K) granules : 10 granules en une seule prise, par jour de fièvre.**

→ **ECHINACEA PURPUREA en teinture-mère, 3 fois 20 gouttes par jour ; macérât glycériné de bourgeons de RIBES NIGRUM D1, 3 fois 1 cuillère à café par jour. L'oligo-élément CUIVRE, 1 dose (comprimé, ampoule, cuillère) 3 fois par jour.**

◊ Lorsqu'apparaissent les lésions vésiculeuses typiques :

→ **SULFUR 7CH (200K), 1 dose-globules**

Sous l'effet *centrifuge* de ce remède, la varicelle est *ramenée* à la peau et d'éventuelles complications neurologiques sont évitées. Le soufre est à même de déclencher une poussée de vésicules durant 24 heures, après quoi la maladie *s'éteint* rapidement. Après cinq jours, donnez le remède suivant :

→ **ZINCUM 7CH (200K), 1 dose-globules**

Le zinc possède, dans sa pathogénésie, des inflammations du système nerveux et complète avantageusement *Sulfur* dans la prévention d'éventuelles complications tardives de la varicelle, notamment le zona.

◊ Jusqu'à ce que la peau ait retrouvé son aspect normal, donnez systématiquement :

→ **RHUS TOXICODENDRON 5CH (30K) granules**

si les vésicules contiennent un liquide clair et démangent fortement. Mettez 10 granules de ce remède dans un verre d'eau. Donnez-en 1 cuillère à café toutes les heures à votre enfant.

→ **MEZEREUM 5CH (30K) granules**

si les vésicules deviennent purulentes et se remplissent d'un liquide jaunâtre (avec formation de croûtes noires). Vous agissez comme pour *Rhus toxicodendron.*

→ ANTIMONIUM TARTARICUM 5CH (30K) granules
s'il existe un risque de formations cicatricielles. La Matière médicale indique : *pustules douloureuses laissant des marques rouge bleu*. La posologie est de 3 granules matin et soir durant un mois.

Les recommandations de l'école classique concernant la prévention des cicatrices demeurent valables chez un enfant suivi homéopathiquement : coupez ses ongles bien court afin que le grattage ne provoque pas de surinfection des lésions et appliquez sur celles-ci un talc mentholé à 1 % que vous pourrez avantageusement remplacer par l'**onguent Vita Fons II** d'Elizabeth Belhouse (↘ voir page 48). Si les varicelles deviennent purulentes, vous opterez pour de l'éosine à l'eau à 2 %. Un enfant souffrant d'une varicelle aiguë, appréciera d'être lavé au *savon Vita Fons* (↘ voir page 48) dans un bain d'eau tiède. Il faudra toutefois veiller à le sécher doucement afin d'éviter d'arracher prématurément les croûtes en formation. Si les démangeaisons sont intenses et s'il s'agit d'un petit enfant, il faudra lui mettre des moufles pour la nuit ou, à défaut, nouer ensemble les deux manches de son pyjama.

Dans ce contexte, il n'est pas exclu que votre médecin prescrive un médicament allopathique contre les démangeaisons. Généralement, il s'agit d'un antihistaminique.

→ MEZEREUM 5CH (30K) ou *bois-gentil*
est non seulement le remède des varicelles purulentes, mais a également une action remarquable dans tout type de démangeaisons de quelque origine qu'elles soient, avec ou sans lésions cutanées surtout *quand ces démangeaisons s'aggravent à la chaleur du lit* (modalité). Vu sous l'angle de l'épigénétique et du *Postulat des Authentiques*, l'on pourrait formuler l'hypothèse que l'*essence* de *Mezereum* a justement pour tâche de lénifier et d'adoucir cette phase de la varicelle chez l'enfant ! Faites dissoudre 10 granules de ce remède dans un verre d'eau, et donnez-en régulièrement 1 cuillère à café à votre enfant.

3.

D'autres maladies éruptives

Fièvre de trois jours, roséole infantile, exanthème subit, cinquième maladie, et _érythème infectieux_, sont des dénominations plutôt bizarres, lesquelles traduisent en fait l'impossibilité de l'école officielle à étiqueter certaines maladies infantiles bâtardes.

Il est bien connu qu'une même grippe au sein d'une population peut donner des tableaux cliniques individuels différents en fonction du *tropisme* du virus grippal et des réactions du malade à son *mal-être*. On évoquera alors une grippe *musculaire*, une grippe *digestive* (ou *intestinale*), une grippe *respiratoire*, etc. Le phénomène est analogue en médecine infantile : en fonction du potentiel *réactionnel* d'un enfant, et en fonction de l'attirance du microbe pour un organe particulier (le *tropisme*), un même virus pourra occasionner deux maladies apparemment différentes. L'étude des phénomènes réactionnels qui sont définis par les Matières médicales et qui sont induits par le code épigénétique à l'origine des essences phylogénétiques et *authentiques* (↘ voir *Le mot de la fin sur l'homéopathie*, page 222) doit donc se substituer à la nosologie.

↘ LA FIÈVRE DE TROIS JOURS OU ROSÉOLE INFANTILE OU EXANTHÈME SUBIT

Cette maladie – nous dirons ce _mal-être_ – débute par une _fièvre de cheval,_ qui peut facilement atteindre 40 °C. C'est un phénomène qui se répète de jour en jour et inquiète les parents Pourtant, le médecin consulté ne trouve pas grand-chose lorsqu'il examine l'enfant, mis à part, peut-être, une légère inflammation de la gorge ou de l'oreille et quelques ganglions lymphatiques du cou augmentés de volume. À partir du quatrième jour, la température corporelle de l'enfant redevient normale tandis qu'un exanthème atypique apparaît au niveau du tronc. À ce stade, l'on peut dire que l'enfant est guéri et qu'il est donc inutile de rechercher des anticorps dans le sang afin de désigner le germe microbien (un virus) et d'étoffer ainsi le diagnos-

tic. Jusqu'à preuve du contraire, une forte fièvre signifie un *comportement* immunitaire excellent qu'il faudra respecter dans les limites du possible.

Tout médecin sensé se contentera donc de suivre l'enfant journellement afin de détecter d'éventuelles complications. En l'absence de diagnostic, il va éviter la prescription d'un antibiotique lequel risquerait de *masquer* une infection bactérienne, une méningite par exemple. Le problème de cette maladie infantile bénigne se résume donc à l'accompagnement adéquat d'une forte fièvre.

→ ECHINACEA PURPUREA en teinture-mère ; macérât glycériné de bourgeons de RIBES NIGRUM D1 ; l'oligo-élément CUIVRE (↘ voir plus haut)
lorsque la fièvre n'est pas trop élevée (39 °C), accompagnez d'abord cette dernière par ces moyens classiques de modulation immunitaire.

→ ACONITUM 5CH (30K) granules
lorsque la fièvre est élevée, mais *sèche*.

→ BELLADONNA 5CH (30K) granules
si la fièvre est élevée, mais *humide*.

Du remède choisi, diluez 10 granules dans un verre d'eau, et donnez-en 1 cuillère à café toutes les heures à votre enfant.

Si la fièvre atteint d'emblée 40 °C, vous penserez systématiquement à :

→ APIS 5CH (30K)
l'enfant est *rose* de fièvre, hallucine, mais n'a pas soif et urine peu car il retient l'eau au niveau de ses reins qui vont se dilater et donner l'illusion d'une infection si votre médecin demande une échographie abdominale afin de *comprendre* cette fièvre inexpliquée. Lorsqu'on présente un verre d'eau à l'enfant, il va en boire 1 ou 2 gorgées, puis repousser très vite la *main secourable*. *Apis* devra être donné très fréquemment. Comme pour *Aconitum* ou *Belladonna*, diluez 10 granules dans un verre d'eau et donnez-en une cuillère à café tous les quarts

d'heure. Espacez les prises dès amélioration. Le venin d'abeille, préparé homéopathiquement, est un grand remède de convulsions (↘ voir également *Les heurs et malheurs de la fièvre de l'enfant*, page 118) et pourra les prévenir lors d'une roséole infantile.

Si la fièvre dépasse les 40 °C, d'autres mesures devront être envisagées d'urgence : il est tout d'abord indispensable que votre enfant garde le lit et qu'il ne soit pas trop couvert, surtout si la température ambiante de la chambre est agréable. À titre exceptionnel, la prise d'un antipyrétique entrera en ligne de compte. Son choix devra se faire en concertation avec votre médecin, car l'aspirine et ses dérivés, comme le paracétamol d'ailleurs, ne sont pas des remèdes inoffensifs !

Lorsqu'apparaît l'éruption :

→ **SULFUR 7CH (200K), 1 dose-globules**
résoudra les derniers problèmes.

Après quelques jours, complétez celle-ci par :

→ **ZINCUM 7CH (200K), 1 dose-globules**
afin d'éviter d'hypothétiques complications nerveuses.

↘ ÉRYTHÈME INFECTIEUX OU CINQUIÈME MALADIE

Ici, les signes avant-coureurs sont pratiquement inexistants, et l'enfant, sans être réellement malade, présente un exanthème qui rappelle celui de la scarlatine, notamment par la présence d'une pâleur autour de la bouche. Cela peut prêter à confusion et engendrer une panique inutile dans les écoles ! Tout est pourtant rassurant lorsque le médecin examine votre enfant.

→ **SULFUR 7CH (200K), 1 dose-globules, complétée par 1 dose-globules de ZINCUM 7CH (200K)**
quelques jours plus tard, assure à votre enfant une guérison totale.

4.

Les maladies non éruptives

LES OREILLONS

Ils sont dus à un virus à fort tropisme glandulaire. En règle générale, les oreillons sont une maladie très contagieuse mais banale qui survient chez l'enfant d'âge scolaire. Après une incubation silencieuse de trois semaines, apparaissent des troubles d'intensité variable (fièvre, maux de tête, douleur abdominale) suivis du gonflement douloureux des glandes salivaires situées sous le conduit auditif externe : des parotidites. La tuméfaction est maximale au deuxième jour, et la douleur est surtout provoquée par la mastication. Les parotides gonflées donnent au visage de l'enfant un *aspect en poire* très évocateur.

Lors de l'examen de l'enfant, le médecin remarquera souvent, à l'intérieur de la joue, en regard de la première molaire, l'inflammation de l'orifice du canal de Sténon par lequel la salive sécrétée se déverse dans la bouche. Ce signe est typique des oreillons.

L'évolution est d'une dizaine de jours. Les complications sont rares et sont principalement : la méningite (il s'agit, en fait, d'une irritation méningée transitoire) ; l'inflammation du testicule souvent associée à celle de l'épididyme ou orchi-épididymite, laquelle n'est dangereuse qu'à l'adolescence où elle peut se compliquer de stérilité ; la pancréatite. À l'instar de la rubéole, les oreillons passent inaperçus dans 50 % des cas. Ceci signifie que l'enfant développe des anticorps sans avoir présenté le moindre signe manifeste de la maladie.

Les signes avant-coureurs : il s'agit principalement de la *fièvre* que vous devrez accompagner au fur et à mesure des phases réactionnelles de votre enfant. Les grands remèdes ont été évoqués au chapitre *Sus aux microbes*, page 118. Pour mémoire :

→ **ACONITUM 5CH (30K) granules (fièvre *sèche*) ;**
BELLADONNA 5CH (30K) granules (fièvre *humide*) ;
GELSEMIUM 5CH (30K) granules (fièvre *nerveuse* et *adynamique*) ;
PYROGENIUM 5CH (30K) granules.

Modulation immunitaire :

→ **ECHINACEA PURPUREA en teinture-mère ;**
macérât glycériné de bourgeons de RIBES NIGRUM D1 ;
l'oligo-élément CUIVRE (↘ voir plus haut).

Lorsqu'apparaît le gonflement des parotides, donnez durant 10 jours :

→ **PULSATILLA 5CH (30K), 3 granules 3 fois par jour**
Cette *anémone pulsatile* présente un tropisme certain pour le tissu glandulaire. Sa pathogénésie comporte d'ailleurs de nombreuses inflammations des muqueuses et des glandes.

→ **MERCURIUS SOLUBILIS 5CH (30K), 3 granules matin et soir**
Bouche humide avec salive visqueuse qui tache l'oreiller. Transpiration nocturne.

→ **BELLADONNA 5CH (30K), 3 granules plusieurs fois par jour**
si l'inflammation des parotides est telle que la peau environnante est rouge et dégage de la chaleur. L'enfant est abattu et transpire abondamment.

→ **PHYTOLACCA 5CH (30K), 3 granules plusieurs fois par jour**
sera préféré à *Belladonna* si le visage de l'enfant est pâle et qu'il ne transpire pas. Sa gorge est sèche et d'un rouge sombre, contrairement à celle de *Belladonna* qui prend un aspect rouge vif. La douleur de la gorge irradie dans l'oreille. Ce *phytolaque* ou épinard des Indes est également le remède des oreillons lorsqu'ils apparaissent par temps froid et humide et qu'ils provoquent des adénopathies du cou.

Veillez à ce que votre enfant absorbe une nourriture surtout liquide et *neutre* : ni trop froide, ni trop chaude, ni trop piquante, ni trop acide, afin de ne pas stimuler inutilement la sécrétion salivaire, ce qui risquerait de réveiller l'inflammation des parotides.

La présence d'une pancréatite ourlienne sera suspectée lorsque votre enfant présente de violents maux de ventre. Dans ce contexte, il est possible que votre médecin veuille exclure une péritonite ou une appendicite. Une première mesure est un prélèvement de sang à la recherche d'une hyperleucocytose, ce qui témoigne d'une inflammation sévère. Dans la plupart des cas, l'inflammation du pancréas est minime à tel point qu'elle peut passer inaperçue. Elle se dévoilera par de petits signes qui n'échapperont pas au coup d'œil d'un praticien exercé : l'enfant, en sautant de la table d'examen, va pousser un cri de douleur car le choc dû au contact des talons avec le sol va se répercuter à l'abdomen et réveiller la douleur inflammatoire au niveau du pancréas.

Pour le médecin homéopathe, ce signe est *similimum* de :

→ **BRYONIA 7CH (200K), 1 dose-globules**

Une des données pathogénétiques fondamentales de la *bryone blanche* est l'aggravation de la douleur au moindre mouvement (modalité). La prise de BRYONIA 7CH (200K) peut être éventuellement répétée toutes les 24 heures jusqu'à disparition des plaintes. Entre-temps, il n'est pas exclu que votre médecin fasse observer votre enfant en milieu hospitalier.

La présence d'une orchi-épididymite exige un repos absolu ainsi qu'un contrôle médical permanent.

Tant que persistent la douleur et le gonflement testiculaires, vous donnerez en alternance, toutes les heures : 3 granules de

→ **PULSATILLA 5CH (30K) et de**
MERCURIUS SOLUBILIS 5CH (30K).

Ajoutez à cet accompagnement la prise de :

→ **PHOSPHORUS 7CH (200K), 1 dose-globules**
Le *phosphore* présente des signes pathogénétiques qui sont *similia* des atteintes glandulaires.

L'irritation méningée ourlienne est la plus fréquente des complications. Elle apparaît quelques jours après la parotidite et l'évolution vers la guérison se fait en trois à quatre jours. Le tableau clinique est loin d'être dramatique, et sans aucune mesure avec celui de la méningite *vraie* d'origine bactérienne. La fièvre est parfois élevée à tel point que l'enfant se met à halluciner. Il va également se plaindre de maux de tête et présenter une petite raideur de nuque. Dans ce contexte, votre médecin jugera opportun de faire hospitaliser votre enfant afin de lui faire subir une ponction lombaire. Le liquide de ponction ou liquide céphalo-rachidien (L.C.R.) d'une méningite virale est clair, avec peu de globules blancs, contrairement à celui d'une méningite bactérienne qui est purulent.

Quelle que soit la décision de votre médecin, vous aurez intérêt à accompagner la fièvre d'une irritation méningée par :

→ **APIS 5CH (30K), 3 granules**
tous les quarts d'heure. Complétez cet accompagnement de :

→ **BRYONIA 7CH (200K), 1 dose-globules.**

LA COQUELUCHE

Elle n'est pas due à un virus mais à un bacille : le bacille coquelucheux ou bacille de Bordet Gengou ou *Bordetella pertussis, pertussis* signifiant en latin *toux persistante.* La maladie survient chez des enfants de moins de deux ans et elle peut atteindre une gravité extrême chez le nourrisson.

Le germe microbien se développe au sein de la muqueuse respiratoire où les toxines qu'il libère provoquent des phénomènes inflammatoires aigus. Caractéristique de la coqueluche est l'apparition de quintes accompagnées de vomissement et d'expectoration de mucosités visqueuses et filantes.

Dans les cas graves et en l'absence d'une intervention médicale adéquate, les quintes deviennent longues et exténuantes, la cage thoracique de l'enfant étant en expiration constante. Finalement, l'enfant *se reprend* au moyen d'une inspiration profonde et bruyante, laquelle n'est pas sans rappeler le chant du coq (de là le terme *coqueluche*). L'intensité et la fréquence des quintes sont la cause de diverses complications, surtout chez le nourrisson : entre autres, l'apparition de pétéchies, d'épistaxis, et la formation d'une hernie ombilicale. Une autre complication grave est la broncho-pneumonie dont l'issue était souvent fatale chez le nourrisson avant l'emploi des antibiotiques.

Il faut également savoir que de nombreux virus aux noms savants (*adenovirus*, *parainfluenza*) sont en mesure de reproduire plus ou moins le tableau clinique de la coqueluche. Pour un médecin de l'école moderne, il devient alors très difficile de se prononcer sur le diagnostic exact, ce qui fera la part belle aux syndromes réactionnels issus de la Matière médicale.

La *vraie* coqueluche passe d'abord par une phase catarrhale qui ne permet pas de la distinguer d'autres maladies infantiles à leur début : discrète inflammation conjonctivale, rhinite, fièvre. Souvent, la fièvre est absente et la maladie se déclare d'emblée au niveau de l'appareil respiratoire. Il s'agit d'une toux sèche, *aboyante*, surtout nocturne, avec envies de vomir. Si le médecin n'intervient pas à temps, la toux devient typique au bout d'une semaine : ce sont des quintes plusieurs fois par nuit au cours desquelles la face de l'enfant devient d'abord rouge puis violacée. Le tout petit nourrisson peut présenter une symptomatologie *a minima*, faite d'une petite toux quinteuse et d'une cyanose de la face avec une auscultation pulmonaire peu probante. Ces données indiquent un danger d'asphyxie imminent et donc une situation d'urgence, ce qui prouve à quel point une coqueluche peut être insidieuse à ses débuts.

En revanche, la technique homéopathique permet d'intervenir efficacement lors des prodromes, avant l'apparition des quintes caractéristiques, à tel point que la coqueluche *s'éteint* après quelques jours.

La vigilance est toutefois de mise et votre médecin envisagera systématiquement une antibiothérapie. Le bacille de Bordet Gengou est notamment sensible à l'érythromycine.

En ce qui concerne l'accompagnement homéopathique d'une coqueluche et *s'il existe de la fièvre,* vous penserez d'abord à :

→ **ACONITUM 5CH (30K) granules**
c'est le remède de la fièvre sèche et de la toux nocturne, sèche et aboyante. L'anxiété est ici omniprésente chez l'enfant.

→ **BELLADONNA 5CH (30K) granules**
ce remède sera préféré à *Aconitum* lorsque la face de l'enfant est *rouge de tousser* (↘ voir plus loin à *Coccus cacti*) et dégage une chaleur moite. Les pupilles sont dilatées (mydriase).

→ **FERRUM PHOSPHORICUM 5CH (30K) granules**
c'est le remède de la fièvre modérée accompagnant un début de bronchite ou de pneumonie, ce qui signifie que l'approche allopathique est ici prioritaire.

Du remède indiqué, diluez 10 granules dans un verre d'eau et donnez-en une cuillère à café toutes les heures à votre enfant. Ajoutez à cet accompagnement :

→ **PYROGENIUM 5CH (30K), 10 granules par jour de fièvre.**

Modulation immunitaire :

→ **ECHINACEA PURPUREA en teinture-mère, 3 fois 20 gouttes par jour. Macérât glycériné de bourgeons de RIBES NIGRUM D1, 3 fois 1 cuillère à café par jour. L'oligo-élément CUIVRE, 1 dose (comprimé, ampoule, cuillère) 3 fois par jour.**
Le cuivre est un remède important de la coqueluche, car sa pathogénésie mentionne des *spasmes violents des voies respiratoires avec cyanose*.

La rhinite débutante est le plus souvent justiciable de :

→ **ALLIUM CEPA 5CH (30K) granules**
3 granules plusieurs fois par jour lorsque l'écoulement nasal irrite la lèvre supérieure. Faites précéder ce remède de :

→ **DULCAMARA 7CH (200K), 1 dose-globules**
La douce-amère est le remède de toute affection déclenchée par le froid humide, or, la coqueluche se rencontre fréquemment au printemps lorsque les nuits sont encore froides et fraîches.

Si votre enfant commence à présenter une toux quinteuse, le suivi médical devra être renforcé. Il est possible que votre médecin demande une radiographie des poumons et qu'il prescrive un antibiotique, voire qu'il envisage une hospitalisation si l'enfant est encore petit. Sachez, en revanche, qu'une antibiothérapie n'est efficace qu'au début de la coqueluche, car l'antibiotique s'attaque seulement au microbe et non pas aux toxines qu'il libère et qui sont en fait responsables des quintes de toux. Ceci rend l'homéopathie d'autant plus utile à ce stade de la maladie. Dès que la toux commence à se manifester par quintes, donnez systématiquement à votre enfant :

→ **DROSERA 30CH (200K), 1 dose-globules**
Drosera rotundifolia ou droséra est une plante carnivore dont la Matière médicale dit ce qui suit : salves de toux spasmodique surtout nocturne avec insuffisance respiratoire et vomissements ; face violacée pendant les accès. Cette

description reproduit fidèlement le tableau clinique d'une coqueluche en pleine évolution ! Vu sous l'angle du Postulat des Authentiques (↘ voir page 223), le rôle physiologique de l'essence du droséra, produite par le code épigénétique de l'enfant coquelucheux, n'est pas clair. L'essence du droséra a certainement une vocation immunitaire, car la plante a été utilisée dans des temps anciens avec succès dans les tuberculoses, osseuses principalement. Le droséra a d'ailleurs un tropisme pour les ganglions lymphatiques comme en témoignent les pathogénésies, ce qui confirme son effet immunomodulant. Il n'est pas exclu d'envisager un effet bénéfique de l'essence de cette plante, carnivore qui plus est, sur la coagulation du sang, car l'enfant coquelucheux arrive à saigner du nez ou à présenter des mucosités striées de sang lorsque la toux devient sévère. Quoi qu'il en soit, l'action de Drosera est manifeste dans les 24 heures après une légère aggravation, les quintes de toux s'éteignant lentement mais sûrement. Tant que l'amélioration se dessine, il est recommandé de ne pas répéter le remède.

Quelles que soient les décisions prises par la médecine moderne dans l'intérêt de votre enfant (radiographie, antibiotiques, hospitalisation), les remèdes suivants vont renforcer l'action de la dose-globules de DROSERA 30CH (200K) :

→ IPECA 5CH (30K) granules

toux émétisante avec cyanose de la face et parfois de l'épistaxis, selon la Matière médicale. Cette plante qui croît dans les épaisses forêts du Brésil aide à fluidifier les sécrétions bronchiques ainsi qu'à les expectorer.

→ COCCUS CACTI 5CH (30K) granules

quintes de toux avec expectoration d'un mucus visqueux qui pend en long fils le long de la bouche. Chez le tout-petit, on aura intérêt à l'associer au remède suivant :

→ CORALLIUM RUBRUM 5CH (30K) granules

ce *corail rouge*, riche en sels minéraux, présente dans sa pathogénésie une *toux violente et spasmodique avec expectoration de mucus filandreux.* Le visage de l'enfant devient rouge ou s'empourpre. Il est abattu après chaque quinte.

→ **ARNICA 5CH (30K) granules**
toux sèche et spasmodique dès que la tête de l'enfant touche l'oreiller. L'enfant appréhende les crises et gémit avant chaque quinte (modalité). Pétéchies sur le visage, suite aux efforts de tousser.

D'un ou de plusieurs de ces remèdes, vous donnerez 3 granules toutes les heures à votre enfant en espaçant les prises dès que s'amorce l'amélioration. L'application de l'onguent Vita Fons II sur la poitrine de l'enfant est certainement recommandable (↘ voir également *La toux du nourrisson*, page 94).

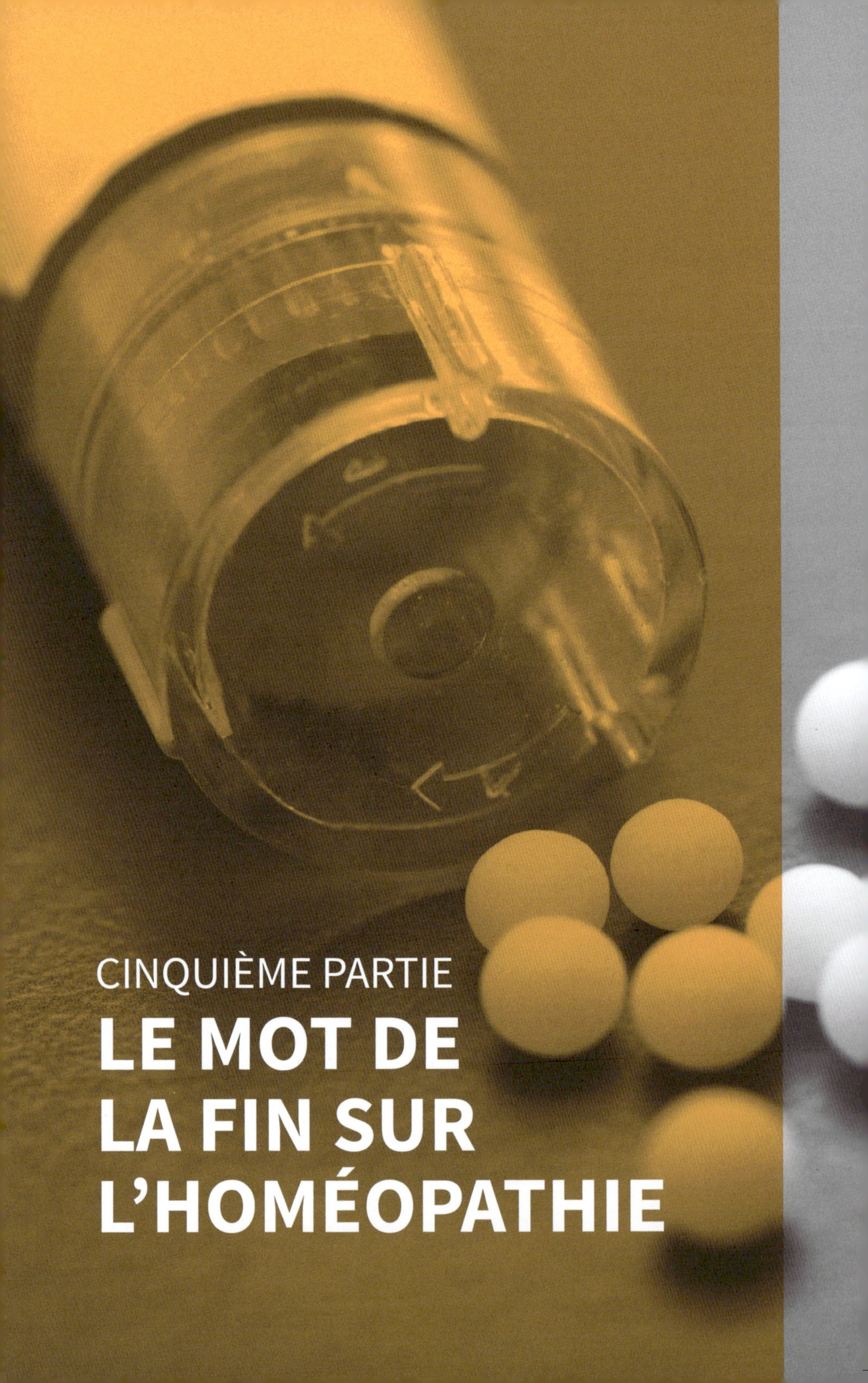

CINQUIÈME PARTIE

LE MOT DE LA FIN SUR L'HOMÉOPATHIE

1.

Fondements du Postulat des Authentiques

◊ Introduction à l'authenticité

Etymologiquement, *l'authenticité* exprime une *vérité profonde*. Quelle est cette vérité profonde qui permet (ou permettra) de comprendre pourquoi l'Homo sapiens, dans sa recherche constante d'un équilibre avec son environnement hostile, microbien, climatique, psycho-émotionnel, *se construit* des réactions que nous avons appelées *syndromes réactionnels,* qui réfèrent au monde végétal, animal, voire minéral[71] ? Jusqu'à présent, cette question a été éludée et les milieux dits *autorisés* de la médecine homéopathique se sont contentés de constater l'imprégnation d'un *humain*, dit *malade,* par une *substance virtuelle* ayant son *semblable* ou *similimum* dans les réactions présentées par d'autres *humains,* dits *sains*, intoxiqués accidentellement (toxicologie), ou volontairement lors d'expérimentations codifiées (pathogénésies) au moyen d'une substance issue d'un des trois règnes précités : végétal, animal, minéral.

Ces données toxicologiques et pathogénétiques se sont, au fil des siècles, enrichies de l'expérience clinique et thérapeutique sur le terrain : les *cases reports*. En effet, il est de bon aloi que tout médecin ayant acquis une certaine renommée, laisse à la postérité son expérience écrite des nombreux succès mais aussi des échecs rencontrés, *au cas par cas*, dans sa pratique journalière. Inutile d'ajouter que ces récits d'une honnêteté scrupuleuse – mais empirique, donc non objectivable par la méthode cartésienne qui doute de tout –, sont totalement ignorés voire raillés par les esculapes de l'école officielle. Quoi qu'il en soit, ces données d'une importance vitale pour *l'avancée* de la médecine des semblables confrontée au pouvoir absolu d'une école cartésienne et analytique, ont été régulièrement colligées dans des ouvrages dits de Matière médicale utilisés quotidiennement par le médecin homéopathe. La présence *physique* de cette littérature homéopathique est une première authenticité évidence based (...), que tout médecin honnête, aussi allopathe qu'il soit, a le devoir de respecter ne

71. Vu son interaction complexe avec les éléments de la biochimie humaine, le monde minéral ne sera pas abordé dans ce chapitre, ce qui ne nuit pas à la bonne compréhension de ce qui va suivre.

serait-ce qu'à partir d'une saine curiosité scientifique. Celle-ci devrait déboucher sur la lecture et l'étude, sans *a priori*, de cette même littérature, et, qui sait, sur une plus grande tolérance d'esprit à l'égard de ce « confrère homéopathe d'un genre particulier » qui pense et agit autrement.

Une deuxième authenticité est celle liée à *l'équivalent bioénergétique* introduit par la galénique d'Hahnemann faite de dilutions et de succussions. Pour rappel : *dilution et dynamisation* (ou succussion) donnent à la substance son action pharmacodynamique définitive laquelle est appelée *potence* (de l'anglais *potency)* que l'on peut traduire par force, puissance, efficacité. Peut-on encore, bien dans l'esprit cartésien, *douter* de ce concept qui marie intimement la matière et l'énergie et qui est lié aux lois de la physique quantique dont Albert Einstein fut le symbole vivant ? D'autres après lui ont confirmé l'interaction matière/énergie et transposé celle-ci dans le monde médical. Il y a eu d'abord Benveniste et sa *Mémoire de l'eau* – qui a fait couler beaucoup d'encre... Raillé et persécuté par la communauté dite *scientifique,* le Professeur Benveniste, brillant chercheur à l'INSERM (Institut National de la Santé et de la Recherche Médicale) à Paris, qui a publié le fruit de ses résultats dans la revue « Nature », le 30 juin 1988, a bien démontré l'action physiologique des dilutions au-delà du nombre d'Avogadro. Le Professeur Montagnier, lauréat du prix Nobel 2008, nous apporte dans ce contexte et dans le prolongement des travaux du Professeur Benveniste sur la mémoire de l'eau, l'éclairage suivant[72] :

« Il existe de nombreuses façons par lesquelles les agents infectieux peuvent se maintenir chez leur hôte, en dépit d'une défense immunitaire adéquate de ce dernier et de l'usage médical de puissants inhibiteurs de leur multiplication. Je vais décrire quelques nouveaux phénomènes qui se produisent dans les bactéries et les virus et qui peuvent contribuer à la chronicité de nombreuses maladies et aux difficultés de l'élimination de leur cause infectieuse. Le premier est ce qui peut être le mieux défini comme la dispersion génétique. Quand une suspension de mycoplasmes est filtrée à travers des filtres dont la dimension des pores est beaucoup plus petite que la taille moyenne de ces micro-organismes, le filtrat est apparemment stérile. Toutefois, lorsque le filtrat est mis en incubation avec des lymphocytes T humains (préalablement testés comme indemnes d'infection par les mycoplasmes), on détecte après 2 ou 3 semaines de culture, la résurgence des mycoplasmes avec toutes leurs caractéristiques ».

72. Conférence à Lugano (Suisse), le 27 octobre 2007. D'après un article de Jean-Marie Danze : *Du nouveau avec la mémoire de l'eau !* (26 décembre 2008).

Et le Professeur Montagnier de poursuivre : « Notre interprétation est que des nanostructures qui existent dans le filtrat contiennent chacune un fragment de l'information génétique et peuvent ainsi finalement reconstituer l'ensemble du génome infectieux avec l'aide de cellules eucaryotes. Ceci nous a conduit à explorer la nature de ces nanostructures et de découvrir un autre phénomène curieux, lequel peut ou ne peut pas être lié au premier : c'est la génération d'ondes électromagnétiques à basses fréquences (entre 100 et 5 000 Hertz) par les filtrats de certaines espèces de bactéries et de virus dans les dilutions aqueuses appropriées. Il s'agit en fait d'une émission de résonance consécutive à l'excitation par de très basses fréquences provenant d'un champ magnétique. Des bactéries pathogènes classiques, telles que les Escherichia Coli, les Staphylocoques, les Streptocoques, les Clostridies, etc. ainsi que les mycoplasmes et certains virus comme le VIH sont des sources de ces structures émettant les signaux électromagnétiques. Ces signaux sont à peu près tous semblables, même si une analyse plus raffinée peut révéler des différences spécifiques d'espèces. Les plasmas de personnes chroniquement infectées par les mêmes agents pathogènes émettent des signaux similaires. »

Il est clair que Montagnier, à travers ses écrits, va très loin dans l'interaction matière/énergie voire antimatière, car il est proche du *créationnisme* quand il prétend que de (pratiquement) rien, on fabrique des micro-organismes ! Mais peut-on railler un lauréat du Prix Nobel, comme on l'a fait avec Benveniste qui n'était *que* Professeur au prestigieux INSERM ? Il nous semble donc que les *potences,* issues de la médecine des semblables, s'imposent telle *une deuxième authenticité* bien dans la lettre et l'esprit de la biochimie énergétique décrite dans les ouvrages de médecine moderne. Pour rappel : il est parfaitement admis que *l'oxygène matériel* que nous consommons et qui permet à la cellule de *respirer*, est transformé *en eau et énergie* grâce à des processus biochimiques au sein du cycle de Krebs (dégradation du glucose) incluant des molécules phosphorées (ADP/ATP).

◊ La loi d'Arndt-Schultz

Si l'authenticité de la littérature homéopathique et de ses potences peut difficilement être mise en doute par les esculapes de l'école officielle, sauf à demeurer bornés jusqu'à la stupidité, il est une troisième authenticité dont la légitimité est *raisonnablement* mise en doute par ces mêmes esculapes : le fait qu'à partir *d'une image réactionnelle virtuelle* et *réfléchie* par un malade, l'on puisse guérir celui-ci au moyen d'un remède testé chez un sujet sain qui a produit *une image toxique analogue.* Le résultat de cette approche, lorsqu'elle est rigoureuse, fait la gloire de la médecine d'Hahnemann mais est également source de frustrations pour les médecins homéopathes et fait le lit du scepticisme chez nos fervents détracteurs. Pourquoi ? Parce que la Loi des Semblables ne repose pas suffisamment sur des bases solides, les médecins homéopathes se contentant de deux *images*, l'une clinique (présentée par un malade), l'autre (infra)toxique (présentée par un expérimentateur sain) pour établir un diagnostic *analogue* et soigner par le *similimum*. C'est là que le bât blesse.

La seule évidence *matérialiste* que le monde homéopathique puisse proposer à l'école officielle qui doute de tout puisque cartésienne dans l'âme, est celle de la toxicologie. Pour rappel : tant les médecins allopathes qu'homéopathes sont d'accord sur les données toxicologiques de la belladone. Lors d'empoisonnements, celle-ci provoque, à partir de ses alcaloïdes, l'atropine et l'hyosciamine, une congestion cérébrale des centres nerveux avec, entre autres, des spasmes des viscères (colon spastique) sur un fond hallucinatoire. Mais cette *entente cordiale* entre esculapes au service d'un même Art mais en contradiction constante sur les lois qui le régissent, n'ira pas plus loin. Dès que les homéopathes voudront convaincre au moyen de l'adage : *ce que produit la belladone, peut être également guéri par la belladone,* ils se verront opposer une fin de non-recevoir par leurs collègues allopathes, lesquels n'accepteront pas que l'on puisse guérir un colon spastique ou une fièvre hallucinatoire au moyen de cette même belladone diluée et dynamisée.

Depuis des lustres, les homéopathes ont donc tenté de convaincre les purs et durs de l'école officielle, synonyme de médecine allopathique, que l'action de la médecine des semblables pouvait être expliquée par la loi d'Arndt-Schulz[73]. Que dit cette dernière ? Que tout remède potentiel possède deux actions, l'une bénéfique, l'autre toxique pour un malade ; cet antagonisme est fonction de la dose pharmacodynamique utilisée. Le mercure, par exemple, peut provoquer la diurèse (excrétion de l'urine) en petites doses, chose communément admise par l'école officielle, laquelle, en son temps, a prescrit des dérivés mercuriels. Cette même école admet que le mercure, à hautes doses, occasionne de la néphrite – et donc de l'oligurie (diminution de la quantité d'urine) ! Cette vision antagoniste

73. Rudolf Arndt (1835-1900) et Hugo Schulz (1853-1932) : pharmacologues allemands.

de la pharmacologie, faisant d'une même substance à la fois un remède et un poison, a son assise historique dans l'adage célèbre de Paracelse : « Rien n'est poison et tout est poison », sous-entendant que tout dépend de la dose utilisée. C'est à partir de cette vérité à forte connotation philosophique pour ne pas dire ésotérique car Paracelse était alchimiste, que les homéopathes ont tenté à nouveau de convaincre les allopathes. Avec des résultats tout aussi décevants ! Pourtant, le fait qu'une substance naturelle puisse avoir des effets *différents* pour ne pas dire *antagonistes* en fonction de sa concentration (ou de son volume) au sein d'un organisme vivant, semble aller de soi. On voit par exemple que *l'eau* ou H_2O, liquide physiologique par excellence, peut devenir toxique lorsqu'elle s'accumule dans les tissus et se transforme en œdème.

L'erreur de l'école homéopathique est peut-être d'utiliser la loi d'Arndt-Schulz à tort et à travers et, surtout, de l'appliquer dans *un sens inadéquat*. En effet, les homéopathes font un *usage inversé* de cette loi, *retournant* en quelque sorte un effet pondérable et toxique pour en obtenir un *bénéfice infinitésimal*. Un *wishful thinking*[74] qui fait à nouveau sourire leurs fervents détracteurs. Dans l'exemple précité, le mercure dont on connaît la toxicité à doses pondérables deviendrait donc bénéfique à doses infinitésimales... Il est vrai que les médecins homéopathes guérissent tous les jours des angines de type Mercurius, au moyen de potences de ce métal. Faut-il en déduire pour autant que cette action bénéfique du *mercure/remède* est l'inversion de l'action du *mercure/toxique* ?! En fait, l'explication de *l'infinitésimal thérapeutique non quantifiable* à partir d'un *quantifiable toxique* dont on inverse l'action, passe mal dans les milieux scientifiques modernes. Peut-on leur donner tort ? On voit mal comment expliquer l'action physiologique, infinitésimale, et bénéfique de *l'eau* au sein de l'organisme humain en inversant le concept toxique de l'œdème !

La loi d'Arndt-Schulz est d'un intérêt certain en pratique journalière, puisqu'elle permet de *présumer* empiriquement l'action de pas mal de remèdes homéopathiques. L'erreur est sans doute de l'utiliser à partir de son *versant pondérable et matériel* alors qu'il paraît logique de tenter une explication à partir de son *versant infinitésimal*, voire *immatériel* si l'on est partisan de la physique quantique. Cette manière d'interpréter la loi d'Arndt-Schulz est on ne peut plus logique puisqu'il s'agit d'étudier *l'accumulation* de doses non quantifiables[75] jusqu'à l'apparition d'un seuil matériel et quantifiable dont on peut supposer qu'il va

74. On peut traduire cela par *prendre ses rêves pour des réalités*.
75. Avec les techniques actuellement à la disposition des scientifiques modernes, bien entendu.

engendrer des *symptômes objectifs*. Ceux-ci seront pour le moins différents pour ne pas dire antagonistes des symptômes à vocation subjective, engendrés par la prise de doses infinitésimales. Vue sous cet angle, la loi d'Arndt-Schulz tente de réconcilier les homéopathes, adeptes de l'infinitésimal, de la physique et de la chimie quantiques, ainsi que du subjectif réactionnel avec les allopathes partisans de la matière, de la loi d'Avogadro, de la mécanique newtonienne, ainsi que de l'objectif lésionnel. Tout un programme ! Et la loi d'Heisenberg n'est pas là pour arranger les choses. Elle stipule que plus on pénètre la matière pour l'examiner, plus grande devient l'erreur dans le chef de l'examinateur en raison des interférences entre cette *matière* et le *matériel* utilisé. Ceux qui ne jurent que par *l'evidence based medicine* ont donc encore de beaux jours devant eux !

2.

Le Postulat des Authentiques

◊ La Palisse au cœur des débats

Il n'y a qu'une seule bonne manière de *construire* la troisième authenticité homéopathique, la plus importante puisqu'elle est au cœur de la Loi d'Analogie, et La Palisse eût sans doute dit : « Il faut commencer par un début » ! Dans ce contexte, il n'existe qu'une formule sans équivoque : *le postulat*. Cette manière de penser est résumée par sa définition : *point de départ indémontrable, mais tenu pour incontestable*. Appliqué aux mathématiques, il est à la base de la géométrie d'Euclide (par un point donné et parallèlement à une droite donnée passe une et une seule droite), mais il peut être étendu à la physique. La physique quantique est, quelque part, basée sur un postulat : la constante de la vitesse de la lumière. À partir de cet *invariant relativiste*, s'est construite une relativité dite *restreinte* qui interdit de transporter l'énergie ou l'information plus vite que *c*, la vitesse de la lumière, et qui a tout d'un *postulat*.

Poursuivons sa définition : un *postulat*, même utilisé sans l'assentiment des personnes que l'on veut convaincre, doit bénéficier d'un certain bon sens et d'une certaine légitimité basée sur l'expérience. Et Dieu sait si l'homéopathie a de l'expérience à revendre ! Aborder l'action *authentique* de l'homéopathie par le biais d'un postulat a le mérite d'être clair. Soit il est rejeté, et le débat est clos pour les lecteurs ou auditeurs obtus ; soit il est accepté par ceux qui ont une ouverture d'esprit et des débats passionnants peuvent s'ensuivre, susceptibles de faire avancer la médecine homéopathique en lui offrant une assise scientifique structurée et bien pensée.

◊ Que dit le Postulat sur l'*authenticité* homéopathique ?

Tout état morbide, que nous avons appelé *syndrome réactionnel*, correspond à la production endogène par l'Homo sapiens d'une ou de plusieurs substances, que nous avons appelé *essences*[76], d'origine végétale ou animale, qui ont pour but d'entraîner une action biochimique et physiologique à visée pharmacodynamique et homéostatique[77].

Le terme d'*essence* met l'accent sur sa *vertu* immatérielle et infinitésimale, mais aussi sur le fait qu'elle représente le végétal ou l'animal dans son *entièreté*, permettant ainsi de comprendre la typologie et la Doctrine des Signatures que nous aborderons plus loin. Celle-ci se confond avec la nuit des Temps et est intimement liée à l'extension des trois règnes sur terre, quelle que soit leur approche philosophique ou scientifique : créationnisme, cosmogénèse, phylogénèse.

> Exemple : la séquence réactionnelle *Aconitum, Belladonna, Apis* qui apparaît dans de nombreux syndromes infectieux chez l'enfant n'est pas une succession de *modèles virtuels*, mais un enchaînement, *en temps réel*, de synthèses par l'Homo sapiens d'essences issues du règne végétal ou animal dont on commence à peine à percevoir *l'utilité* au sein de nos connaissances scientifiques actuelles. La connaissance de ces *poisons,* dans leur version matérielle et quantifiable du moins – la toxicologie –, permet toutefois de se faire une idée de leur action immatérielle et physiologique lorsqu'ils sont *appelés* par un malade.

76. Dans la théorie platonicienne, *l'essence* précède *l'existence.*

77. Pour rappel, l'homéostasie est la stabilisation, chez les organismes vivants, des différentes constantes physiologiques (Le Robert).

La séquence *Aconit napel* (*casque de Jupiter*), *Atropa belladonna* (*belle dame*), *Apis mellifica* (*venin d'abeille*) que l'on rencontre fréquemment chez un enfant malade et fiévreux, n'évoque-t-elle pas successivement :

- Une décharge adrénergique (*Aconitum*) de l'orthosympathique mettant le malade en situation de *flight or fight* (soit faire face ou combattre, soit s'enfuir), face à un environnement défavorable.

- Une hyperhémie (afflux de sang) atropinique (*Belladonna*) du parasympathique susceptible de favoriser l'afflux et l'accumulation des globules blancs (leucocytes et des macrophages) qui vont lutter contre l'infection.

- Une *dilution bénéfique des toxines* microbiennes engendrée par l'œdème inflammatoire (*Apis*) ? La question est posée. Tout se passe *comme si* l'organisme humain est mis en situation d'alarme ou de *congestion* par la stimulation de l'orthosympathique et du parasympathique suivie d'une réaction inflammatoire. Cette *congestion,* comprise dans un sens étymologique est très proche de *cogestion,* laquelle indique la *gestion commune* par l'Homo sapiens de *biens immunitaires et « neurocirculatoires »* au service de l'homéostasie. L'on notera au passage l'action excitatrice des alcaloïdes de l'aconit, de la belladone ainsi que du venin d'abeille sur le bulbe rachidien[78], susceptibles de déclencher une fièvre bénéfique, tueuse de virus et de bactéries ! Un effet antimicrobien direct de ces essences est également à envisager.

D'autres syndromes réactionnels viennent étayer l'hypothèse que *l'Homo sapiens* serait en quelque sorte imbibé d'essences végétales et animales, dans le but de l'aider à (sur)vivre. Dans l'indigestion classique, par abus alimentaire notamment, l'on voit le malade présenter fréquemment le syndrome réactionnel de *Nux vomica* : cette noix vomique[79] dont les alcaloïdes principaux, la strychnine et la brucine, produisent un antipéristaltisme[80] propice à l'évacuation par le haut (le vomissement) du contenu du tube digestif. Ces alcaloïdes auraient aussi, dans leur version infinitésimale, une action de désintoxication du foie ce qui fait de *Nux vomica,* à doses homéopathiques, un grand remède des empoi-

78. Partie importante du système nerveux situé à la base du crâne et qui gère notamment la thermorégulation.
79. Cette noix vomique est une graine, extraite d'un fruit de la grosseur d'une orange, venant sur un arbrisseau de l'Asie subtropicale : le *Strychnos Nux vomica* ou vomiquier.
80. Le péristaltisme représente l'ensemble des mouvements d'un organe creux, en l'occurrence le tube digestif, dans le but de faire progresser la digestion du haut vers le bas.

sonnements – et des maladies iatrogènes… Le syndrome réactionnel de *Bryonia alba*[81], ou bryone blanche, au tropisme musculaire, impose à certaines pathologies locorégionales une immobilité absolue qui bénéficie au malade. Pensons au conflit disco-dure-mérien[82], véritable *méningite mécanique* stabilisée par la bryone endogène des muscles de la colonne. La prescription homéopathique de *Bryonia* soulagera ce conflit disco-dural en accompagnement des mesures de déconnection mécanique (manipulations, tractions). Enfin, il existe des syndromes réactionnels tels ceux de *Cocculus*, de *Nux moschata*, ou d'*Opium*[83], dont les alcaloïdes, véritables *endorphines végétales* produites par un Homo sapiens en détresse morale, vont le soustraire partiellement et provisoirement à sa réalité existentielle – et intolérable. Il semblerait que ces alcaloïdes aient une action de déconnection synaptique[84] au niveau du système nerveux central, ce qui crée un état d'obnubilation propice à l'atténuation d'un conflit psycho-émotionnel sévère. Ces mêmes alcaloïdes, utilisés en *potences exogènes* par un médecin homéopathe deviennent des maîtres-remèdes de nombreuses situations pathologiques cataloguées de névrotiques, voire de psychotiques par l'école officielle.

> Autre exemple : les homéopathes s'accordent à dire qu'une bonne partie des angines pultacées rencontrées en pratique journalière sont justiciables de *Phytolacca* (le phytolaque ou raisin d'Amérique). Jusqu'à présent, tout *l'Art homéopathique* consistait à reconnaître cette image clinique virtuelle, qualifiée d'angine *de Phytolacca*, à la comparer avec l'image expérimentale issue de la toxicologie et des pathogénésies provoquées par la phytolaque décrites dans les Matières médicales, et, *in fine*, à prescrire une ou plusieurs potences de ce végétal pour obtenir la guérison.

On peut comprendre que cette vision empirique de la médecine des semblables devienne surannée, qu'elle doive se substituer à une explication plus rationnelle, en phase avec les progrès de la science moderne sans pour autant verser dans l'obscurantisme cartésien symbolisé par le double aveuglement de

81. La bryone est une plante grimpante de la famille des cucurbitacées. Sa racine a la forme d'un gros navet, et a été pour ce motif, populairement dénommée : *navet du diable*. La bryone est un poison du muscle, lequel se contracte et entre dans un état d'hyperesthésie propice à l'immobilisation des organes sous-jacents.

82. Glissement du disque intervertébral vers l'arrière qui vient irriter les structures nerveuses et provoque lumbagos et sciatiques.

83. *Cocculus*, ou coque du Levant, fruit de l'*Anamirta cocculus*, de la famille des ménispermacées ; *Nux moschata* ou noix muscade, fruit du *Myristica Moschata*, arbre des régions tropicales ; *Opium* : latex qui s'écoule de la capsule du pavot, fruit du *Papaver Somniferum*.

84. Synapse : lieu de passage de l'influx nerveux entre deux neurones.

ses études… D'éminents homéopathes se sont fait l'avocat du diable de l'école officielle en utilisant ce mode de pensée tronqué pour prouver l'efficacité de la médecine des semblables. Ils ont lamentablement échoué et n'ont récolté que le mépris dans le chef de leurs collègues allopathes engoncés dans leurs *a priori*. Un premier pas vers la *vérité rationnelle* de l'action homéopathique consiste à affirmer, conformément au postulat précité, que le syndrome réactionnel est bien là, dans son *essence*, et qu'il s'inscrit dans une logique physiologique et homéostatique.

Revenons à *Phytolacca* : son essence a un tropisme pour l'oropharynx et y provoque un syndrome réactionnel fait de *congestion inflammatoire, d'exsudats, de spasmes musculaires, de réaction des ganglions lymphatiques, et de sialorrhée (production excessive de salive).* Ces symptômes définissent communément *une maladie,* en l'occurrence *l'angine blanche ou pultacée.* On peut également, à partir d'une autre grille de lecture, considérer ces symptômes comme autant de vecteurs d'un processus d'auto-guérison ! La congestion inflammatoire ne circonscrit-elle pas l'infection, tandis que l'exsudat l'extériorise ? Le spasme des muscles pharyngés n'immobilise-t-il pas le processus infectieux tandis que le système lymphatique est salutairement mobilisé dans son action immunitaire ? La sialorrhée n'engendre-t-elle pas, par définition, une surproduction de salive dont on sait l'action bactériostatique sans oublier le contexte extériorisant de ce phénomène ? D'ailleurs, rien n'interdit de penser que l'essence de Phytolacca possède une action intrinsèque, virostatique et bactériostatique. À cet effet local et bénéfique de son essence, vient s'ajouter son action générale qui indique que c'est bien dans sa totalité existentielle que réagit un malade : le syndrome réactionnel de *Phytolacca* induit une fièvre grippale dont on peut supposer qu'elle endigue la propagation microbienne.

3.

Applications pratiques du Postulat

◊ Laisser passer les essences !

Dans des circonstances optimales d'interaction entre un *milieu extérieur* au sens large (physique, mental, émotionnel) et un Homo sapiens au mieux de sa forme et de ses possibilités *vitales*, les essences produites par lui engendrent un syndrome réactionnel surnommé *maladie,* laquelle est invariablement suivie de guérison !

> Exemple : il n'est pas rare que des malades grippés, bien au fait de l'homéopathie, *se reconnaissent* dans les syndromes réactionnels qui défilent : *Aconitum, Bryonia, Eupatorium*, *Belladonna, etc.,* mais choisissent de laisser passer, préférant le lit et l'action auto-curative de leurs essences sans oublier le bon grog, à l'ingestion de toute substance pharmacodynamique, même homéopathique ! En pratique, notre société médicalisée à souhait, fera d'un grippé un malade qui va consulter. Tout médecin homéopathe qui se respecte et bien au fait des syndromes réactionnels de la Matière médicale prescrira une ou plusieurs *essences authentiques semblables* à partir d'une galénique basée sur la dilution et la dynamisation, et accélérera le processus naturel vers la guérison. On peut supposer, qu'ici, ce sont des basses potences, par exemple 5CH (30K), répétées toutes les heures ou toutes les deux heures, qui auront la priorité puisqu'il s'agit ni plus ni moins de renforcer un phénomène naturel d'auto-guérison.

C'est là où homéopathes et allopathes de bonne volonté se rejoignent au service d'un même Art ! Les vieux médecins, bien qu'imprégnés de la Loi des Contraires chère à Galien, étaient quoi qu'on en dise de bons observateurs et de bons cliniciens. Dans les *fièvres humides*, proches du syndrome réactionnel de *Belladonna*, ils n'hésitaient pas à prescrire de la belladone en petites doses pondérables[85]. Les spécialités n'existaient pas encore et cette belladone était préparée de manière magistrale par l'apothicaire. Ces vieux médecins qui étaient des

85. Hahnemann ne procéda pas autrement lorsqu'il découvrit l'effet homéopathique de la belladone dans les fièvres malignes.

empiriques, obtenaient de bons résultats et faisaient de l'homéopathie sans le savoir – ou sans le Savoir… En effet et pour rappel, cette belladone pondérable, diluée dans les liquides physiologiques (suc gastrique, sang, lymphe) et activée pour ne pas dire dynamisée par les flux transmembranaires[86], devenait *homéopathique* de l'essence de cette même belladone produite par le malade.

La tradition médicale de la Grèce Antique acquiert ici toutes ses lettres de noblesse. Basée sur les adages hippocratiques *avant tout ne pas nuire* ou *primum non nocere*, et sur le *pouvoir de la nature qui guérit* ou *vis medicatrix naturae*, la médecine hippocratique ne faisait qu'accompagner un processus d'auto-guérison initié par des essences endogènes. À ce stade de la discussion, les adeptes inconditionnels de l'école moderne devraient se référer à leur idole, en l'occurrence Hippocrate, qui avait décrété que des *symptômes* présentés par un malade ne sont pas nécessairement synonymes de *maladie*, mais traduisent plutôt *l'effort physiologique* d'un *organisme sain* qui tente de recouvrer l'homéostasie !

◊ La césure biologique

Question : quand peut-on parler de *maladie* proprement dite ? Réponse : lorsque le syndrome réactionnel *dérape,* soit que la phase aiguë vient interférer avec les fonctions vitales du malade, soit que la chronicité s'installe parce que le malade n'a plus la *force vitale* nécessaire pour terminer sa *guérison physiologique* induite par la production d'une ou de plusieurs essences. À ce stade, l'on peut raisonnablement supposer que ce processus réactionnel *dérape* et a franchi une sorte de *seuil biologique* qui indique que le malade ne s'en sortira plus *tout seul.* Ici, la prescription du *similimum* par un médecin homéopathe chevronné devient impérative. Il est courant, dans ce contexte, de recourir à de hautes potences afin de rééquilibrer un phénomène naturel et locorégional de défense qui faillit à sa tâche et qui verse dans la chronicité en se généralisant.

À ce stade de la discussion, on peut déjà conclure que la médecine doit rester entre les mains des médecins. Si les petits maux de la vie, dont la plupart – et c'est heureux – aboutissent à des guérisons naturelles grâce aux *essences auto-guérisseuses, accompagnées* par la sagesse populaire, ces mêmes petits

86. Certains auteurs parlent d'une *conduction* directe de la belladone administrée per os vers le système nerveux central à partir des ramifications stomacales du nerf pneumogastrique.

maux peuvent *tourner mal* et se développer au-delà *d'une césure* biologique : celle qui sépare l'empirisme populaire et son utilisation de basses potences homéopathiques, du savoir infinitésimal, dévolu au seul médecin homéopathe qui prescrira le *similimum* en hautes potences. Si la maladie s'aggrave, le trouble fonctionnel peut se transformer en *véritable lésion*, en quel cas la Loi des Contraires vient se substituer à la Loi des Semblables, prouvant ainsi qu'un bon médecin doit être à la fois homéopathe et allopathe selon les circonstances.

Revenons à *Phytolacca*. Ce remède est indiqué dans les congestions mammaires (menace d'abcès, syndrome prémenstruel), que la sagesse populaire soigne de manière médicinale au moyen de la plante à l'état brut (faibles doses de teinture-mère en intra, applications de cataplasmes en externe). Conformément au Postulat des Authentiques, il s'agit d'accompagner ici, de manière interne ou externe, ce que la femme produit de manière endogène : l'essence de la phytolaque. Sans doute que celle-ci régule le bon fonctionnement de la glande mammaire et prévient ainsi son inflammation. Nous sommes bien en deçà de la césure biologique, et de basses potences de *Phytolacca*, en 5CH (30K) par exemple, pourront très judicieusement accompagner ce phénomène d'auto-guérison.

Une autre pathologie justiciable de *Phytolacca* au niveau du sein, est le nodule bénin dont la présence n'est pas toujours décelée par la patiente. Le volume de ce type de nodule fluctue fréquemment selon le cycle hormonal et finit souvent par disparaître, ce qui suppose une action endogène et régulatrice de l'essence de phytolaque. Chez certaines femmes qui n'ont plus la force vitale nécessaire et l'hormone de synthèse y est sans doute pour quelque chose (...), le nodule se durcit sans que la patiente s'en aperçoive véritablement. Le syndrome réactionnel local *déborde* et engendre des *effets indésirables* (formule fréquemment utilisée par les chantres de l'école officielle) qui poussent la malade à consulter. Cette femme va se plaindre de douleurs névralgiques, telles des décharges électriques, se manifestant tout particulièrement à la face externe de la cuisse droite, signes qui sont décrits dans la Matière médicale comme faisant partie intégrante de la pathogénesie de *Phytolacca*. Un médecin homéopathe responsable va *reconnaître Phytolacca* dans ce symptôme rhumatismal, centrer ses investigations cliniques sur le sein, dont il connaît la sensibilité à l'action de la phytolaque, et constater que cette malade présente une induration asymptomatique dans le sein droit ! L'approche *holiste* de ce syndrome réactionnel, notamment la prescription d'une cure de PHYTOLACCA 6K/200K, va très probablement guérir cette malade de son *rhumatisme* (dont elle se plaint) et du nodule dans le sein (dont elle ne se plaignait pas), ce qui fait toute la grandeur de la médecine des Semblables, appliquée dans un *esprit d'authenticité*.

L'hypothèse de travail dans ce cas précis est la suivante : pour des raisons obscures, l'essence de phytolaque est dans l'impossibilité de remplir son rôle physiologique au niveau de ses organes cibles habituels, en l'occurrence la glande mammaire. En d'autres termes, le syndrome réactionnel déborde au-delà de sa cible primaire (le sein) pour s'en prendre à d'autres tissus, en l'occurrence ceux de l'appareil locomoteur, ou l'essence de phytolaque n'a rien à y faire, y devient néfaste, et pousse la malade à consulter[87]. Qui dit nodule, dit également processus tumoral… Le suivi d'une induration mammaire appartient au seul domaine de la médecine, homéopathique avec ses hautes potences de *Phytolacca*, mais aussi et surtout allopathique si cette induration dégénère et devient cancéreuse ce qui implique toutes les investigations nécessaires (examens de biologie sanguine, radiologie) inhérentes à la césure biologique. Soyons sans équivoque : toute maladie cancéreuse nécessitera systématiquement et prioritairement l'intervention des techniques thérapeutiques allopathiques modernes.

4.

Le Postulat des Authentiques et les pathogénésies

◊ Les individus sensibles

Vu sous l'angle d'une *accumulation*, l'absorption d'une substance végétale ou animale en petites quantités par un individu sain (la pathogénésie), aboutit à une *construction réactionnelle* chez ce dernier, laquelle parcourt successivement différents niveaux : infinitésimale avec une symptomatologie *a minima* surtout

87. Nous assistons à un phénomène analogue lors de la production d'essences à visée antiparasitaire *(Cina, Sabadilla, Spigelia)*. Lorsqu'elles débordent de leur contexte intestinal, elles vont produire des effets indésirables dans tout l'organisme.

subjective ; pondérable ensuite, lorsque l'accumulation des doses se fait sentir de manière toxique et conduit à des symptômes vérifiables cliniquement. Il est communément admis, dans les milieux de l'expérimentation homéopathique, que les *petits symptômes* subjectifs sont les plus intéressants car reflétant fidèlement les symptômes de la clinique journalière du médecin pratiquant en Loi d'Analogie. Ceci contrairement aux symptômes franchement toxiques qui sidèrent l'examinateur et qui le mettent d'ailleurs en danger. Ces *petits symptômes* n'apparaissent pas systématiquement chez *tous* les expérimentateurs ce qui a conduit la recherche homéopathique à introduire la notion *d'individus sensibles* (à la substance testée) : ceux qui réagissent vite et bien à l'expérimentation, et reproduisent fidèlement des symptômes pathogénétiques, utilisables en Loi d'Analogie.

Pourquoi existe-t-il des *individus sensibles* chez les expérimentateurs sains ? Tout simplement parce qu'ils ont, au moins une fois dans leur vie, appelé (ou créé...) l'essence qu'ils sont en train d'expérimenter, ce qui les rend logiquement *sensibles* à cette dernière lorsqu'elle est administrée par voie externe. L'accumulation de la substance expérimentale se fait sentir très vite, et produit immanquablement *le syndrome réactionnel* de la substance testée, surtout aux endroits où elle est censée agir de par son tropisme.

◊ Samuel Hahnemann et la quinine

Le plus bel exemple est celui d'Hahnemann qui, ayant plusieurs fois contracté la malaria, a développé à chaque accès le syndrome réactionnel de *China* ou quinquina : une essence endogène qui stimule la rate et le foie ainsi que la production des éléments figurés du sang (globules rouges et blancs) afin de pallier l'anémie et de conforter l'immunité. Qui plus est, l'essence de quinquina provoque une *fièvre tierce* (↘ voir page 8) *tueuse du microbe,* en l'occurrence le microbe de la malaria. À l'époque d'Hahnemann, l'effet bénéfique de l'écorce de quinquina était déjà bien connu de la sagesse populaire, et le fondateur de l'homéopathie s'en est donc servi. Cette quinine, bien qu'ingérée de manière pondérable, mais diluée et dynamisée dans l'organisme du fondateur de l'homéopathie, a *résonné* en Loi d'Analogie avec l'essence endogène déjà produite par lui grâce au code épigénétique. Anciennement *sensibilisé* au quinquina, Samuel Hahnemann n'a eu aucune peine à constater que le fait de reprendre de la quinine, même en étant sain, reproduisait la fièvre tierce ! L'homéopathie était née.

Revenons une fois de plus à *Phytolacca*. Le célèbre homéopathe français, le docteur Henri Voisin, dit de cette plante la chose suivante au chapitre « Action des doses physiologiques répétées chez l'homme sain[88] » : *inflammation aiguë ou chronique de la muqueuse pharyngée, des ganglions lymphatiques ou des glandes mammaires.* Il est clair que ces données pathogénétiques sont issues d'expérimentations sur des sujets sains *et sensibles* ayant préalablement *vécu* des épisodes d'angines ou de congestions mammaires ayant engendré la production épigénétique de l'essence végétale de phytolaque.

Un interrogatoire préalable et minutieux effectué par un homéopathe chevronné, permet ainsi de déceler les *types sensibles* au remède à tester, ceci en fonction de leur passé réactionnel, à partir de critères inhérents à la médecine des semblables comme *le tempérament* ou *la constitution.*

> Quelques exemples : *Belladonna atropa* devrait être testée chez des sujets sains, au tempérament *sanguin*, ayant eu, dans leur enfance, des accès de fièvre *humide* et hallucinatoire. *Aconitum napellus*, en revanche, sera préférentiellement testé chez des sujets sains et sthéniques, enclins à faire de la fièvre *sèche* et des affections respiratoires aiguës lors d'une exposition au vent froid du nord-est. *Calcarea carbonica* (écaille d'huître) est une substance qu'il serait intéressant de tester chez un sujet sain de constitution *carbonique*, qui a fait, dès sa naissance, la joie de ses parents par son image du bébé *Cadum* (↘ voir également à *La diathèse ou prédisposition*, page 31).

Cette marche à suivre est bien connue de l'école moderne : si l'on souhaite expérimenter, selon les normes allopathiques en vigueur, l'action d'un remède antihistaminique sur les affections allergiques causées par les poussières domestiques, l'on devra préalablement *définir* ou préciser *l'échantillon* des personnes à tester. Les expérimentateurs potentiels seront préalablement interrogés et ciblés à partir de leur *passé allergique*. Dans la mesure du possible, cette allergie sera précisée : rhinite, asthme, eczéma, etc. ?

88. *Homéopathie clinique, Matière médicale* (2 volumes), p. 1043.

Ce qui en définitive a rendu *crédible* la sémiologie (étude des signes) pathogénétique d'un remède donné, mise en lumière durant plus de deux siècles et recueillie dans les Matières médicales, est la constance et la régularité avec lesquelles cette même sémiologie (et ses modalités) a disparu chez des malades qui étaient *similia* du remède en question et qui guérirent donc grâce à la prise de celui-ci. Cette belle victoire de *l'action* empirique sur la *pensée* cartésienne a droit de cité, même si cela doit faire naître des frustrations dans le chef de ceux qui ont confondu Art de Guérir et Science.

5.

Le Postulat des Authentiques et la Doctrine des Signatures

◊ Naissance de la typologie

Le fait que ce soient les essences du végétal et de l'animal, *dans leur entièreté,* qui dominent le syndrome réactionnel de manière *authentique*, expliquerait que l'Homo sapiens ainsi imbibé, va présenter, de manière subtile, des caractéristiques intrinsèques de ce végétal ou de cet animal dans son environnement naturel. Nous abordons ainsi le chapitre de la typologie, chère au médecin homéopathe français, le docteur Léon Vannier[89].

Le cas de la femme Sépia, toute vêtue de noir, réclamant à travers la couleur de ses vêtements, l'encre de la seiche qui va la guérir de sa dépression et de sa descente de matrice, est bien connu des médecins homéopathes. Qui oublient bien souvent que cette même *femme Sépia* développe un comportement proche de celui de la seiche ! Crachant sa bile noire, projetant ses tentacules, et fuyant à toute vitesse, la femme Sépia, mordante par le verbe, envahissante par le geste, pour ensuite se réfugier dare-dare dans la solitude, se montre ainsi à la hauteur de l'essence de l'animal qui l'habite. Sur le plan physiologique, celle-ci assure

89. *La Typologie et ses applications thérapeutiques* (Doin, 1984).

la congestion veineuse du foie et du bassin de la femme Sépia lors d'âges charnière (puberté, ménopause). Il s'agit en fait d'une *co-gestion* du système veineux, destinée à rééquilibrer les *humeurs*[90] perturbées par respectivement l'arrivée et la suppression des règles. Dans ce contexte, *l'extériorisation* des toxines en excès suit la *congestion* (ou *co-gestion*) de manières diverses et par les voies les plus variées (peau, reins, intestins, voie vaginale). La *femme Sépia* présentera notamment de la *leucorrhée* vaginale (pertes blanches) que la Médecine des Semblables, la considérant comme une élimination salutaire, *respectera* et *accompagnera* au moyen du *similimum*. L'école officielle, quant à elle, *combattra* cette leucorrhée au moyen de produits allopathiques divers. Cherchez l'erreur !

Bizarrement, le syndrome réactionnel précité, est très proche de certaines constructions ontogénétiques[91] de la *femme Sapiens* rencontrées in utero, lesquelles réfèrent notamment aux animaux aquatiques. Le développement embryonnaire de la tête et du cou est en effet marqué par l'apparition des arcs branchiaux à la 4e et 5e semaine de gestation, donnant un aspect extérieur très caractéristique, rappelant les fentes branchiales des poissons et des amphibiens. Si la *femme Sapiens* est capable de reproduire, in utero, un animal en trois dimensions, faut-il encore douter du pouvoir de la même Sapiens à l'âge adulte lorsqu'il s'agit de reproduire l'essence du même animal ? À méditer assurément…

Calcarea carbonica, qui est l'écaille d'huître, a été introduit par Hahnemann lui-même dans la pratique homéopathique. Sa présence réactionnelle est quasi-systématique en début de vie de l'Homo sapiens, ce qui pourrait indiquer que l'essence *authentique* de l'huître produite grâce au code épigénétique serait vitale, donc participant à un *passage obligé* de l'enfant, surtout vers l'âge de huit mois selon le médecin homéopathe grec Georges Vitoulkas. La présence de cette essence est intimement liée à l'accompagnement du métabolisme du calcium, bioélément clé de la croissance. Chez certains enfants, l'essence de l'huître imprègne le jeune *Sapiens* à un tel point qu'il *devient Calcarea carbonica* dans son corps, son esprit, voire son âme… *L'enfant Calcarea carbonica* adopte une typologie bien connue de la Matière médicale : c'est le *bébé Cadum* ou le bébé de concours, orgueil de sa mère, gros et trapu, à membres courts, aux yeux clairs, potelé et souvent grassouillet. Ses joues sont pleines et souvent rosées,

90. Terme médical ancien qui, de manière générale, définit les liquides organiques du corps humain : sang, lymphe, bile, salive, sueurs, etc.
91. L'ontogenèse (ou *ontogénie*) décrit le développement progressif d'un organisme depuis sa conception.

bien que le reste du corps soit d'une blancheur laiteuse, comparable à celle de l'huître (...). La belle santé de ce bébé est plus apparente que réelle. Sur un plan plus philosophique, l'huître endogène et épigénétique apporterait, dans sa *quintessence*, la structure *écailleuse*, la protection, la croissance raisonnable et réfléchie, vecteurs indispensables à *l'enfant Calcarea carbonica* confronté à un environnement physique et mental agressif.

◊ La grande chélidoine et la Doctrine des Signatures

Le monde végétal n'est pas en reste lorsqu'il s'agit d'apporter de l'eau au moulin des défenseurs de la Doctrine des Signatures. Chez l'adulte, un *syndrome réactionnel* commun est celui de *Chelidonium* ou *grande chélidoine* employée depuis la haute Antiquité dans les maladies de foie. Vu le contexte iatrogène et hépatotoxique dans lequel évolue l'allopathie moderne, l'on comprendra aisément l'importance de ce remède qui, prescrit en potences à partir de la Loi d'Analogie et du Postulat des Authentiques, est d'utilisation journalière en pratique homéopathique. Laissons le docteur Georges Hodiamont s'exprimer sur le sujet[92] : « Galien, Dioscoride, Paracelse, Boerhave, Hufeland, Rademacker, et les plus grands médecins, l'ont employée dans les maladies du foie. Il a fallu la chute du niveau thérapeutique de la science moderne pour la faire sombrer dans l'oubli, et remplacer par telle spécialité pharmaceutique dont la propagande savamment orchestrée, étale le nom dans les pages d'annonce des journaux médicaux qui se disent scientifiques. La chélidoine est une papavéracée. C'est la racine qui est la plus riche en alcaloïdes, elle en contient plusieurs parmi lesquels la chélidonine et la sanguinarine. La chélidonine est un alcaloïde dont le noyau fondamental appartient au groupe phénanthrène, comme plusieurs alcaloïdes de l'opium, comme tous les stérols et notamment le cholestérol, ce qui nous montre une fois de plus que si la chélidoine agit dans les maladies de foie c'est en raison de son analogie chimique avec les composants de la bile elle-même :

92. *La Matière médicale et les remèdes végétaux* (Similia, 1985).

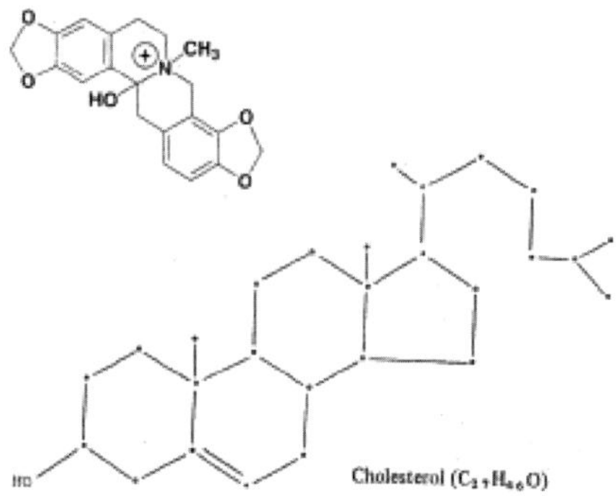

Figure : analogie de structure entre la chélidonine de la grande chélidoine (en haut à gauche) et les stérols en bas, à droite (la molécule de cholestérol).

Nous voyons ainsi déjà surgir, par l'étude de la chimie même, les vertus de la chélidoine. Son alcaloïde appartient au même groupe que la cholestérine, production biliaire par excellence. Les résidus de la combustion organique des dérivés du phénanthrène et des stérols, donnent de l'indol. Or nous voyons que, dans tous les états qui appellent la chélidoine, il y a une inondation du sang par la bile, c'est-à-dire une cholémie, et une surproduction de l'indol sanguin et urinaire. Nouvel exemple frappant de la loi de similitude, démontrée par la chimie elle-même. »

Si le Dr Georges Hodiamont est brillant lorsqu'il s'agit de décrire l'analogie chimique entre, d'une part, le syndrome réactionnel de *Chelidonium* chez l'être humain et, d'autre part, la plante appelée chélidoine, ce grand médecin moderne reste étrangement muet sur le pourquoi de cette analogie. Cette dernière s'explique facilement à partir du *Postulat des Authentiques :* l'Homo sapiens, confronté à une surproduction de bile qui risque d'interférer avec les fonctions vitales de son organisme, se construit une essence végétale *analogue* (mais non identique), en l'occurrence la chélidonine, laquelle va se conduire tel un *antidote infinitésimal* et atténuer les effets toxiques des sels biliaires. L'on notera que l'analogie entre la bile du malade et le suc de la chélidoine ne se situe pas seulement sur le plan chimique. En effet, la *grande chélidoine* laisse s'écouler un suc jaune et amer, ce qui a donné aux Anciens l'idée de l'utiliser dans les maladies de foie. *Soigner le jaune par le jaune* s'inscrit ainsi dans la logique de la Doctrine des Signatures, comme le fait par exemple de soigner la congestion céphalique et sanguine, *maladie rouge* par excellence, par la racine *rouge* de *Sanguinaria*, appelée *bloodroot* par les guérisseurs qui l'utilisent !

En fait, la Doctrine des Signatures, que ce soit par l'aspect physique du malade, ou par son comportement, est omniprésente, même si ses détracteurs ont cherché à la discréditer en citant des exemples extrêmes. C'est Paracelse qui l'a fait renaître par ses écrits, mais elle est à la base de la médecine empirique et populaire depuis que le monde et la maladie existent. C'est la Doctrine des Signatures qui a inspiré les *guérisseurs d'antan*. Elle mériterait au moins le respect des esculapes modernes qu'ils soient allopathes – ou homéopathes ! En effet, il est navrant que Hahnemann ait décrié cette dernière en des termes que n'auraient pas renié ses plus fervents adversaires de l'époque. Dans l'une de ses longues introductions (les *prolégomènes*) de sa Matière médicale, il écrit ceci : « Je ne rappellerai pas la folie de ces anciens médecins qui déduisaient les vertus curatives des drogues médicinales de leur forme et de leur couleur, en un mot la Doctrine des Signatures ». Une fois n'est pas coutume, Hahnemann, emporté ici non pas par son savoir immense, mais par l'arrogance du savoir, a perdu une occasion de se taire. Il n'y aura jamais une seule vérité en médecine qui est une leçon d'humilité permanente. L'esculape moderne doit demeurer un grand observateur de *l'Homme malade* et de la *Nature* qui l'entoure, ce à quoi tend la Doctrine des Signatures, qui doit s'intégrer dans la Loi des Authentiques. Un fait est sûr : ce ne sont ni les études en double aveugle, ni la recherche du *similimum* sur ordinateur qui forgeront l'avenir de la Médecine des Semblables…

6.

Le mot de la fin

◊ Et si l'on *causait* épigénétique ?

Considéré comme immuable et irrévocable dès la naissance de l'enfant, les mutations exceptées, le code génétique refait parler de lui grâce à l'introduction d'une nouvelle donne en la matière : l'épigénétique. De quoi s'agit-il ? Le code génétique, constitué d'ADN séquencé, est à la base du fonctionnement de la Vie – et de sa reproduction sexuée. Il a toujours été avancé par les scientifiques que cette séquence était inaltérable durant la vie d'un individu, sauf en cas de maladies et d'agents externes qui induisent un comportement chaotique du matériel chromosomique. Les processus cancéreux produits par les radiations en sont l'exemple évident. Pour le reste, un chromosome fonctionnant normalement et construit sur le mode ABCDEFGHI, est censé ne produire que des substances biologiques (pensons tout particulièrement aux hormones) conformes à cet agencement par le biais de l'ARN. Ainsi fonctionnerait *l'abécédaire* génétique du *Livre de la Vie*.

De nouveaux développements, issus de la recherche scientifique, permettent de penser que ce Livre de la Vie peut être *lu* autrement grâce à la présence intracellulaire de substances qualifiées *d'histones* qui parcourent le *chromosome cible* en activant (ou désactivant) une partie de sa séquence. Dans certaines circonstances, le fonctionnement du Livre de la Vie ne se construirait plus sur le mode ABCDEFGHI décrit plus haut, mais par exemple et si l'histone désactive une séquence sur deux, sur un mode ACEGI ce qui équivaut à la lecture d'un autre Livre !

Que nous *cache* cet autre Livre ? Sans doute beaucoup de choses vu qu'une grande partie des chromosomes humains seraient biologiquement et physiologiquement inactifs durant la Vie. *L'analogie*, dont le dictionnaire Le Robert dit qu'il s'agit *d'une ressemblance fonctionnelle extérieure entre des organes ou des formations d'origine totalement différente*, est bien là entre les chromosomes humains et leurs homologues végétaux et animaux surtout si cette ressemblance s'inscrit dans un contexte phylogénétique. De là à penser que *l'humain malade* produit, dans un contexte environnemental hostile, des *essences* (non encore quantifiables et mesurables selon les techniques de détection actuelles), à vocation physiologique et immunitaire, forme la base du Postulat des Authentiques. Il appartient pour l'instant au domaine des sciences occultes, donc décriées par l'establishment, jusqu'à ce que des hommes courageux, sans *a priori*, acceptent d'y apporter leurs lumières. Le débat est en tous les cas ouvert !

◊ Je *plairai*

Ce qui va suivre va plaire aux fervents adversaires de l'homéopathie. En effet, nous accordons beaucoup d'importance à l'effet placebo dans notre pratique journalière basée sur la Loi des Authentiques ! À condition que le mot *placebo* soit replacé dans son contexte étymologique et latin : *placebo* ou *je plairai.* Tel qu'il a été introduit en 1945 dans la littérature scientifique anglo-saxonne, le *placebo* dénote une mauvaise tournure d'esprit car il consiste en fait à *tromper* le malade sur l'action pharmacologique du remède prescrit. Le *placebo* est également utilisé dans les études dites en *double aveugle* pour tromper, cette fois, les expérimentateurs. Dans ce contexte, utiliser ce terme de *placebo* comme argument pour démolir quelque chose que l'on ne comprend pas – ou pas encore –, est faire preuve d'un comportement pour le moins indélicat. Le mot *placebo* est d'ailleurs lancé sans ménagement par des *cartésiens purs et durs*, très infatués de leur savoir, à la tête des patients voire des médecins homéopathes. Cette attitude de la part d'hommes dits *de science* est déplorable, d'autant plus que l'effet placebo a sans soute une assise scientifique.

Si l'effet placebo existe, il doit être intégré dans un contexte télépathique, consistant à transmettre une pensée positive entre un médecin (ou expéditeur) et un malade (ou récepteur). Toujours selon cette théorie, un médecin serait capable via sa volonté transmise à partir d'électrons de son hypothalamus, de transformer ceux-ci en neutrinos qui parcourent l'éther et se transforment à leur tour en électrons dans l'hypothalamus du malade. Si la télépathie et donc l'effet placebo ont une assise scientifique, ils n'ont strictement rien à voir avec l'homéopathie, sauf qu'ils introduisent dans la discussion médicale des éléments de physique quantique et théorique (neutrino, éther) susceptibles d'être profitables à la compréhension du *syndrome* dit *réactionnel* au sein de l'Homo sapiens confronté à son environnement interne et externe.

Toujours est-il que nous voyons nos physiciens modernes *flirter* avec le virtuel, et présenter le neutrino comme une particule élémentaire emportant de l'énergie immatérielle puisée par la matière vivante dans son environnement appelé éther. Lequel nous rapproche de la *Force vitale* de Hahnemann, du *Prâna* des Hindous, de l'*Intelligence silencieuse* de Deepak Chopra[93], et du *Médecin interne* de Paracelse. Sans vouloir verser dans des considérations philosophiques proches de la *Croyance*, ces différentes définitions se rapportent à une sorte d'*essence cosmique* dont serait imprégnée la matière, à la fois inerte et vivante, dans son évolution temporelle depuis le Big Bang jusqu'à nos jours. Un éther, donc, dans lequel baignerait l'Univers minéral, végétal et animal et qui nous renverrait aux philosophes de l'Antiquité présentant l'Homo sapiens comme un parfait reflet microcosmique du *Grand Cosmos*. Inutile d'ajouter que la Loi des Authentiques et ses essences a sa place au sein de cette philosophie ! Le neutrino apporte un nouveau regard sur l'effet placebo de nos fervents détracteurs et permet d'ouvrir la médecine à des concepts révolutionnaires qui transgressent les lois chimiques et physiques en vigueur, telles celles de Newton, de Lavoisier, et d'Avogadro.

À partir de ces considérations sur l'effet télépathique du placebo, une première conclusion s'impose : tout médecin ou thérapeute aura à cœur d'accompagner ses paroles et ses actes d'une *pensée positive* et cette attitude est à la base de toute bonne médecine. En revanche, si l'intellect est branché uniquement sur la longueur d'onde *allopathique*, gageons que *plaire* ne suffira pas ! Si l'homéopathie a l'air de *plaire* au public, que l'on prend à tort pour une masse inculte voire naïve, c'est peut-être que l'homéopathie agit… À méditer assurément.

◊ Fatuité, quand tu nous tiens

Compte tenu de ce qui a été dit précédemment, l'on comprendra aisément que les efforts consentis par les médecins homéopathes afin de prouver l'action des dilutions infinitésimales selon les normes expérimentales cartésiennes sont d'autant plus louables.

En 1994 paraît, dans la revue prestigieuse *The Lancet*, le résultat positif d'une étude en double aveugle sur l'action des remèdes homéopathiques dans le

93. Deepak Chopra : *Quantum healing, exploring the frontiers of mind / body medicine* (Bantam Books, New York, 1989).

traitement du rhume des foins[94]. Durant cette étude, treize malades souffrant d'asthme ont reçu des substances diluées et dynamisées jusqu'à la 30e centésimale hahnemannienne, bien au-delà du nombre d'Avogadro. Quinze autres malades asthmatiques ont reçu un placebo. Les deux groupes furent évalués *en double insu* dans l'hypothèse d'une amélioration des phénomènes allergiques sous l'effet des doses infinitésimales. Le comité de lecture du *Lancet* accepta de publier l'article, car les auteurs avaient strictement respecté toutes les règles en la matière. Cet article prouvait indubitablement l'action bénéfique de l'homéopathie chez les malades ayant absorbé les remèdes dilués et dynamisés par rapport aux malades du groupe placebo.

Visiblement embarrassée par le résultat *heureux* de cette étude, la rédaction du *Lancet* ajouta le commentaire laconique suivant : *l'étude est correcte, mais ses conclusions sont absurdes parce que l'homéopathie ne « marche » pas…* Cette même rédaction proposa de retenir, à l'avenir, d'autres paramètres pour la réalisation des études en double aveugle, car elles permettent encore trop d'erreurs ! *Dixit the Lancet.* Au lieu de jouer le jeu sportivement et d'accepter honnêtement des résultats qui démontrent l'action de l'homéopathie, le pouvoir scientifique décide de changer les règles.

Ce comportement infatué est l'une des raisons pour lesquelles la reconnaissance de l'homéopathie comme médecine à part entière, quitte – pourrait-on dire à juste titre ? – le domaine de la science au profit de celui de la politique.

◊ L'effet placebo contagieux

Le but d'un *placebo* est donc d'obtenir un effet thérapeutique par *suggestion*. Ce soi-disant effet placebo est un argument fréquemment employé par nos adversaires, qui exigent qu'on leur prouve scientifiquement que l'homéopathie « marche ».

Cette exigence est-elle encore pertinente lorsque l'on tient compte du phénomène socio-économique en faveur de la médecine des semblables dans les pays occidentaux ? Ne s'agit-il pas plutôt d'une exigence déplacée par rapport aux nombreux médecins qui ont opté pour l'homéopathie et qui l'ont intégrée

94. Reilly, D.T. et *al.* : « Is evidence for homeopathy reproducible? » (*The Lancet*, n° 344, pp. 1601-1606, 1994).

dans la médecine moderne ? Parce que le mécanisme d'action des remèdes dilués et dynamisés n'a pas encore été clarifié, l'on met en doute les compétences d'un praticien homéopathe et l'on réduit son travail à la prescription d'un placebo. Que doivent penser de cette attitude condescendante, les milliers de personnes qui ont choisi l'homéopathie comme médecine de premier échelon ? Ces malades, parmi lesquels figurent soit dit en passant bon nombre d'intellectuels, acceptent de moins en moins facilement d'être traités avec ironie et mépris par le corps médical parce qu'ils seraient les *victimes* de l'effet placebo.

Nous avons démontré, dans cet ouvrage, les belles possibilités de l'homéopathie dans l'accompagnement de nombreuses affections du nouveau-né et de l'enfant. Où est l'effet placebo ? Cet argument massue l'ayant mis dans l'embarras, un grand pontife de la *science* moderne, répliqua par cette argumentation pour le moins risible : l'effet placebo joue également dans le cas des bébés soignés homéopathiquement, qui sont en quelque sorte *contaminés* par leurs parents crédules… Quand l'absurde est utilisé pour nourrir la raison, où allons-nous ?

◊ Conclusion

Continuer à refuser obstinément *l'évidence* de l'action de l'homéopathie, c'est risquer une explosion incontrôlable de notre système de santé. Le feu couve et personne ne souhaite qu'il se transforme en volcan, car les suites risqueraient d'être imprévisibles sur le plan socio-économique. Cela étant, ne serait-il pas plus simple de reconnaître et d'accepter tel quel le *phénomène homéopathique*, de l'encadrer sur le plan médical et social, dans l'attente d'une réponse de la science aux nombreuses interrogations que suscite la médecine des semblables ?

ANNEXES

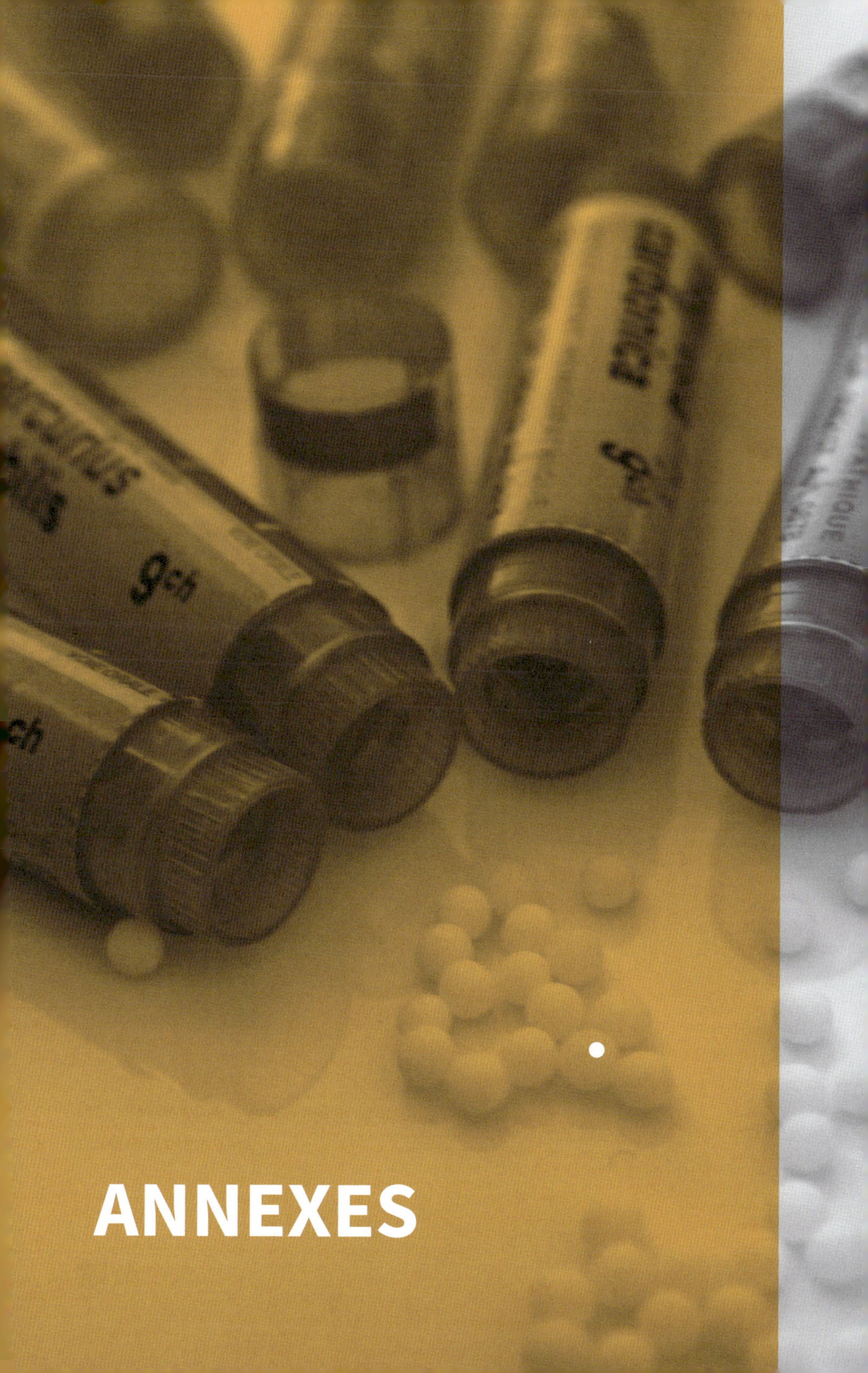

1.
Votre pharmacie homéopathique

Compte tenu des sujets abordés dans cet ouvrage, il est souhaitable que les remèdes suivants figurent en bonne place dans votre pharmacie homéopathique.

◊ a) Les fortifiants

- Echinacea purpurea en teinture-mère (pour l'enfant) ou en D2 (pour bébé).
- Macérat glycériné de bourgeons de Ribes nigrum D1.
- Cuivre en oligo-élément (liquide, spray, comprimés).

◊ b) Les tubes-granules en 5CH (30K)

- Aconitum napellus (aconit napel) : fièvre *sèche* avec anxiété, *faux croup,* fièvre vaccinale.
- Allium cepa (oignon) : rhume des foins, écoulement nasal qui brûle la lèvre supérieure.
- Ammonium carbonicum (carbonate d'ammonium) : obstruction nasale et sommeil avec la bouche ouverte (végétations adénoïdes).
- Antimonium crudum (sulfur noir d'antimoine) : indigestion après goinfrerie, verrues plantaires.
- Antimonium tartaricum (tartre stibié) : encombrement bronchique et respiration sifflante, bronchite asthmatiforme, bronchiolite.
- Apis mellifica (venin d'abeille) : fièvre *rosée*, très forte avec menace de convulsions, urticaire géante, piqûres d'insectes, fièvre vaccinale.
- Argentum nitricum (argent nitré) : renvois bruyants, conjonctivite, diarrhée verdâtre.
- Arnica montana (arnique des montagnes) : hématomes, plaies fermées.
- Arsenicum album (anhydride arsénieux) : intoxication alimentaire, gastro-entérite avec vomissements et diarrhée.
- Belladonna atropa (belladone ou morelle furieuse) : fièvre *humide*, angine *rouge*, exanthème de la rougeole, de la rubéole, de la scarlatine.

- Borax (borate de sodium) : aphtes d'aspect blanchâtre dans la bouche.
- Bryonia alba (bryone blanche) : toux sèche (début de bronchite), constipation.
- Calcarea carbonica (calcaire d'huître) : sécrétion de lait insuffisante.
- Cantharis (cantharide) : cloque lors d'une brûlure au deuxième degré.
- Capsicum annuum (poivre de Cayenne) : otite aiguë.
- Chamomilla matricaria (camomille allemande) : poussées dentaires.
- China officinalis (quinquina) : diarrhée avec épuisement par perte de liquide, épistaxis.
- Coccus cacti (cochenille) : coqueluche.
- Colocynthis (coloquinte) : crampes abdominales améliorées en se pliant en deux.
- Conium maculatum (grande ciguë) : abcès du sein.
- Corallium rubrum (corail rouge) : coqueluche (l'enfant devient rouge de tousser).
- Cuprum metallicum (cuivre) : hoquet, *faux croup*, asthme, coliques abdominales.
- Dioscorea villosa (igname sauvage) : coliques abdominales améliorées en se penchant en arrière.
- Dulcamara solanum (douce-amère) : toutes les affections respiratoires par temps humide et froid.
- Euphrasia (euphraise ou œil vif) : conjonctive (rhume des foins).
- Ferrum phosphoricum (phosphate ferrique) : fièvre modérée, otite, début de bronchite (rougeole).
- Gelsemium sempervirens (jasmin jaune) : fièvre adynamique avec faiblesse musculaire et tremblements.
- Graphites (plombagine) : croûte de lait, impétigo.
- Hydrastis canadensis (sceau d'or) : sinusite avec écoulement nasal jaunâtre.
- Hypericum (millepertuis) : douleur aiguë.
- Ipeca (racine d'ipéca) : toux qui fait vomir l'enfant.
- Kalium bichromicum (bichromate de potasse) : sinusite avec écoulement nasal jaunâtre.
- Ledum palustre (lédon des marais) : hématomes qui traînent, mauvais effets des piqûres d'insecte.
- Magnesia carbonica (carbonate de magnésium) : diarrhée avec selles d'odeur sûre.
- Magnesia phosphorica (phosphate de magnésium) : coliques abdominales.
- Mercurius dulcis (calomel) : otite.

- Mercurius solubilis (mercure) : angine blanche.
- Mezereum daphne (bois-gentil) : croûte de lait, impétigo, varicelle, démangeaisons sans éruption apparente.
- Millefolium (millefeuille) : épistaxis.
- Moschus (musc) : crise d'asthme.
- Natrum phosphoricum (phosphate de sodium) : muguet avec dépôts jaunâtres.
- Nitricum acidum (acide nitrique) : fissures anales.
- Nux vomica (noix vomique) : indigestion, intoxication du foie.
- Opium (latex de pavot desséché) : constipation opiniâtre.
- Phytolacca decandra (phytolaque ou épinard des Indes) : angine rouge sombre avec réaction ganglionnaire, abcès du sein.
- Podophyllum peltatum (podophylle peltré) : diarrhée jaunâtre avec atteinte du foie.
- Pulsatilla nigricans (anémone des prés) : ongles *bleus*, exanthème de la rougeole, convalescence de la bronchite.
- Pyrogenium (biothérapique) : tout type de fièvre.
- Rheum (rhubarbe) : diarrhée estivale.
- Rhus toxicodendron (sumac vénéneux) : eczéma aigu, varicelle.
- Sabadilla (cévadille) : rhume des foins, verminose.
- Sambuccus nigra (sureau commun) : *faux croup*, rhume du nourrisson, végétations adénoïdes.
- Sarsaparilla (salsepareille du Mexique) : peau sèche du nourrisson.
- Senega polygala (polygala de Virginie) : toux du nourrisson, asthme humide.
- Senna (séné) : crise d'acétone.
- Sépia (encre de seiche) : sécheresse cutanée.
- Spongia tosta (éponge calcinée) : toux croupale.
- Sulfur iodatum (soufre iodé) : convalescence de la bronchite.
- Thuya occidentalis (arbre de vie) : verrues.
- Urtica urens (ortie brûlante) : urticaire aiguë, piqûres d'orties.
- Veratrum album (hellébore blanc) : diarrhée et vomissements.
- Verbascum thapsus (bouillon blanc) : douleur aiguë de l'oreille.

◊ c) Les doses-globules :

- Arsenicum album (acide arsénieux) 7CH (200K) : intoxication alimentaire aiguë.
- Calcarea carbonica (calcaire d'huître) 9CH (200K) : remède constitutionnel du *bébé Cadum.*
- Drosera rotundifolia (drosère) 30CH (200K) : début de coqueluche, lorsque les quintes apparaissent.
- Dulcamara solanum (douce-amère) 7CH (200K) : prévention des rhumes
- Hepar sulfur (foie de soufre calcaire) 7CH (200K) : perforation aiguë de l'oreille avec écoulement purulent.
- Lycopodium clavatum (pied-de-loup) 7CH (200K) : remède hépatique constitutionnel.
- Medorrhinum (biothérapique) 9CH (200K) : érythème fessier, asthme amélioré à la mer.
- Natrum sulfuricum (sulfate de sodium) 9CH (200K) : début de sinusite ou de catarrhe bronchique avec écoulements ou expectorations jaunâtres.
- Nux vomica (noix vomique) 7CH (200K) : désintoxication de l'organisme.
- Oscillococcinum© (biothérapique) 200K : début d'otite aiguë dans un contexte grippal.
- Silicea (silice) 7CH, 9CH, 12CH, 15CH, et 30CH (200K, MK, XMK) : perforation du tympan.
- Sulfur (soufre sublimé) 7CH (200K) : toute maladie infantile exanthématique.
- Thuya occidentalis (arbre de vie) 7CH (200K) : prévention des complications vaccinales.
- Zincum metallicum (zinc métal) 7CH (200K) : convalescence des maladies infantiles.

◊ d) Divers

- Un flacon de *Rescue* du Dr Bach : toute situation de stress.
- Pommade à l'*Arnica* (arnique des montagnes) : hématomes, plaies fermées.
- Pommade au *Calendula* (souci des jardins) : plaies ouvertes, brûlures.
- Onguent Vita Fons II d'Elizabeth Belhouse.

◊ e) Lorsque vous partez en vacances

Tubes-granules

- Aconitum napellus 5CH (30K) et Bryonia alba 5CH (30K) : toux sèche (début de bronchite ou de pneumonie) après exposition au vent froid (fièvre *sèche*).
- Apis mellifica 5CH (30K) : piqûres d'insectes.
- Arsenicum album 5CH (30K) et Nux vomica 5CH (30K) : tout trouble digestif aigu (intoxication alimentaire).
- Belladonna atropa 5CH (30K) et Mercurius solubilis 5CH (30K) : angine avec fièvre.
- Cantharis 5CH (30K) : brûlure du soleil au second degré.
- Dulcamara solanum 5CH (30K) : catarrhe des voies respiratoires après avoir pris froid dans l'eau ou à l'humidité froide.
- Ledum pallustre 5CH (30K) : piqûres d'insectes ou de serpents (associer Lachesis 5CH (30K)).
- Gelsemium sempervirens 5CH (30K) : coup de soleil (menace de congestion cérébrale).
- Hypericum 5CH (30K) et Arnica 5CH (30K) : tout traumatisme aigu.
- Urtica urens 5CH (30K) : urticaire alimentaire, piqûres d'orties.

Divers

- *Rescue* du Dr Bach : toute situation de stress.
- Pommade à l'Arnica : contusions, hématomes.
- Pommade au Calendula : plaies ouvertes, brûlures.
- Onguent Vita Fons II d'Elizabeth Belhouse.

2. Glossaire

Les définitions données ci-après sont, dans leur majorité, issues des dictionnaires et ouvrage suivants : Domart, André et *al* : *Dictionnaire de la médecine* (Larousse, Paris, 1985) ; Paul Robert et *al* : Le Petit Robert (Paris, 1984) ; Conan-Mériadec, Michel : *L'Homéopathie, conception médicale à la dimension de l'homme* (Boiron, 1990).

- **Acidose** : situation d'urgence au cours de laquelle les systèmes « tampons » du sang, responsables d'un « pH » ou degré d'acidité sanguin stable, font défaut.
- **Acétonémique** : se dit de l'odeur caractéristique dite « de pomme », de l'haleine d'un enfant sujet à des vomissements acétonémiques.
- **Acmé** : phase d'une maladie où ses manifestations atteignent leur maximum.
- **Adénoïdes** : voir à « Végétations ».
- **Adénopathies** : augmentation pathologique des ganglions lymphatiques.
- **Adynamique** : de « adynamie » qui indique une faiblesse musculaire extrême.
- **Alcaloïde** : substance organique ayant des actions physiologiques et thérapeutiques puissantes à très faibles doses. À plus forte dose, ce sont des toxiques. La morphine et l'atropine sont les plus connus.
- **Allopathie** : toute thérapeutique qui s'oppose à la maladie et aux réactions de défense du malade considérées comme inutiles, nocives et à supprimer.
- **Amygdales** : ensemble des formations lymphoïdes du pharynx (synonyme : tonsilles). Les plus importantes sont les amygdales palatines, situées symétriquement de chaque côté de la cavité buccale. L'amygdale pharyngienne constitue les végétations adénoïdes.
- **Amygdalectomie** : ablation chirurgicale des amygdales palatines.
- **Ana** : en quantité équivalente.
- **Anatomie pathologique** : étude des modifications tissulaires provoquées par la maladie.
- **Antihistaminique** : remède allopathique de nombreuses formes d'allergie : asthme, rhume des foins, urticaire.
- **Anamnèse** : histoire de la maladie.

- **Anorexie** : diminution importante de l'appétit.
- **Antipyrétique** : se dit d'un médicament qui combat la fièvre.
- **Appareil** : ensemble des organes disposés par la nature pour remplir telle ou telle fonction ; exemples : appareils digestif et respiratoire.
- **Apyrétique** : de « apyrexie » ou absence de fièvre.
- **Axillaire** : relatif à l'aisselle.
- **Bacille** : variété de bactéries en forme de fin bâtonnet.
- **Badigeon, badigeonnage** : action de revêtir la peau ou les muqueuses d'un enduit médicamenteux.
- **Barométrie** : sensibilité aux conditions atmosphériques.
- **Biorythme** : rythme biologique d'un individu déterminé par les variations de son propre organisme ou du milieu dans lequel il se trouve.
- **Biothérapique** : voir à « Nosode ».
- **Bulle** : décollement qui survient entre les différentes couches de la peau et qui se remplit de liquide inflammatoire.
- **Canal de Sténon** : canal qui draine la salive de la glande parotide.
- **Cartésien** : logique, rationnel et méthodique.
- **Catarrhal** : de « catarrhe », augmentation pathologique des sécrétions des muqueuses respiratoires (sinus, bronches).
- **Céphalée** : toute douleur intracrânienne (mal de tête) localisée ou diffuse.
- **Circumorale** : autour de la bouche.
- **Clinique** : tout ce que le médecin peut observer sur le malade à l'exclusion des examens radiologiques et de laboratoire.
- **Coagulation** : transformation d'un liquide organique en une substance solide ou semi-liquide.
- **Collapsus** : effondrement de la tension artérielle.
- **Collyre** : préparation liquide, le plus souvent aqueuse, utilisée en ophtalmologie et destinée à être instillée dans l'œil.
- **Complexisme** : prescription de plusieurs médicaments homéopathiques réunis dans une même préparation.
- **Conjonctival** : relatif à la conjonctive (de l'œil).
- **Conjonctivite** : inflammation de la muqueuse recouvrant l'œil.
- **Conservateur** : se dit d'un traitement sans moyens agressifs.
- **Coryza** : affection virale des voies aériennes supérieures.
- **Cyanose** : coloration bleuâtre, des lèvres et des ongles principalement, signifiant une insuffisance respiratoire.
- **Déglutir et déglutition** : action d'avaler.

- **Dermographisme** : la propriété de faire des inscriptions durables par un instrument mousse sur la peau tuméfiée et rougie.
- **Déshydratation** : état pathologique grave par perte d'eau.
- **Desquamant ou desquamer** : de « desquamation » qui traduit l'élimination de la couche cornée de la peau. Voir également à « Squames ».
- **Diathèse** : vient du grec « diathesis » = prédisposition à réagir selon un mode réactionnel général commun au cours de maladies différentes.
- **Diurèse** : excrétion de l'urine.
- **Diurétique** : qui fait uriner.
- **Drainer et drainage** : prescription, en basses potences, de substances médicinales connues pour stimuler, par action directe, le fonctionnement des émonctoires, le foie et le rein principalement.
- **Dynamisation** : attribue à la substance homéopathique ses propriétés, thérapeutiques et énergétiques, définitives, grâce aux techniques de succussion.
- **Dysidrose ou dyshidrose** : éruption de vésicules ou de bulles, survenant sur la face palmaire des mains et les faces latérales des doigts.
- **Écouvillon** : petite brosse servant à prélever des échantillons de sécrétions pathologiques.
- **Embryopathies** : maladie contractée dans l'utérus par l'embryon.
- **Emétisant** : qui provoque des vomissements.
- **Empirique et empirisme** : se rapporte à l'expérience personnelle du médecin ou du malade.
- **Encéphalopathie** : toutes les souffrances de l'encéphale regroupant l'ensemble des organes contenus dans la boîte crânienne (cerveau, cervelet, tronc cérébral).
- **Enzyme** : protéine agissant comme catalyseur au niveau des réactions biologiques qu'elles rendent possibles.
- **Énurésie nocturne** : émission inconsciente d'urine durant la nuit.
- **Eosinophiles** : globules blancs impliqués dans les affections allergiques et les parasitoses.
- **Epistaxis** : saignement de nez.
- **Erythémateux et érythème** : rougeur de la peau qui s'efface à la pression. L'érythème est présent dans les maladies infantiles telles la rougeole, la rubéole, la scarlatine, etc.
- **Erythromycine** : antibiotique actif contre un grand nombre de bactéries pathogènes.
- **Étiologie** : étude des causes ou conditions d'apparition d'une maladie.
- **Exanthème** : éruption cutanée qui accompagne les maladies infantiles.

- **Fontanelle** : espace membraneux compris entre les bords internes des os du crâne du nouveau-né.
- **Furfuracé** : se dit d'une desquamation fine de l'épiderme (voir également à « Squames »).
- **Galénique** : manière de préparer une substance médicamenteuse afin d'obtenir sa présentation définitive.
- **Gargarisme** : solution aqueuse, destinée au rinçage de la bouche et de la gorge et qu'on ne doit pas avaler.
- **Glaucome** : affection de l'œil caractérisée par une augmentation de sa pression interne, et conférant une dureté anormale à la palpation du globe à travers la paupière.
- **Hémophilie** : maladie héréditaire liée au sexe, consistant en une anomalie de la coagulation qui entraîne des hémorragies incoercibles au moindre traumatisme.
- **Hépatique** : qui concerne le foie.
- **Hernie ombilicale** : issue du contenu abdominal dans une poche ayant repoussé la peau à hauteur de l'ombilic ou nombril.
- **Herpès** : affection vésiculaire et prurigineuse due à un virus.
- **Hydratation** : introduction d'eau dans l'organisme.
- **Hydropisie** : rétention d'eau dans l'organisme.
- **Hyperleucocytose** : augmentation des globules blancs dans le sang au-delà d'un chiffre de 8000.
- **Hypophyse** : glande endocrine située à la base du crâne sécrétant de nombreuses hormones, notamment la prolactine qui stimule la lactation.
- **Hyperthermie** : augmentation de la température du corps.
- **Ictère** : coloration jaune de la peau et des muqueuses, due à leur imprégnation par la bilirubine.
- **Hypertrophie** : augmentation du volume ou du fonctionnement d'un organe.
- **Impétigo** : infection superficielle suppurée et croûteuse de la peau.
- **Indications** : ensemble des signes d'une maladie qui entrent en ligne de compte pour un médicament donné.
- **Infinitésimal** : relatif aux quantités infiniment petites.
- **Larynx** : organe de la phonation, faisant partie des voies respiratoires et situé entre le pharynx et la trachée.
- **Létal** : se dit de ce qui est nécessairement mortel.
- **Luétisme** : euphémisme pour syphilis.

- **Macération** : opération qui consiste à laisser tremper à froid un corps ou une substance dans un liquide, pour en extraire les constituants solubles.
- **Macules** : petites taches cutanées rouges.
- **Malaria** : synonyme du paludisme, maladie due à un protozoaire, ou organisme microscopique, et transmise par la piqûre d'un moustique (l'anophèle).
- **Masquer** : technique déconseillée en médecine qui consiste en l'administration « à l'aveugle » d'un remède puissant (antibiotique, antidouleur, cortisone), lequel abolit les symptômes débutants d'une maladie et ne permet plus de diagnostic précis.
- **Mastoïdite** : infection de l'os situé en arrière de l'oreille et consécutive à une otite moyenne suppurée.
- **Matière médicale ou « MM »** : ouvrage où sont rassemblées les pathogénésies des substances bioactives. Voir également à « Pathogénésie ».
- **Miction** : action d'uriner.
- **Modalités** : modulations d'un signe ou d'un symptôme par des conditions précises et diverses qui les augmentent ou les diminuent, les aggravent ou les soulagent.
- **Morbilleux** : se rapportant à la rougeole ou « morbilli ».
- **Morphologie** : forme, configuration, apparence d'un organisme vivant, ici l'être humain.
- **Mucus** : substance filante et visqueuse sécrétée par certaines cellules (bronches, glandes salivaires, muqueuse gastrique). Le mucus joue un rôle de protection mécanique chimique et mécanique des muqueuses.
- **Muscles** : les muscles « striés » sont généralement insérés sur des os par des tendons. Les muscles « lisses » sont en règle générale annexés aux viscères.
- **Mydriase** : dilatation anormale de la pupille.
- **Nosode ou biothérapique** : préparation issue de produits pathologiques et utilisées en potences homéopathiques.
- **Nosologie** : étude et classification des maladies selon les signes présentés par le malade.
- **Nycthéméral** : de « nycthémère » qui est l'espace de temps comprenant un jour et une nuit.
- **Obnubilation** : trouble psychique consistant en une diminution de la conscience et de la vigilance.
- **Œdème** : gonflement diffus sous-cutané et sous-muqueux.
- **Oligo-élément** : élément minéral présent dans l'organisme en très faible quantité.

- **Orchi-épididymite** : inflammation du testicule et de l'épididyme, organe coiffant le testicule.
- **Otorrhée** : écoulement séreux, muqueux ou purulent provenant de l'oreille.
- **Ourlien** : qui est relatif aux oreillons.
- **Oxyures** : ver rond (nématode) parasitant souvent l'intestin de l'homme.
- **Pancréatite** : inflammation de la glande digestive située derrière l'estomac.
- **Papule** : petite saillie, arrondie et de dimension variable, formée par la peau. S'applique surtout à l'urticaire.
- **Paraclinique** : qui concerne les données médicales recueillies par des moyens artificiels (laboratoire, radiologie, etc.). La « paraclinique » complète la « clinique ».
- **Parasite** : tout être qui vit aux dépens d'un organisme hôte. Dans le cas de l'organisme humain, les parasites les plus fréquents sont les vers (oxyures, ver solitaire, lombric).
- **Parotidite** : inflammation de la plus volumineuse des glandes salivaires.
- **Pathogène** : qui engendre la maladie.
- **Pathogénésie** : rassemble toute l'information fournie sur le pouvoir réactogène d'une substance.
- **Péristaltisme** : ensemble de contraction des intestins qui permettent la progression des selles.
- **Perlèche** : inflammation streptococcique des commissures des lèvres.
- **Pétéchie** : petite tache rouge violacée, provoquée par une petite hémorragie cutanée.
- **Pharynx** : voir à « Rhino-pharynx ».
- **Phimosis** : étroitesse anormale de l'orifice préputial, s'opposant à la découverte du gland.
- **Photophobie** : crainte de la lumière dans le contexte d'une inflammation des yeux.
- **Physiologie et physiologique** : dans des circonstances normales.
- **Phytothérapie et phytothérapique** : concerne le traitement par les plantes.
- **Pluralisme** : prescription, simultanément ou en alternance, de plusieurs médicaments homéopathiques selon une stratégie thérapeutique.
- **Posologie** : dosage et modalité d'administration d'un médicament.
- **Pondérable** : qui a un poids mesurable, en fait non dilué.

- **Portale (circulation)** : draine vers le foie la totalité du sang intestinal et, donc, une grande partie des produits de l'absorption intestinale.
- **Post-partum** : période de 6 à 8 semaines entre l'accouchement et le retour de couches.
- **Potence** : désigne la somme des manipulations d'une préparation homéopathique, faites de dilutions et de succussions. La potence désigne la force définitive d'un remède.
- **Prodromes** : symptômes se produisant juste avant un état pathologique.
- **Prostré** : de « prostration », qui est un état d'abattement profond.
- **Prurit** : démangeaisons.
- **Prurit essentiel** : démangeaisons sans lésions apparentes.
- **Psore** : maladie chronique fondamentale de Hahnemann, qu'il attribuait à une contamination par la gale.
- **Pulsative** : se dit d'une douleur battante en rapport avec les pulsations artérielles perçues dans les parties enflammées.
- **Pultacé** : qualifie l'enduit blanchâtre recouvrant les amygdales au cours des angines.
- **Psychogène** : se dit d'une affection dont les causes sont psychologiques.
- **Réactionnel** : concerne la réaction du malade à sa maladie ou à son « mal-être ».
- **Régurgitation** : rejet du contenu de l'estomac par la bouche, sans nausée ni effort de vomissement.
- **Râles** : bruits pathologiques naissant dans les bronches ou les alvéoles pulmonaires.
- **Réticulo-endothélial** : se dit du tissu de soutien de la rate et des ganglions lymphatiques.
- **Rhinite** : inflammation de la muqueuse nasale.
- **Rhino-pharynx** : partie supérieure de la gorge ou pharynx qui communique avec l'orifice postérieur des fosses nasales. On y trouve les végétations adénoïdes et latéralement les orifices de la trompe d'Eustache.
- **Salmonellose** : maladie infectieuse due aux bactéries du genre *salmonella* ou salmonelle.
- **Séborrhée** : augmentation de la sécrétion de sébum des glandes sébacées, petites glandes annexées aux poils. Le sébum est une substance grasse protégeant la peau.
- **Sémiologie** : ensemble des signes d'une maladie.

- **Similimum** : désigne un médicament dont la pathogénésie couvre avec le plus de similitude la sémiologie du malade : c'est par excellence le médicament homéopathique du malade.
- **Somatique** : qui concerne le corps humain.
- **Spasme** : contraction musculaire involontaire, touchant plus volontiers les muscles lisses.
- **Sphincter** : système musculaire, souvent circulaire, dont l'action ouvre ou ferme l'orifice d'un canal ou d'un organe.
- **Squames** : lamelles provenant de la couche cornée de l'épiderme.
- **Sténose** : étroitesse, congénitale ou acquise, plus ou moins complète d'un conduit naturel ou d'un organe creux.
- **Stimulus** : agent externe ou interne capable de provoquer la réaction d'un système excitable.
- **Succussion** : le fait d'agiter les dilutions homéopathiques afin d'augmenter leur action (énergétique).
- **Sudorifique** : qui fait transpirer.
- **Surrénales** : glandes situées au-dessus et en dedans des reins, et sécrétant de nombreuses hormones. L'insuffisance surrénalienne peut être provoquée par un traitement prolongé par des corticoïdes.
- **Syndrome** : ensemble des signes d'une maladie.
- **Sycose** : du grec « sucos », qui signifie « figue ». La sycose est un terme homéopathique qui exprime la tendance d'un organisme malade à produire des excroissances telles les verrues.
- **Tempérament** : ensemble des caractères congénitaux définissant la personnalité physique et psychologique d'un individu.
- **Topographie** : concerne surtout les maladies de la peau, et l'endroit où se manifestent les éruptions.
- **Trituration** : broyage par friction.
- **Trompes d'Eustache** : elles mettent en communication la gorge et l'oreille moyenne et assurent l'égalité de pression entre la caisse du tympan et l'extérieur, à chaque déglutition.
- **Tuberculinisme** : notion diathésique indiquant une diminution des ressources immunitaires de l'organisme.
- **Tussigène** : qui provoque la toux.
- **Typologie** : classification des individus en types selon quelques caractéristiques organiques fixes communes qui permettent de les reconnaître facilement : modèles idéaux dont l'individu se rapproche plus ou moins.

- **Tropisme** : attirance d'un microbe ou d'un remède pour un organe ou pour un système.
- **Unicisme** : prescription d'un seul médicament à la fois dont on attend l'effet pour prescrire le suivant.
- **Urticaire** : éruption analogue à celle que provoque la piqûre d'ortie.
- **Végétations (adénoïdes)** : amas pathologique de tissu lymphoïde qui se forme dans le rhino-pharynx des enfants.
- **Vésicules** : petites cloques de la peau, remplies de liquide clair, purulent ou sanguinolent.
- **Vicariant** : se dit d'un phénomène naturel « empêché » qui se manifeste à un autre endroit du corps.
- **Virulence** : propriété qu'ont les germes à se multiplier.
- **Vulvo-vaginite** : état inflammatoire de la vulve et du vagin.

↘ BIBLIOGRAPHIE

ALLEN H.C. : *Symptômes clefs de la Matière médicale*, Similia, Paris, 1988

ALLEN H.C. : *Matière médicale de la fièvre*, Similia, Paris, 1990

ANCELET E. : *Pour en finir avec Pasteur*, Marco Pietteur, Embourg, 1998

AUBRY M., NEVEU M. : *Les consultations journalières d'oto-rhino-laryngologie de la face et du cou*, Masson, Paris, 1969

BERNARD H. : *Traité de médecine homéopathique*, Vanden Broele, Bruges, 1985

BINET C. : *L'homéopathie pratique*, Dangles, Paris, 1972

BOERICKE W. : *Matière médicale*, Similia, Paris, 1999

BOIRON C., REMY J. : *L'homéopathie, un combat scientifique*, Albin Michel, Paris, 1990

BORLIACHON L. : *Homéopathie familiale d'urgence*, Doin, Paris

CHARETTE G. : *La matière médicale pratique*, Similia, Paris, 2000

CHAVANON P. : *Thérapeutique O.R.L. homéopathique*, Similia, Paris, 1989

CONAN MERIADEC M. : *L'homéopathie, conception médicale à la dimension de l'homme*, Boiron, Lyon, 1990

COULTER R. : *Portraits de remèdes homéopathiques*, 2 Vol., Marco Pietteur, Embourg, 1998

EPSTEIN ET Coll. : *Examen clinique*, De Boeck Université, Bruxelles, 1994

FARRINGTON E.A. : *Matière médicale clinique*, Similia, Paris, 1988

GEORGET M. : Vaccinations, les vérités indésirables. Dangles, Orléans, 2003

GOUTEYRON J.-F. et Coll. : *L'homéopathie en première intention, application à l'O.R.L.*, Laboratoires Boiron – France, 1998

GUERMONPREZ M. : *Matière médicale homéopathique*, Boiron, Paris, 1989

HAHNEMANN S. : *Traité de Matière médicale* (2 vol.), Similia, Paris, 1989

HODIAMONT G. : *Venins et remèdes du règne animal en homéopathie*, Similia, Paris, 1984

HODIAMONT G. : *Homéopathie et physiologie, leurs relations*, Similia, Paris, 1983

HODIAMONT G. : *La matière médicale et les remèdes végétaux*, Similia, Paris, 1985

HODIAMONT G. : *Nouvelles études d'homéopathie*, Similia, Paris, 1984

IMHAÜSER H. : *Manuel d'homéopathie pédiatrique pratique,* Le courrier du livre, Paris, 1982

JOLY T. : *Homéo Bébé*, Hachette, Paris, 1991

JOUANNY J. et al. : *Pratique homéopathique en médecine infantile,* Centre d'Etudes et de Documentation Homéopathiques, Lyon, 1980

JOUANNY J. et al. : *Pratique homéopathique en urologie*, Centre d'Etudes et de Documentation Homéopathiques, Lyon, 1978
LAMOTHE J. : *Homéopathie pédiatrique*, Similia, Paris, 1998
MAURY E.A. : *Soignez vos enfants par l'homéopathie*, J.-P. Delarge, Paris
MENETRIER J. : *La médecine des fonctions*, Similia, Paris, 1989
PADRAZZI P. : *L'oligothérapie réactionnelle*, Similia, Paris
PICARD H. : *Utilisation thérapeutique des oligo-éléments*, Maloine, Paris, 1975
PICARD Ph. : *Conseiller l'homéopathie*, Boiron, Lyon, 1990
PIGEOT Ch.-A. : *Abrégé de pédiatrie homéopathique*, Similia, Paris, 1977
PILETTE J. : *La poliomyélite, quel vaccin, quel risque ?,* Marco Pietteur, Embourg, 2001
PLISNIER E. : *Guérir sans risque*, Editions de la Pensée Moderne, Paris, 1977
PODOOR M. et Coll. : *Pédiatrie pour l'omnipraticien*, Laboratoires Beecham, Bruxelles
PONCET J.-E. : *Homéopathie pédiatrique*, Boiron, Lyon, 1985
POPOWSKI P. : *Homéopathie et petite pathologie du nouveau-né et du nourrisson*, Similia, Paris, 1993
POPOWSKI P. : *Le point sur la peau chez l'enfant en homéopathie*, Similia, Paris, 1996
ROBERT R. : *Précis d'homéopathie*, Doin, Paris, 1984
SCHMIDT P., CHAND D.H. : *Kent's final general repertory*, National Homeopathic Pharmacy, New Delhi, 1980
SCHEFFER M. : *Les fleurs du Dr. Bach*, Librairie de Médicis, Orsay, 1997
SILVER K., KEMPE C., BRUYN H. : *Handbook of Pediatrics*, Lange Medical Publications, Los Altos, 1977
VANNIER L. : *Précis de thérapeutique homéopathique*, Doin, Paris, 1985
VANNIER L., POIRIER J. : *Précis de matière médicale homéopathique*, Doin, Paris, 1985
VANNIER L. : *La typologie et ses applications thérapeutiques*, Doin, Paris, 1984
VOISIN H. : *Thérapeutique et répertoire homéopathiques du praticien*, Maloine, Paris, 1999
VOISIN H. : *Matière médicale du praticien homéopathe*, Maloine et LHF, Paris, 1976

INDEX DES MALADIES

TABLE DES MATIÈRES

L'AUTEUR

Baudouin Caironi, né en 1952, est *Docteur en médecine, chirurgie et accouchements*, et exerce en Belgique depuis 1978. Son expérience de médecin de campagne durant dix ans s'est enrichie, au fil du temps, d'une connaissance approfondie de l'homéopathie qu'il enseigne à Bruxelles.
Licencié en médecine du sport, il est également l'auteur de trois ouvrages et de plusieurs publications sur le thème de la traumatologie et de la médecine orthopédique. Aujourd'hui fort d'une expérience clinique et pédagogique de plus de trente-cinq années, l'auteur continue à œuvrer avec enthousiasme au service de l'art de guérir, en particulier au sein de l'association Médecine du Mouvement pour laquelle il organise conférences et séminaires.

Pour toute information concernant les activités pédagogiques
de l'association Médecine du Mouvement :
homeo_medecine@yahoo.com

Achevé d'imprimer en avril 2014
chez Graficas Lizarra, Espagne